El libro de los animales y sus secretos

Lecciones de la naturaleza para una vida larga y feliz

DAVID B. AGUS

REM*life*

The book of animal secrets
El libro de los animales y sus secretos

Copyright © 2023 by Dr. David B. Agus
Published by arrangement with the original publisher, Simon & Schuster, Inc.
All Rights Reserved.

© **Editorial Reverté, S. A., 2024**
Loreto 13-15, Local B. 08029 Barcelona – España
revertemanagement@reverte.com

Edición en papel
ISBN: 978-84-17963-97-2

Edición ebook
ISBN: 978-84-291-9814-0 (ePub)
ISBN: 978-84-291-9815-7 (PDF)

Editores: Ariela Rodríguez / Ramón Reverté
Coordinación editorial y maquetación: Patricia Reverté
Traducción: Guía Carmona
Revisión de textos: Mariló Caballer Gil

Impreso en España – *Printed in Spain*
Depósito legal: B 9465-2024
Impresión: Liberdúplex

117

A mi querida Georgie,

Eres mejor persona que yo,
aunque seas una perra.
Sin tu compañía, tus lametazos y tus ganas de jugar
habría terminado este libro muchos meses antes.

Pero el tiempo contigo ha sido fructífero, siempre lo es.

Gracias por hacer que me suba la oxitocina...

Contenidos

Introducción

Mira profundamente en la naturaleza y entonces lo comprenderás todo mejor.

ALBERT EINSTEIN

¿Qué pasaría si durante el resto de tu vida tu cuerpo pudiera aparentar diez o quince años menos de los que dice tu partida de nacimiento? ¿Qué pasaría si pudieras modificar tus genes de forma segura para evitar contraer el alzhéimer o esa enfermedad cardiaca que es hereditaria en tu familia? ¿Qué pasaría si estuvieras seguro de que nunca vas a desarrollar un cáncer o alguna enfermedad rara y desagradable que no tenga un tratamiento efectivo? ¿Qué pasaría si supieras exactamente qué dieta y ejercicios debes realizar para mantenerte esbelto y en forma? ¿Qué pasaría si pudieras evitar sentirte deprimido, dolorido, confuso y «viejo»?

Qué pasaría si...

Qué pasaría si...

Qué pasaría si...

Este libro nació de un sentimiento de frustración. Leo a diario revistas científicas y médicas para estar al día de los últimos avances e innovaciones, pero siempre me decepciona bastante ver los progresos de la medicina. Estamos dando grandes pasos, de eso no cabe la menor duda. Veo que a enfermedades que antes eran mortales ahora se les puede aplicar tratamientos de larga duración. Y, sin embargo, cuando me entero de que otra especie se ha adaptado mucho mejor que nosotros al mismo entorno —como un elefante que conseguirá evitar el cáncer a pesar de su tamaño, una jirafa que nunca tendrá problemas cardiovasculares a pesar de tener la tensión alta o una hormiga reina que vivirá un ochenta por ciento más de tiempo que sus congéneres genéticamente similares— empiezo a preguntarme qué podemos aprender de esos cambios y cómo podemos aplicarlos en nuestra propia vida para ser más longevos, más sanos y más felices. ¿Cómo podemos optimizar nuestro sistema?

En breve lo descubrirás.

El oncólogo que abrió los ojos

Soy médico especializado en cáncer. Suele ser lo primero que digo cuando me preguntan a qué me dedico. Me he dado cuenta de que mi trabajo ha influido mucho en mi personalidad: siempre estoy buscando, indagando, cuestionando y, a menudo, me desmoralizo cuando no logro sanar a un paciente. Me enfrento a una enfermedad astuta. Durante los últimos treinta años, el cáncer ha sido para mí el enemigo público número uno, y sin embargo es un adversario del que debo confesar que he aprendido mucho. El cáncer me sorprende cada día en todas sus formas y me enseña cosas nuevas sobre sus hábitos y su comportamiento. Observo con mis propios ojos cómo evoluciona: el mismo proceso que experimentan todos los seres vivos, pero acelerado. Cada tratamiento provoca una reacción, un cambio en el cáncer, que muchas veces conduce a una resistencia a la terapia. Se trata de una enfermedad ingeniosa que se hace más fuerte y agresiva con cada posible remedio y contraataque. No se debilita con el tiempo, es exasperantemente resistente. Observar el cáncer es realmente como ver la evolución de la madre naturaleza a gran velocidad.

Una vez traté a un paciente que tenía recién diagnosticado un cáncer que se le había extendido por todo el pulmón, el hígado y el cerebro. Cuando secuencié y analicé el ADN de su tumor, descubrí que un gen llamado ALK se estaba desarrollando, se encontraba en un estado activo que parecía ser la fuerza motriz del crecimiento de este cáncer. Sin embargo, cuando le receté una píldora que bloqueaba el ALK —es decir, que desactivaba esencialmente la señal de crecimiento del gen—, el tumor desapareció y los escáneres no mostraban ningún rastro del cáncer. Fue todo tan rápido que sus compañeros de trabajo ni se enteraron de que había tenido un cáncer, además ya no presentaba ningún síntoma.

Diez meses después, el cáncer reapareció. La célula cancerosa se había adaptado para crecer en presencia del fármaco que desactivaba su molécula de señalización. O bien la molécula ALK del tumor había cambiado para que el fármaco no se uniera a ella, o bien se había generado una nueva vía que permitía al cáncer seguir creciendo sin ser estimulado por la ALK. El que la seductora naturaleza del cáncer hubiera encontrado una forma de sobrevivir me hizo preguntarme cómo los humanos podríamos aprender de esto para llegar a ser igual de resistentes. Intentamos cambiar nuestro cuerpo mediante medicamentos y modificaciones de nuestro estilo de vida; pero, aunque su beneficio es real, suele ser limitado. Necesitamos más cambios, a un ritmo mucho más rápido del que la ciencia está marcando, para reducir los estragos de la miríada de enfermedades a las que nos enfrentamos. Al tomar consciencia de esto empecé a preguntarme si la naturaleza puede darnos pistas sobre algunos enfoques más eficaces.

Este libro habla sobre lo que podemos aprender de otras criaturas —de las que amamos, de las que detestamos y de las que apenas nos interesan— para tratar nuestra propia salud, la longevidad e incluso las formas de pensar y de relacionarnos con los demás. La evolución humana se ha ido produciendo a lo largo de millones de años y, mientras la hemos ido analizando, una de las cosas que se nos ha pasado por alto es que las demás criaturas de la Tierra también han ido evolucionando, buscando las formas adecuadas para afrontar las amenazas, procrearse y prosperar. Muchas han tenido bastante más tiempo para perfeccionarse y adaptarse a su entorno y al nuestro. Otras nunca contraen cáncer, ni se vuelven obesas, no sufren ansiedad o depresión, no se contagian infecciones, no muestran síntomas de enfermedades cardiovasculares, no experimentan fallos neurológicos como la demencia o la enfermedad de Parkinson, no se vuelven diabéticas, no enferman de trastornos autoinmunes ni desarrollan signos externos de envejecimiento como las canas, las arrugas o las articulaciones artríticas. Algunas formas de vida pueden oír sin oídos, ver sin ojos, ser fértiles hasta la muerte, regenerar miembros perdidos, volver a una etapa más joven del ciclo vital, comunicarse entre sí sin hablar ni utilizar lo que consideramos lenguaje, o pueden pensar sin cerebro.

La mayoría de nosotros no solemos reflexionar sobre la evolución, pero vale la pena tenerla en cuenta. La evolución puede ayudarnos a comprendernos mejor a nosotros mismos y a aprender a vivir mejor. Puede servirnos de referencia para adentrarnos en lo que a menudo nos parece un mundo difícil y caótico; puede darnos algunas pautas para tomar las decisiones acertadas o para aceptar duras realidades; y puede hacernos entender tanto el bienestar como la enfermedad. En este libro encontrarás una nueva perspectiva.

No era una de mis aspiraciones el ser oncólogo. Empecé mi carrera como investigador en un laboratorio, estudiando inmunología, especialmente la biología de las células T; unos elementos clave de nuestro sistema inmunitario, con los que en el siglo pasado se dieron grandes pasos en la ciencia de la inmunología. Mi padre era nefrólogo y también se dedicó a la investigación, y estoy seguro de que ver su pasión por la ciencia me inspiró cuando era adolescente. La primera vez que me encontré con otros estudiantes a los que la ciencia les gustaba tanto como a mí fue durante la secundaria, cuando participé en un programa de verano en Gainesville, en la Universidad de Florida, lejos de mi hogar. Fue fantástico residir con compañeros que sentían el mismo entusiasmo por la ciencia que yo, una experiencia que me marcó bastante, al igual que cuando empecé a leer libros como *La amenaza de Andrómeda*, de Michael Crichton.

Durante el curso siguiente, tuve la oportunidad de continuar con la investigación que había iniciado en verano junto a científicos de la Universidad de Pensilvania que estudiaban enfermedades renales en ratas. Después de clase, iba al laboratorio, pesaba a las ratas y les inyectaba un fármaco. Me parecía increíble ver los efectos que causaban aquellos experimentos.

En 1984, a los diecinueve años, hice mi primera presentación científica en público, en el congreso anual de la American Federation for Clinical Research. Expuse las conclusiones finales de mi trabajo en Penn llevado a cabo durante los tres años anteriores en el laboratorio de Eric Neilson. Aquel día, mi presentación en el Hotel Omni Shoreham fue en la última sesión del congreso, que duraba cuatro días. Subí nervioso al estrado para dar mi charla, que había ensayado y memorizado meticulosamente. La mayoría de los participantes ya se habían marchado, pero eso no me importaba. Di un discurso de diez minutos con mis diapositivas de 35 mm, respondí a unas cuantas preguntas y luego me fui al baño para intentar procesar lo que acababa de pasar: acababa de presentar los resultados de una investigación a médicos y científicos... ¡y me habían prestado atención! Al año siguiente se publicó mi primer artículo científico; había dado con mi vocación.

Los laboratorios son lugares apasionantes, pero me di cuenta de que no quería perderme la atención al paciente. La mayoría de los investigadores no llegan a ver a los pacientes ni presencian cómo se desarrolla la enfermedad que están investigando —como el cáncer— en diferentes personas. Sentía la necesidad de hacer ambas cosas: trabajar en el laboratorio y tratar con pacientes.

Especializarme desde el tratamiento del cáncer nació de mi deseo de poder ayudar directamente a las personas, de estar en la primera línea tratando a los pacientes, hablando con ellos, aprendiendo de ellos y siguiendo sus pronósticos a largo plazo. Cuando aparezco en los medios de comunicación para hablar sobre las últimas novedades en el ámbito de la salud, soy plenamente consciente de la desconexión que hay entre el abstracto mundo de la medicina y la vida cotidiana de la gente. Tanto si describo un avance en el tratamiento del cáncer o algunos descubrimientos sobre el tema como si hablo de otras enfermedades potencialmente mortales, soy plenamente consciente de que quienes padezcan esa enfermedad y estén viendo el programa se preguntarán: «¿Por qué no me estoy beneficiando yo de este avance del que habla?, ¿por qué sigo sufriendo?». Lo que descubrimos en los informativos sobre la salud puede carecer de sentido si no podemos beneficiarnos de ello. Aprender los secretos para disfrutar de una vida larga y saludable no debería estar al alcance de solo unos cuantos privilegiados; de ahí mi motivación para seguir interconectando estos dos mundos. Y resulta que la naturaleza es el nexo definitivo, nuestro denominador común. La naturaleza es nuestra maestra, la madre y poseedora de los secretos mejor guardados sobre nuestras vidas, secretos tramados gracias a la evolución.

• • •

Empiezo con la historia del legendario naturalista y explorador británico Alfred Russel Wallace, quien descubrió una forma distinta de ver el mundo que le rodeaba. Y ya que en los próximos doce capítulos vamos a pasar bastante tiempo con él, aprendiendo sobre las increíbles formas en que han evolucionado los animales de nuestro planeta —así como él lo fue averiguando también—, deberíamos rendirle un pequeño homenaje.

Una idea que echa raíces

En enero de 1858, mientras estaba enfermo, probablemente de malaria, Wallace reflexionaba sobre las ideas de Thomas Robert Malthus acerca de la dinámica poblacional. Malthus, filósofo y erudito británico, escribió extensamente sobre lo que se conocería como la catástrofe maltusiana: pronosticó que el fin del mundo se acercaba porque el planeta no sería capaz de soportar el crecimiento demográfico, en constante expansión. Las hambrunas y las guerras acabarían manteniendo los números bajo control. Quizá alucinando por la fiebre o con una pizca de creatividad gracias a ella, a Wallace le vino una idea mientras reflexionaba sobre el concepto de la selección natural: hay fuerzas que actúan sobre cada ser vivo de la naturaleza.

Como biólogo y naturalista que viajaba a los lugares más remotos para observar a los animales en sus hábitats naturales, Wallace estaba acostumbrado a dejarse llevar por pensamientos sobre cómo los animales evolucionan a lo largo del tiempo para sobrevivir; sin embargo, ese día de enero de 1858 fue un momento crucial para él. Como los buenos científicos de todos los tiempos, estableció paralelismos entre las ideas de Malthus y las suyas propias, preguntándose si las presiones ambientales y el límite de los recursos disponibles podían provocar alteraciones en una especie. ¿Y podrían tales presiones provocar cambios en su biología y en su capacidad de reproducción, cambios que permitieran sobrevivir a ciertos seres vivos mientras eliminaban a los más débiles o, mejor dicho, a los menos aptos? Empezó a tomar notas que guardaban sorprendentes similitudes con lo que hoy conocemos como *la teoría de la evolución*, con su clásico modelo de la supervivencia del más apto.*[1]

Cuando a Wallace se le ocurrió esta idea, vivía en una casa alquilada en una isla volcánica de Indonesia, en el Pacífico Sur, donde realizaba un trabajo de campo para estudiar la fauna local y recopilar

---

* Charles Darwin no fue el primero en considerar la posibilidad de la evolución. Ni siquiera fue él quien acuñó la frase «la supervivencia del más apto», que fue introducida por Herbert Spencer, otro biólogo y filósofo inglés, que ideó esta expresión tras leer *El origen de las especies*. La idea de la transformación de una especie en otra existía mucho antes de Darwin e incluso había sido sugerida por su propio abuelo paterno, el médico, filósofo y poeta Erasmus Darwin, que escribió en 1794 una obra médica en dos volúmenes, *Zoonomia: o las leyes de la vida orgánica*, la cual incluye las primeras ideas sobre esta teoría. Según Erasmus, Dios era una «primera causa», que había puesto en marcha el universo, pero después de eso había dejado que la creación siguiera su curso y se mejorara a sí misma.

escarabajos y huesos de aves. Wallace era un experto naturalista, además de geógrafo, y fue pionero en combinar ambas disciplinas.

Sin duda, las mismas preguntas rondaban por la cabeza de Darwin, aunque aún no había publicado nada sobre el tema. Los dos se conocían, pero no eran grandes amigos. Wallace era catorce años más joven que Darwin y más aventurero, además nunca tenía dinero. Darwin gozaba de un estatus social superior al de Wallace, lo que puede haber influido en su ascenso a la fama. De todos modos, aunque ambos naturalistas no estaban al mismo nivel socioeconómico, sí lo estaban en sus investigaciones y sus curiosidades científicas. Ambos pensaban igual, aunque de forma poco convencional y, hasta cierto punto, cada uno llegó por su cuenta a conclusiones similares. O, tal vez, sus propias conclusiones surgieron de la cantidad de cartas que intercambiaron, estimulándose mutuamente. Al fin y al cabo, la ciencia se basa en la colaboración. Quizá nunca sepamos hasta qué punto su correspondencia intervino en los procesos de pensamiento de cada uno y quién fue realmente el primero en descifrar toda la teoría, pero sí sabemos que fue Darwin el que al final se llevó la palma. El explorador Sir Francis Galton bromeó en su época: «En la ciencia, el mérito es para quien convence al mundo, y no para quien tiene la idea por primera vez», una cita que en gran medida sigue siendo actual.

La mística de este polémico episodio histórico gira en torno a un famoso ensayo que salió de los diarios de Wallace y que este envió a Darwin al mes siguiente de desarrollar la idea, cuando estaba enfermo. No utilizó el término *selección natural*, pero sí redactó algunos detalles sobre cómo podía producirse una divergencia evolutiva de especies similares bajo presiones ambientales. Wallace confiaba en el punto de vista de Darwin y esperaba que su influencia resultase útil para difundir su trabajo. Wallace quería que Darwin le enviara el ensayo a Charles Lyell, amigo íntimo de Darwin y conocido geólogo escocés que podría facilitar su publicación. El ensayo tardó varias semanas en llegarle a Darwin, hasta el 18 de junio de 1858.

Darwin envió el manuscrito a Lyell e incluyó una nota que decía: «¡Wallace no podría haber hecho un resumen mejor!». Se presentó a la Sociedad Linneana de Londres el 1 de julio, pero no despertó gran entusiasmo. De hecho, el presidente de la sociedad dijo más tarde que aquel año no sería recordado por haber dado con algún descubrimiento excepcional. Al año siguiente, Darwin publicaría *El origen de las especies*, obra que lo cambió todo.

Darwin y Wallace eran amigos. Se conocieron cuando Wallace regresó de un viaje al Pacífico Sur en 1862. Wallace, más adelante, se convirtió en uno de los acérrimos defensores de Darwin. El hecho de que Darwin se apropiara de alguna de las ideas de Wallace de aquel ensayo ha sido un arduo tema de debate entre los historiadores, aunque la mayoría coinciden en que Darwin merece su lugar en la historia. Me pregunto cómo Wallace, que había contribuido en gran medida a un cambio de paradigma en el pensamiento científico, pudo adoptar una postura tan humilde y deferente. Pasó grandes apuros para mantenerse a sí mismo y a su familia, y con frecuencia vendió especímenes que había recogido en sus expediciones y, lo que es peor, editó algunas de las obras de Lyell y Darwin para salir adelante. Darwin defendió a Wallace e incluso presionó para que el gobierno le concediera una pensión por su carrera científica. ¿Se sentía culpable de algo? Si fuera posible, le preguntaría a Darwin si el ensayo de Wallace le proporcionó la llave que le faltaba para descifrar toda la teoría de la evolución y presentarla al mundo.

El poder de la evolución

La evolución es una de las fuerzas más poderosas de la Tierra. Los humanos hemos estado sometidos a las mismas leyes de selección natural que han regido la vida durante los últimos 4.000 millones de años. La mayoría de nosotros nos hemos preguntado cómo será nuestro momento final en la Tierra, cuestionándonos en silencio dónde, cuándo y cómo tendrá lugar. Probablemente, hacerlo sea algo innato a la condición humana; algo que nos diferencia de los árboles, los pájaros y las abejas de nuestro alrededor, que no tienen esa capacidad cognitiva y viven, en su mayor parte, el momento presente. Sin embargo, lo curioso es que somos relativamente nuevos en este planeta. La inmensa mayoría de las criaturas nos preceden en decenas de millones, e incluso cientos de millones, de años. Tenemos que utilizar nuestra inteligencia no solo para imaginar el futuro, sino también para aprender de estas otras especies «más experimentadas», inteligentes a su manera, quienes llevan eones jugando en la Tierra.

¿Guardan estos «viejos» terrícolas los secretos para vivir muchos años y en buenas condiciones? Cuando empecé a indagar, me asombraban las respuestas que iba encontrando. En un mundo en el que parece haber más detractores y eventos apocalípticos que noticias positivas y optimistas, estoy encantado de decirte que existen posibilidades de un mañana mejor y más saludable si sabemos adónde mirar para encontrar pistas que nos ayuden a saber qué cambios debemos hacer hoy para obtener beneficios a largo plazo. ¿Qué pasaría si intentáramos pensar como un pulpo, comunicarnos como una hormiga, amar como un topo, conservar nuestros recuerdos como una paloma, ejercer de progenitores como un chimpancé, esquivar el cáncer como un elefante, vivir en el presente como un perro y —perdón por el juego de palabras— beber como un pez? La idea de aprender de la naturaleza no es necesariamente nueva, ya que muchos científicos, desde Darwin hasta nuestros días, se han adentrado en este campo; así lo hicieron Barbara Natterson-Horowitz y Kathryn Bowers, que trataron este tema estudiando a los animales para encontrar soluciones a nuestros problemas de salud mental y física en su libro de 2012, *Zoobiquity*; sin embargo, espero poder aportar algunas ideas nuevas y relevantes. En este libro no voy a darte remedios universales, sino nuevas formas de pensar y, espero, una nueva forma de entender la salud y la longevidad.

Los estudios en humanos están muy limitados por la naturaleza de sus experimentos: es muy difícil realizar estudios significativos en personas —y en sus sustitutos de laboratorio, como los ratones— que nos den indicios sobre lo que deberíamos hacer para vivir más y mejor.

Los ensayos clínicos en los que se prueban fármacos o el efecto de determinados hábitos de vida pueden tardar muchísimo tiempo en dar resultados y, aunque los den, es más que posible que no sean concluyentes. Cuando nos lleguen las respuestas, muchos de nosotros ya no estaremos aquí, y también es posible que la revolución tecnológica haya hecho que esos resultados queden obsoletos.

Estudiar los hábitos de estilo de vida es extremadamente difícil y, en algunos casos, imposible. No podemos, por ejemplo, privar a un gran grupo de personas del acceso al ejercicio durante años para luego demostrar sus beneficios en comparación con el grupo al que se le ha permitido sudar con regularidad. Incluso los experimentos que podemos llevar a cabo están plagados de desafíos debido a factores desconcertantes a la hora de poner a prueba los hábitos de estilo de vida. Por eso debemos buscar respuestas en la naturaleza, que ya pone a nuestra disposición muchos ensayos aleatorios. Solo tenemos que buscarlos. Si un elefante puede desafiar al cáncer a pesar de su tamaño, si un pulpo puede volverse invisible al instante, si una especie de medusa puede renacer y ser inmortal y si un pájaro puede volar miles de kilómetros hasta su nido sin ningún mapa ni dispositivo GPS, ¿quiénes somos nosotros para decir que los humanos somos los seres vivos más inteligentes del planeta?

En este libro conocerás a personas que piensan de forma radicalmente distinta a la mía, y probablemente también a la tuya. Como oncólogo, tiendo a interpretar la ciencia desde un prisma que abarca tanto la biología celular como la molecular. Por ejemplo, la verdad es que no he acampado en Tanzania para observar chimpancés ni he excavado colonias de hormigas en busca de la longeva reina. Pero lo que sí he hecho es charlar —a veces por Zoom— con excepcionales científicos de todo el mundo que hacen este tipo de experimentos, y lo que he ido descubriendo es asombroso. Eso ha cambiado mi forma de abordar los problemas, de ver el mundo y de elegir mi modo de vida; desde cómo ejerzo de padre y mentor hasta cómo me deshago de las hormigas de mi cocina o de las abejas de mi jardín. Me encanta el laboratorio científico clásico, con sus encimeras negras como el carbón y sus frascos de Erlenmeyer, pero ahora veo el mundo exterior como un gigantesco laboratorio donde descubrir y extrapolar lecciones que pueden aplicarse a la salud humana.

Mi carrera laboral se ha centrado en impulsar la convergencia de varias disciplinas —biología, física, matemáticas, ingeniería, tecnología y ciencias clínicas— para comprender mejor tanto el bienestar como el cáncer en un solo lugar: el Ellison Institute for Transformative Medicine, del cual soy miembro fundador. Nuestro objetivo es reunir a colaboradores de los campos convencionales de la salud y el bienestar, así como de otras especialidades, para estudiar el cáncer y las posibles formas de prevenir, detectar y tratar esta enfermedad. ¿Por qué bienestar y cáncer? Una de mis citas favoritas es la del capitán B. H. Liddell Hart, soldado británico e historiador militar que escribió en 1967: «Si deseas la paz, tienes que entender la guerra». La guerra es la lucha contra el cáncer, y de esta batalla mi equipo y yo hemos aprendido mucho sobre el bienestar, una dicotomía que proporciona una nueva perspectiva al estudio de ambos temas. En la entrada del instituto hay tres grandes fósiles de plantas y peces, uno de ellos de dos metros por dos metros y medio que tiene más de cincuenta millones de años. Quiero que todas las personas que trabajen en el edificio se fijen en esos fósiles y que recuerden que debemos respetar y aprender de la naturaleza, que cada día nos habla. Solo tenemos que escucharla.

Aún no puedo curar a todos mis pacientes que sufren un cáncer, el alzhéimer o alguna cardiopatía, pero la frustración que eso me produce me motiva para seguir intentándolo. La primera vez que perdí a un paciente estaba como residente en el Hospital Johns Hopkins y trabajaba en una clínica donde la mayoría de los pacientes que acudían no tenían seguro médico. Allí venía muy a menudo un hombre alto y robusto, de unos treinta años, con insuficiencia cardíaca congestiva. Le llamaremos Joe. Su corazón era demasiado grande y no bombeaba la sangre a buen ritmo. Se le acumulaba líquido en el cuerpo y, a pesar de nuestra insistencia en que siguiera una dieta estricta y se tomara

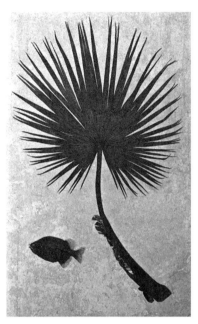

Fósil de palmera expuesto en el instituto que procede de la colección de Lawrence J. Ellison. Hace cincuenta millones de años, esta palmera crecía en la orilla de un lago de agua dulce templada en Green River, Wyoming. Los fósiles de material vegetal son raros, especialmente los de una palmera tan grande como esta. La parte superior de la hoja mide casi un metro y medio de diámetro.

los medicamentos que le recetábamos, Joe tenía que acudir a la clínica o acababa en urgencias cuando había ingerido comida con demasiada sal o se había olvidado de tomar los medicamentos. Era uno de nuestros «clientes fijos» —así llamábamos cariñosamente a los pacientes que ingresaban con regularidad—. Todos los internos y residentes lo conocíamos, y la mayoría aprendimos a tratar la insuficiencia cardíaca congestiva gracias a él, que instruía a los nuevos médicos sobre lo que debían hacer para ayudarle.

La última vez que ingresó, de madrugada, recuerdo que recibí un aviso de Urgencias del Hopkins. Si yo estaba de guardia, tenía que encargarme de ingresar al paciente. Llamé a Urgencias y me dijeron que era Joe. Nada más llegar, a toda prisa, me di cuenta de que tenía peor aspecto de lo normal. Lo estabilicé lo mejor que pude y empecé a administrarle el habitual cóctel de medicamentos para tratar su insuficiencia cardíaca. Mi turno terminó tarde a la mañana siguiente, así que me fui a casa para descansar un poco y me reincorporé al día siguiente. Como de costumbre, mis compañeros del turno y yo nos reunimos para hacer la ronda con el médico que había estado de guardia la noche anterior, para que nos detallara los acontecimientos que se habían dado durante su turno y así poder hacernos cargo de los pacientes. Fuimos habitación por habitación. Cuando pasamos por la habitación en la que había dejado a Joe, vi que ya no estaba: por la noche había fallecido tras sufrir una arritmia cardíaca. La reanimación no funcionó.

Después de la ronda me fui a la sala de guardias, donde ocasionalmente podía descansar, y lloré. Tenía una inmensa sensación de pérdida. Sentía que le habíamos fallado. De hecho, la muerte de Joe fue el inicio de esa larga lista de defunciones que cada día me motiva para buscar soluciones y mejores tratamientos para salvar vidas. Sabiendo lo que sé ahora, mi corazonada es que, algún día, las lecciones que nos proporcionan las jirafas podrían ayudarnos a mantener con vida a alguien que, como Joe, sufra una enfermedad cardiaca.

En cada uno de los doce capítulos siguientes nos adentraremos en la esencia de un animal, o de un conjunto de animales, que nos ofrece un puñado de secretos extraordinarios para la vida, la mayoría de ellos adaptables a nuestros objetivos, otros con la mera intención de entretenernos —pueden ser un buen tema de conversación en tu próxima cena—. Cada capítulo está repleto de historias y asuntos que, aunque al principio parezcan algo inconexos, se unen en torno a un tema principal para ofrecer una o dos lecciones sorprendentes. Igual que puede parecer ilógico estudiar el cáncer para comprender el bienestar, o la guerra para entender la paz, te presento unas ideas, aparentemente eclécticas, que desembocan en un mismo núcleo. Durante los años de investigación que he dedicado a este libro, he descubierto algunas evidencias nuevas para mí. He podido incluir algunos detalles en el texto principal, mientras que otros, demasiado lejanos, los he incorporado como breves notas a pie de página o como notas finales, más largas, junto a las citas relevantes.

Espero que este libro te transmita un profundo reconocimiento al mundo no humano que nos rodea y también algunas estrategias prácticas que te resulten beneficiosas. Las encontrarás sintetizadas en el apartado «Sinopsis» que aparece al final de cada capítulo. No son la respuesta definitiva para prevenir o tratar ninguna enfermedad, ni te harán inmortal, pero puede que te sirvan para vivir más y mejor —y, con suerte, para morir rápido sin pasar por una dilatada enfermedad—. Además, este libro te puede ayudar a cambiar no solo cómo piensas y vives cada día, sino también cómo diriges, crías, trabajas, enseñas, organizas, decides, muestras afecto, amas, juegas, colaboras, creas, te relacionas con los demás —incluidos los desconocidos—, afrontas retos, lidias con el estrés, perdonas el pasado, estás en el presente, planeas el futuro e incluso te preparas para la muerte. A través de tales lecciones, todos podemos adquirir una mejor comprensión de los demás y, también, de nosotros mismos.

La evolución solía deshacerse de la gente en su quinta, sexta o séptima década, pero ahora vivimos más tiempo gracias a una combinación de medicina con estilo de vida. Podemos, por así decirlo, engañar a la muerte, imitando o copiando algunas de las técnicas que otras especies han utilizado para sobrevivir. Y seguimos evolucionando. Al final de *El origen de las especies*, Darwin escribió: «Hay grandeza en esta visión de que la vida, con sus diversos poderes, fue insuflada originalmente en unas pocas formas o en una sola y que, mientras este planeta ha ido girando según la ley constante de la gravedad, a partir de un inicio tan simple, han evolucionado y evolucionan una infinidad de formas de lo más bellas y maravillosas».

Puede que Darwin haya acarreado la máxima popularidad en los círculos científicos, pasando a la historia como principal autoridad en la teoría evolucionista y eclipsando para siempre a Wallace, pero hoy en día ambos están conmemorados en la Abadía de Westminster de

Londres, uno al lado del otro. Y fue Wallace quien ganó el reto a la longevidad: vivió hasta los noventa años, llegando al siglo xx. En su vejez, incluso se parecía a Darwin, con su larga barba blanca y todo. Al final de su vida, se le conocía como «el destacado anciano de la ciencia». Es muy probable que algunos de los secretos que fue reuniendo durante sus largos viajes por todo el mundo y su trabajo en la naturaleza le resultaran bastante útiles. ¿Qué le susurraban a Wallace los murciélagos y los eucaliptos del sudeste asiático? Nunca lo sabremos. Pero agucemos el oído y veamos qué tienen que decirnos.

Me entusiasma que leas *El libro de los animales y sus secretos* y espero que adquieras una nueva forma de entender a las criaturas con las que compartimos este mundo, así como nuevas ideas sobre ti mismo.

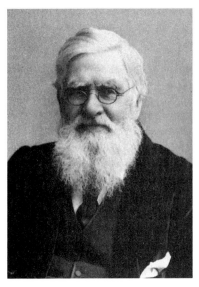 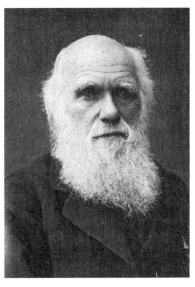

Alfred Russel Wallace (1823-1913).   Charles Darwin (1809-1882).

El libro de
los animales
y sus secretos

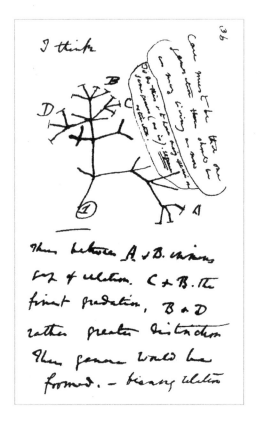

Esto es una reproducción de un boceto de Charles Darwin de 1837, veintidós años antes de la publicación de *El origen de las especies*. Escribió: «Creo que [...] el caso debe ser que una generación debería ser tan numerosa como ahora. Para ello y para que haya tantas especies de un mismo género (como es necesario) se requiere la extinción. Así, entre A + B existe una inmensa brecha de relación. C + B, la gradación más fina. B + D, una distinción algo mayor. Así se formarían los géneros». Este borrador, ahora icónico y rudimentario, del «árbol de la vida» desapareció durante veintidós años junto con otro de los primeros cuadernos de Darwin. En 2022, ambos libros, pequeños y encuadernados en cuero, fueron devueltos misteriosa y anónimamente a su hogar, la Biblioteca de la Universidad de Cambridge. Fueron encontrados en el suelo de la biblioteca en una bolsa de regalo de color rosa brillante con un mensaje escrito a máquina:

«Bibliotecaria
Felices Pascuas
X»

1

Vivir en una jaula del zoológico

*Qué pueden enseñarnos los animales salvajes sobre cómo
vivir más fuertes, más sabios y durante más tiempo*

La ciudad no es una jungla de asfalto, es un zoológico humano.

DESMOND MORRIS, *zoólogo y sociobiólogo*

Te despiertas bruscamente a las tres de la mañana e intentas
no mirar el reloj de la mesilla de noche, con la esperanza de volver a
dormirte. Pero no puedes evitarlo, las obligaciones del día que se ave-
cina invaden tus pensamientos en la oscuridad. Te dices que ahora no
es el momento, que tienes que dormir y cuando amanezca ya te ocupa-
rás de todo, pero no consigues relajarte. Sientes que vas acelerándote,
que tu cuerpo se prepara para la acción: conversaciones ineludibles,
correos electrónicos a los que responder y notas que deberías tomar
desfilan por tu cabeza. Los minutos van pasando.

Una hora más tarde, esa ansiedad alcanza nuevas cotas cuando
tus pensamientos giran en torno a por qué no has pedido cita para
la revisión médica que tienes pendiente desde hace tiempo. Quizá tu
médico podría recetarte algo que te ayude a dormir sin interrupciones.
Anda, pero si tu médico hace años que se jubiló. Últimamente tienes
poca energía y puede que el insomnio esté pronosticando algo peor.
Quizá se esté gestando algo terrible, como la demencia o un cáncer.

1

El pánico se adueña de ti, tu cerebro sigue rumiando y obsesionándose. No sabes cuándo, por fin, has conseguido dormirte, pero lo has hecho y, de repente, demasiado pronto, el sol se cuela por la ventana y ha llegado la hora de levantarte.

La mayoría de nosotros hemos experimentado distintas versiones de esta escena. El neurólogo de Stanford Robert M. Sapolsky describe un dilema similar en su libro *¿Por qué las cebras no tienen úlcera?*[1] ¿Y por qué no la tienen? Porque ni ellas ni otros animales sufren el tipo de estrés crónico al que sometemos a nuestros cuerpos. Y a eso añado que tampoco piensan igual que nosotros. Cuando por la mañana saludo a Georgie, mi perra, sé que no se ha pasado la noche dándole vueltas a la discusión que tuvo con otro perro durante el paseo del día anterior, ni preocupada por si un cáncer entra en su vida —los golden retrievers tienen un notorio historial de padecer esta enfermedad—.[2] Ella puede permitirse el lujo de llevar una vida relativamente libre de estrés. Sin embargo, tú y yo tenemos muchos frentes abiertos. Y, aunque nos guste pensar que somos una especie salvaje, sin restricciones, vivimos cautivos en una especie de zoo.

Hemos construido sociedades sofisticadas, pero están limitadas por estructuras, leyes, normas sociales, fronteras geográficas e impedimentos físicos que nos impiden vagar tan libremente como lo hacíamos antaño. No somos muchos los que pasamos bastante tiempo al aire libre. De hecho, los estadounidenses pasan un 87% del día dentro de casa, y un 6% en el coche.[3] En 1900 había unas siete personas viviendo en entornos rurales por cada habitante urbano. Hoy, más de una de cada dos personas —aproximadamente la mitad de la población mundial— vive en un centro urbano. En 2050, el 70% de nosotros vivirá en ciudades.[4] Somos, por así decirlo, una especie de interior, como las mascotas domesticadas.

Ya no hemos de recolectar alimentos ni defendernos de nuestros depredadores. Tenemos comida a nuestra disposición 24 horas al día, 7 días a la semana, en las estanterías y los frigoríficos de nuestra cocina —o en la calle, a la vuelta de la esquina—. Y cada vez estamos más atados a nuestros dispositivos electrónicos, que nos proporcionan prácticamente cualquier cosa que deseemos con solo pulsar un botón o deslizar un dedo. Ningún otro animal del planeta dispone de semejante tecnología, ni siquiera nuestros parientes más cercanos. Imagínate a un chimpancé haciendo *scroll* en un móvil mientras se come una hamburguesa con queso.* Durante el último siglo, la tecnología ha ido cambiando radicalmente nuestra forma de vivir y ha prolongado nuestra esperanza de vida en unos treinta años. Nos facilita el día a día y nos ha brindado oportunidades para llegar en mejores condiciones a una edad avanzada. Sin embargo, las tecnologías también tienen sus inconvenientes, como hacernos más propensos a padecer una serie de enfermedades prevenibles.

Actualmente, la mayoría de las enfermedades con altas tasas de mortalidad no se encuentran en la naturaleza. La demencia, las cardiopatías, la hipertensión, la diabetes tipo 2, la obesidad, los trastornos autoinmunitarios y la osteoporosis son inusuales fuera de nuestra especie, si es que existen. En general, estas dolencias se conocen como «enfermedades de la civilización». Son enfermedades del zoológico humano, y van en aumento. Sin embargo, muchas de ellas se pueden prevenir, sobre todo teniendo en cuenta lo que sabemos acerca de cómo utilizar la tecnología y la medicina modernas para evitarlas por completo, durante años o incluso décadas antes de que aparezca un solo síntoma. Las tres causas principales de las enfermedades de la civilización son el estrés tóxico crónico, nuestra tendencia a pasar la mayor parte del día sentados, a pesar de que nuestro cuerpo está diseñado para estar en movimiento constantemente, y hábitos alimentarios poco saludables, que van en contra de millones de años de evolución. Para entender estas ideas, vayámonos de safari.

---

*Cuando el zoo de San Diego renovó las instalaciones de los orangutanes, los cuidadores tuvieron que mantener ocupados a los animales en un hospital, donde no podían entretenerse como en su entorno habitual. Les organizaron fiestas de palomitas de maíz y les dieron iPads para que vieran vídeos sobre la naturaleza, cosa que les encantó. Les atraían especialmente las imágenes de caballos y perros y, al parecer, destrozaron el sistema de seguridad al romper todas las cámaras.

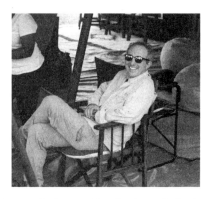

Yo en un safari que realicé con mi familia (no en la foto) en julio de 2014.

El miedo y el descanso en la naturaleza

En la escuela, nos explican la supervivencia del más apto, como si se tratara de un concepto teórico, pero no hay nada como verlo en directo. Hace unos años fui de safari a África, un viaje que me ayudó a entender la supervivencia del más apto en su contexto, especialmente en lo que se refiere a nuestras propias jaulas del zoológico humano.

Equipados con prismáticos y cámaras y vestidos con ropa de safari, nos pasamos unos días de «cacería»; es decir, saliendo temprano del campamento base para ir a observar la vida salvaje. La sensación predominante que percibía entre los animales era de miedo. La supervivencia de cada animal está en juego: algunos temían ser devorados por un depredador; otros, ser atacados por un animal más fuerte de su propio grupo, y otros estaban alerta para proteger a sus crías.

El miedo es el motor principal de la naturaleza y una de las emociones que fomentan la vida. Está destinado a protegernos, ya que gracias a él evitamos el dolor. El miedo tiene muchos beneficios si se utiliza positivamente y es poco duradero. La reacción biológica que estimula nuestro sistema nervioso cuando estamos en una situación temporal que nos induce a tener miedo, además de la subida de adrenalina, puede ayudarnos a pensar con más claridad, a estar más motivados y ser psicológicamente más resistentes, y a alcanzar nuevas metas. También puede reforzar nuestro sistema inmunitario. Estudios que se remontan a casi hace dos décadas demuestran que los acontecimientos psicológicamente estresantes —siempre y cuando sean temporales— pueden provocar un aumento de los glóbulos blancos en la circulación sanguínea.[5] Los glóbulos blancos son centinelas clave del sistema inmunitario que nos protegen contra las infecciones y responden ante lesiones o enfermedades.

La otra cara del miedo puede ser tener un mejor estado de ánimo, una reducción de la ansiedad e incluso una respuesta de relajación equiparable a la que se produce cuando meditamos. Quizá por eso a mucha gente le encanta exponerse a miedos que puedan controlar —a lo que se llama un «susto seguro», sin peligro real—, como ver películas de terror o subirse a una atracción en un parque temático. No puedes disfrutar del miedo a menos que sepas que estás en un entorno seguro. En 2019, cuando unos científicos de la Universidad de Pittsburgh pusieron a prueba el miedo en participantes que entraban en la casa del terror, la mayoría admitieron que «su estado de ánimo había mejorado notablemente» después de la experiencia.[6] La socióloga Margee Kerr, autora principal del estudio y que explora la naturaleza del miedo, plantea la hipótesis de que una actividad notablemente terrorífica puede desconectar partes del cerebro, lo que puede conducir a una sensación general de bienestar. Obviamente, el cerebro no se «apaga», sino que reacciona ante un evento de miedo de un modo que induce una especie de euforia. Y esta pausa calculada podría ser el mecanismo biológico de los efectos beneficiosos del miedo. También hay algo que añadir sobre el triunfo que supone superar un momento de miedo: nos demostramos a nosotros mismos que podemos sobrevivir, sin dejar que nos ganen las emociones y respondiendo adecuadamente para protegernos[7] (en el capítulo 11, veremos cómo también entra en juego el equilibrio entre el placer y el dolor). El miedo puede ayudarnos a controlar el dolor o, cuando se convierte en algo crónico, a cambiar nuestra forma de experimentarlo, de modo que afecte menos a nuestra calidad de vida. También puede ayudarnos a establecer vínculos con los demás. ¿Has salido alguna vez de una casa del terror con una sonrisa en la cara, chocándole los cinco a un desconocido que acaba de pasar por lo mismo que tú? En parte, eso se debe en que aumenta los niveles de oxitocina en el cuerpo, otro fenómeno que analizaremos en este libro. Es la misma molécula que se libera durante el sexo y el parto; así es cómo conectamos con los demás y forjamos grandes amistades —por eso nos encanta pasar miedo—.

Los animales que vi en África, parecen haberse adaptado a los miedos a los que se enfrentan, lo que les permite llevar una vida mejor. No parece que estén en modo de alerta máxima todo el tiempo; incluso los animales que son presas de otros pueden pasar gran parte del día remoloneando. Por desgracia, el tipo de miedo que hoy en día experimentamos las personas en nada se parece al de las especies que encontramos en las sabanas. Los leones temen a la muerte cada día, a su manera, pero en general no se pasan el día reflexionando sobre su propia muerte, como hacemos nosotros, ni lamentándose por los fracasos del día anterior o preocupándose por la lista de tareas pendientes para el día siguiente. En la sabana, vi muchos leones que descansaban, sin pensar en el dinero, el matrimonio o el equilibrio entre la vida laboral y personal. Tampoco vivían en un estado constante de alerta, como hace mucha gente, lo cual afecta a todos los sistemas del cuerpo. El miedo a largo plazo —otra forma de decir *estrés crónico*— tiene efectos adversos, como el aumento prolongado de la tensión arterial y la liberación de las hormonas del estrés, tener los músculos demasiado tensos, comportarse a la defensiva y desarrollar úlceras —las cebras no las padecen—.

La Organización Mundial de la Salud ha considerado el estrés crónico como la «epidemia del siglo XXI»,[8] y lo ha hecho por una buena razón: es una de las principales causas de mortalidad, provoca cardiopatías y accidentes cerebrovasculares, ansiedad, depresión, adicción, obesidad y graves pérdidas de memoria que pueden derivar en demencia. Los animales salvajes nos enseñan a vivir el momento y, como veremos en el capítulo siguiente, algunos animales domésticos aportan aún más información sobre lo importante que es esta forma de vivir para aliviar la ansiedad, controlar nuestros niveles de estrés y reducirlos. Ahora, vamos a conocer a tu pez interior.

Nuestro pez interior

El biólogo evolutivo de la Universidad de Chicago Neil Shubin acuñó el término «tu pez interior» en su libro de 2008 (el cual se titula igual) que trata sobre la increíble historia de la evolución de la estructura del cuerpo humano. Así pues, la próxima vez que te hayas tomado una copa de más y pierdas la coordinación, tendrás que echarle la culpa a tu pez interior. Prosanta Chakrabarty, ictiólogo (la palabra griega *ichthys* significa «pez») y profesor de la Universidad Estatal de Luisiana, ha descubierto más de una docena de nuevas especies de peces, incluidas distintas especies de rape y de peces cavernarios que no estaban documentadas anteriormente. El rape es uno de los peces más extraños de las profundidades marinas, como sacado de una película de ciencia ficción; los peces cavernarios, como su nombre indica, viven en cuevas y otros hábitats subterráneos, y muchos son ciegos. En 2011, uno de los descubrimientos de Chakrabarty, el murciélago picudo, fue nombrado como una de las diez mejores nuevas especies por el International Institute for Species Exploration de la Universidad Estatal de Arizona.[9]

Estéticamente, el murciélago picudo no es un pez muy agraciado: es plano, como una tortita, tiene púas y los ojos saltones, además se apoya torpemente sobre sus aletas mientras se desplaza. Al igual que el rape y el pez cavernario, que vive en la oscuridad, el murciélago picudo vive en algunos de los hábitats más inhóspitos del planeta, solo y a oscuras. Probablemente, Chakrabarty nunca describiría a un pez como «feo» u «horrendo», pero la verdad es que uno se pregunta cómo ha podido salir una criatura así.

A Chakrabarty empezaron a fascinarle los peces en su juventud. Se crio en Queens y allí trabajó como voluntario en el Acuario de Nueva York, en Coney Island, y acabó doctorándose en la Universidad

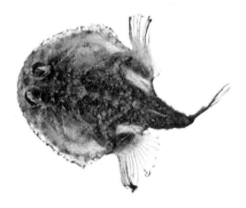

de Michigan. Lleva una década en Baton Rouge, Luisiana. Cuando lo entrevisté, estaba conduciendo hacia el Golfo de México, iba a buscar salamandras con una de sus hijas gemelas.

El primer dato sorprendente que Chakrabarty me comentó es que considera que los peces tienen los «cuerpos perfectos». Su columna vertebral les permite moverse rápidamente por el agua sin sentir las consecuencias de la gravedad. Nosotros, los humanos, tenemos que desafiar la gravedad durante todo el día para mantenernos erguidos, de ahí nuestra tendencia a sufrir dolores de espalda, de rodillas y artrosis.

Fue Chakrabarty la primera persona que me sugirió que ahora todos «vivimos en cautividad». Y él sabe bastante sobre el tema: imparte una de las clases más importantes de biología evolutiva en el país, donde despeja mucha información errónea sobre nuestro pasado. A mí también me aclaró unas cuantas cosas. Cuando pienso en la evolución, me viene a la cabeza la clásica imagen de un animal peludo, con cuatro patas y aspecto simiesco, convirtiéndose en un hombre de las cavernas desnudo y con dos patas. Pero para comprender nuestros orígenes, tenemos que mirar aún más atrás. «Saber que eres un pez y no un mono es esencial para entender de dónde venimos», dijo Chakrabarty en su charla TED, antes de recordar al público que los humanos no somos el objetivo de la evolución.[10] No somos criaturas perfectamente evolucionadas al final de una larga línea que parte de otras formas más primitivas que van cambiando bajo las fuerzas de la selección natural. Y añade: «Hace unos 3.000 millones de años, evolucionaron las formas de vida compuestas por más de una célula (llamadas *eucariotas pluricelulares*): hongos, plantas y animales. Los primeros animales que desarrollaron una columna vertebral fueron los peces. Por lo cual, técnicamente todos los vertebrados son peces y, por lo cual, técnicamente tú y yo somos peces. Así que no digáis que no os lo advertí». Un linaje de peces se trasladó a tierra y dio lugar, entre otros, a los mamíferos y los reptiles. Algunos reptiles se convirtieron en aves; algunos mamíferos, en primates, y algunos primates, en monos con cola, mientras que otros se convirtieron en grandes simios. A partir de los grandes simios evolucionaron diversas especies humanas. Así que aquí lo tienes: no procedemos de ninguno de los monos que conocemos hoy en día; simplemente tenemos algún antepasado en común.

En aquella charla TED, Chakrabarty nos instó a «pensar en nosotros mismos como si fuéramos un pececillo fuera del agua», y además mal elaborado. Nuestras branquias se transformaron en laringe y oído medio. Nuestra columna vertebral acuática tuvo que fortalecerse para soportar nuestra postura bípeda, pero el mantenernos erguidos con la cabeza grande y los pies planos puede que no haya sido la mejor táctica evolutiva. A largo plazo, el que nos pese la cabeza, estando de pie y con el centro de gravedad en las caderas, puede traducirse en problemas ortopédicos. La clave es centrarnos en nuestra alineación, en mantenernos erguidos y, sobre todo, en desarrollar los músculos centrales que sostienen nuestra cabeza y nuestro sistema óseo.[11]

Si sigues sin poder verte como un pez, vuelve a la idea de perder el equilibrio después de haber bebido más de la cuenta. Nuestra bipedestación, aparte de provocarnos dolores y molestias, nos dificulta aún más poder mantener el equilibrio, sobre todo bajo los efectos del alcohol. Si te pasas bebiendo, el alcohol que acaba en el torrente sanguíneo se introduce en el líquido del oído interno, ya que la sangre fluye de forma natural hacia él, y ese flujo aumenta cuando bebes. El líquido que se encuentra normalmente en el oído —que no es mucho— para ayudarte a mantener el equilibrio es más denso que el alcohol, por lo que cuando se le añade alcohol ese líquido se vuelve menos denso. Y eso es lo que desencadena problemas, ya que las diminutas células ciliadas, las neuronas del interior del líquido gelatinoso, se estimulan y tu cerebro recibe un mensaje equivocado: cree que te estás moviendo cuando en realidad no es así. Los ojos dependen del sistema vestibular para estabilizarse ante cualquier movimiento de la cabeza. La capacidad de tu cerebro para detectar movimiento es un rasgo acuático, un resto vestigial de la evolución. Sientes movimiento y el cerebro envía un mensaje a los músculos oculares, que se contraen en una dirección, normalmente la derecha (esto se denomina *nistagmo posicional alcohólico*, PAN en inglés, y es uno de los signos que intenta detectar la policía cuando detiene a conductores que cree que pueden estar ebrios). Los cambios anormales en el fluido del oído interno también provocan una serie de efectos que, en última instancia, causan las náuseas y el vértigo que sienten las personas cuando están ebrias. Nuestro cuerpo no está diseñado para soportar grandes cantidades de alcohol, y su consumo continuado es peligroso, como cuenta el dicho «beber como un pez». Cuando alguien se expone continuamente y a largo plazo al alcohol, se acumulan daños en el córtex auditivo central, la parte del cerebro situada en el lóbulo temporal que procesa la información auditiva. Cuando el complejo auditivo central está dañado, el procesamiento del sonido puede retrasarse, lo que conlleva problemas para distinguir a alguien en un ambiente ruidoso o incluso para entender a alguien que hable muy rápido.[12]

Además, es posible que quien esté sufriendo una fuerte resaca le tiemblen los ojos, eso se debe a que el alcohol entra de nuevo en el torrente sanguíneo desde el conducto del oído. El hígado ya se habrá ocupado de reducir los niveles de alcohol en la sangre de la noche anterior, pero puede que al día siguiente se repitan los mareos. Esta vez, cuando los ojos se muevan, seguramente lo hagan en sentido contrario, ya que el alcohol se elimina más rápidamente del oído que del cuerpo, por lo que su concentración es en realidad menor en el conducto auditivo externo.[13]

Aunque ya no nos consideremos especies acuáticas, no podemos olvidar el hecho de que nuestros orígenes comienzan bajo agua, rodeados del líquido amniótico en el útero de nuestra madre. Y luego nos tomamos nuestro tiempo para orientarnos en tierra firme, aprendiendo a gatear, luego a andar y finalmente a correr. Nuestra columna vertebral permite nuestro movimiento, igual que lo hace con los peces de «cuerpos perfectos», pero hoy en día no utilizamos el diseño de nuestro cuerpo como deberíamos. Poder andar con solo dos pies en lugar de con cuatro nos ofrece múltiples ventajas en cuanto a eficiencia energética: mejora nuestra capacidad para refrescarnos, vigilar nuestro entorno, transportar herramientas y juguetes y recorrer distancias más largas, por ejemplo. Pero estas ventajas pueden verse mermadas por nuestra tendencia a pasar demasiado tiempo sentados, a encorvarnos y apoltronarnos, al sedentarismo en general. Estamos diseñados para movernos.

Estar sentado durante mucho tiempo y adoptar una mala postura son enemigos de la salud de la columna vertebral, pero hay que ir más allá para evitar dolores de cuello, hombros y espalda, por no hablar también de las lesiones. Estar de pie ayuda a respirar mejor y también a engullir mejor los alimentos, a la circulación sanguínea en general y a prevenir molestias como el dolor osteomuscular —rigidez articular, sobre todo en el cuello, los hombros y la espalda—.[14] Un sorprendente estudio de la Universidad de Auckland, en Nueva Zelanda, demostró que, cuando a las personas con depresión se les pedía que se sentaran como lo hacían habitualmente o se les pedía que adoptaran una mejor postura, quienes se habían sentado erguidas tenían más energía, menos ansiedad y un mejor estado de ánimo. La postura puede tener un impacto bastante significativo en nuestra salud, incluida la mental.[15]

La postura es fácil de mejorar: desarrolla y mantén unos abdominales firmes —no es necesario conseguir un vientre plano—; sé consciente de tu postura cuando andes, te sientes o estés de pie —recto y erguido, con los hombros hacia atrás y relajados, con el estómago hacia dentro—; lleva zapatos cómodos y de tacón bajo, y siempre que sea posible utiliza dispositivos que favorezcan una postura adecuada —por ejemplo, sillas ergonómicas y escritorios de pie—. El dormir sobre un buen un colchón que propicie un sueño reparador de tu cuerpo también te ayudará a afrontar otro día desafiando a la gravedad.

Una de las claves más importantes que podemos extraer de los peces óseos es que están nadando constantemente. Así es como respiran. No encontrarás peces descansando durante mucho tiempo, porque nadar les permite mantener un flujo constante de agua que pasa por sus branquias, lo cual les ayuda a mantener un nivel adecuado de oxígeno. La mayoría de los peces se mueven incluso mientras duermen. Aunque no dependemos del movimiento para respirar, es algo en lo que debemos pensar; sí que dependemos del movimiento para estimular nuestro sistema linfático, los conductos de drenaje del cuerpo que tienen que ver con la fortaleza de nuestro sistema inmunológico. Algunos lo definen como «el sistema de alcantarillado del cuerpo» que complementa al sistema circulatorio. La función principal del sistema linfático es gestionar los fluidos corporales, devolviendo el exceso de líquido y las proteínas que se filtran de los vasos sanguíneos al torrente sanguíneo a través de los ganglios linfáticos. Pero también sirve para producir los glóbulos blancos, llamados *linfocitos* —y sus anticuerpos—, que combaten las infecciones. Por eso se considera que el sistema linfático es el protagonista de la respuesta inmunitaria adaptativa del organismo. También desempeña un papel importante en la función intestinal, ayudando a absorber las grasas y las vitaminas liposolubles.

La falta de movimiento acarrea muchas repercusiones, pero ¿y si esas repercusiones fueran más inmediatas que, por ejemplo, perder movilidad, reducir inmunidad y ganar peso con el tiempo? Si pudiéramos recordar que elegir la opción de permanecer sentados dificulta la respiración, sin duda tendríamos más incentivos para movernos más a menudo. Deberíamos tener presente que no somos tan diferentes de nuestros antepasados los peces.

Adelantarse a la selección natural

Que hoy en día la mayoría de nosotros vivamos enjaulados en un zoológico no tiene por qué ser algo negativo. Por la noche, ya no nos quita el sueño un león merodeando por nuestra tienda de campaña, como el que vi en un safari. No tenemos que preocuparnos demasiado por cómo conseguiremos nuestra próxima comida y el agua. Sin embargo, hay otras razones por las que la vida moderna puede resultar estresante. Aunque sea bastante cómoda, a veces lo es demasiado.

Daniel E. Lieberman es paleoantropólogo en la Universidad de Harvard, donde dirige el Departamento de Biología Evolutiva Humana. Él también dedica su tiempo a comprender nuestra evolución y está especialmente fascinado por cómo hoy en día desarrollamos nuestros cuerpos. A Lieberman le inquieta el ritmo de nuestra «evolución» en las últimas décadas, ya que el cambio cultural le ha tomado la delantera a la selección natural. En su libro de 2013, *La historia del cuerpo humano*, argumenta que la prevalencia de las enfermedades crónicas en nuestra sociedad actual es el resultado de un desajuste entre nuestras raíces evolutivas y los estilos de vida modernos. Escribe: «Aún no sabemos cómo contrarrestar los instintos primarios, antaño adaptativos, de comer dónuts y tomar el ascensor».[16] Durante la mayor parte de nuestra evolución, la comida fue escasa, por lo que gastar calorías sin propósito alguno no era conveniente. Al mismo tiempo, nuestros «sistemas anatómicos y fisiológicos» estaban optimizados para funcionar según nuestro movimiento regular. Todo esto cambia en la jaula de zoo que es la sociedad actual, ya que no estamos adaptados para pasar largos periodos de inactividad ni para estar constantemente expuestos a una abundancia de alimentos. Nuestro pez interior solo puede tragar hasta cierto punto.

En 2019, una de las mejores revistas de la industria médica, *The Lancet*, publicó un estudio que demostraba que una de cada cinco muertes en el mundo puede atribuirse a una dieta inadecuada,[17] lo cual supone más muertes que las que provocan el consumo de tabaco o la hipertensión arterial. Y no se debe a factores como la falta de educación o de recursos. El estudio, que tenía en cuenta la edad, el sexo, el país de residencia y el estatus socioeconómico de los participantes, demuestra que lo que más afecta a la salud son los malos hábitos alimentarios, independientemente de esos factores. Se trata de once millones de muertes al año en todo el mundo debido al consumo de una dieta rica en sal y pobre en cereales integrales y frutas. Es irónico ahora que tenemos la capacidad de cultivar o producir cualquier alimento que queramos y adquirir productos de todo el mundo sin que importe en qué estación del año estamos. Hoy en día, la supervivencia del más apto no consiste en obtener, mediante la caza y la recolección, las calorías necesarias para sobrevivir; consiste en consumir los alimentos adecuados entre todos los que tenemos a nuestro alcance.

Otro estudio que salió a la luz en 2019 puso el foco en los alimentos ultraprocesados, algo para lo que tampoco hemos evolucionado.[18] En el National Institutes of Health (NIH) Clinical Center, en un fantástico experimento en el que se recreaba un zoo, se quedaron confinados veinte adultos durante cuatro semanas. Durante dos semanas, cada uno de ellos se alimentó de comida sin procesar, y durante otras semanas, de una dieta en la que predominaban los alimentos ultraprocesados. Los alimentos ultraprocesados se describen como «formulaciones compuestas principalmente de fuentes industriales baratas de energía dietética y nutrientes más aditivos», como por ejemplo jarabe de maíz con alto contenido en fructosa, conservantes, edulcorantes, colorantes artificiales, hidratos de carbono refinados, aromatizantes y texturizantes químicos, sal, aceites refinados y grasas trans. Piensa en productos de bollería y *snacks* envasados, refrescos, cereales azucarados, fideos instantáneos, sopas de verduras deshidratadas, productos con quesos procesados, raciones de comida para calentar en

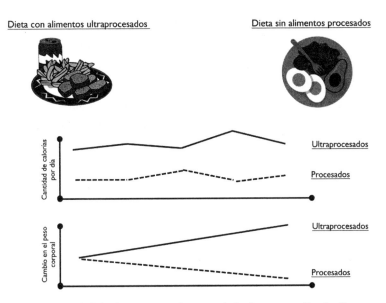

En cuanto a la pérdida de peso, en solo un periodo de catorce días, la dieta con alimentos no procesados venció a la de alimentos ultraprocesados.[19]

el microondas y productos cárnicos y de pescado procesados —por ejemplo, salchichas, palitos de pescado, perritos calientes—. Cada día, los participantes recibían la misma cantidad de comida durante las dos semanas y podían comer todo lo que quisieran. En el estudio, durante las dos semanas de dieta ultraprocesada, los participantes comieron quinientas calorías de más al día y su peso aumentó casi un kilo, mientras que con la dieta no procesada las mismas personas perdieron un kilo.

Se trata de un estudio realizado a pequeña escala, pero otros han obtenido los mismos resultados. A este estudio en el NIH le sucedieron dos grandes investigaciones en Francia y España que demostraron que existe una directa correlación entre la cantidad de alimentos ultraprocesados que se consumen y las enfermedades cardiacas y la mortalidad.[20] Estos dos estudios europeos abarcaron a decenas de miles de personas, y el estudio español demostró que comer más alimentos ultraprocesados —más de cuatro raciones diarias— conlleva un riesgo de muerte un 62% mayor que si se disminuye su ingesta —menos de dos raciones diarias—. Por cada ración diaria adicional de alimentos ultraprocesados, el riesgo de muerte aumenta un 18%. Por el contrario, los investigadores hallaron una relación significativa entre la alimentación con ingredientes no procesados o mínimamente procesados —dieta mediterránea— y el menor riesgo de enfermedades.[21]

En 2022, un par de estudios realizados a gran escala y que se publicaron el mismo día añadieron más datos evidenciando que el consumo de alimentos ultraprocesados aumenta el riesgo de muerte prematura. Uno de estos estudios, en el que se realizó el seguimiento de más de doscientos mil trabajadores sanitarios estadounidenses durante un periodo de veinticuatro a veintiocho años, descubrió que comer muchos alimentos ultraprocesados aumenta el riesgo de sufrir un cáncer colorrectal en particular.[22] Este tipo de cáncer ha ido en aumento durante las últimas décadas, sobre todo entre los adultos jóvenes, lo que ha alarmado a los profesionales sanitarios. Es una correlación que tiene bastante sentido: el colon y el recto son las primeras estaciones del aparato digestivo. Además, los alimentos ultraprocesados contribuyen en gran medida a tener obesidad, otro factor de riesgo en cuanto a la mortalidad.

Quizá estas cifras no nos parezcan sorprendentes, pero hasta ahora no disponíamos datos científicos como estos. Y, aunque estos estudios sean observacionales y no establezcan causalidad, revelan hasta qué punto nuestro estilo de vida influye en nuestra salud. Los alimentos ultraprocesados son algo reciente. Han aparecido en el último microsegundo de la escena evolutiva y en nada se parecen a lo que la naturaleza pretendía que consumiéramos. Me imagino qué pensarían nuestros antepasados si nos vieran engullendo una comida con kétchup o un batido con mucho azúcar. Probablemente, les resultaríamos tan ridículos como nos lo parece a nosotros ese chimpancé imaginario que devora una hamburguesa absorto con un móvil en la mano; tú sabes que nosotros también estaríamos comiendo frente a una pantalla digital.

La razón por la que los alimentos ultraprocesados son tan nocivos no es porque no podamos digerirlos, sino porque son excesivamente apetitosos (sabrosos), por lo que tenemos problemas para controlar las raciones que tomamos. También contienen grandes cantidades de ingredientes poco saludables, como el azúcar, la sal y las grasas saturadas. Son alimentos que alteran nuestras señales de saciedad, y algunos de ellos pueden trastocar nuestro sistema hormonal hasta el punto de cambiar la forma en que almacenamos la grasa, quemamos calorías y mantenemos el metabolismo activo. También carecen de la fibra y los nutrientes que nuestro cuerpo necesita para desarrollarse, como los ácidos grasos esenciales, los compuestos vegetales saludables, que ejercen efectos antiinflamatorios y anticancerígenos, y las proteínas. Por eso, la ingesta de alimentos ultraprocesados sustituye a lo que nuestro cuerpo realmente necesita. La mayoría de la gente consume menos de dos raciones de fruta y verdura al día, muy por debajo de las que deberíamos tomar: entre cuatro y seis. Cuantas más frutas y verduras consumas, menos probable será que las sustituyas por otras opciones pobres en nutrientes y perjudiciales para la salud.

En la Gillings School of Global Public Health de la Universidad de Carolina del Norte, en Chapel Hill, intentaron estudiar el porcentaje de estadounidenses metabólicamente sanos; es decir, los que tienen niveles óptimos en los siguientes cinco factores sin necesidad de tomar medicamentos: azúcar en la sangre, triglicéridos (grasas en la sangre), colesterol de lipoproteínas de alta densidad (HDL, el «colesterol bueno»), tensión arterial y perímetro abdominal. El estudio consultó los datos de 8.721 personas de la encuesta National Health and Nutrition Examination Survey (NHANES) realizada en Estados Unidos entre 2009 y 2016 para determinar cuántos adultos corren un riesgo bajo o alto de padecer enfermedades crónicas. El resultado es que solo el 12,2 % —es decir, uno de cada ocho estadounidenses— goza de una salud metabólica óptima.[23] Las noticias fueron aún más pesimistas cuando un grupo de la Tufts University's Gerald J. and Dorothy R. Friedman School publicó más datos.[24] Utilizaron algunos datos de la encuesta NHANES entre 1999 y 2018, pero esta vez de unos 55.000 adultos estadounidenses. La cifra publicada en 2022 sugería que vamos en la dirección equivocada, ya que solo el 6,8 % de nosotros goza de una salud cardiometabólica óptima; es decir, menos de uno de cada quince adultos estadounidenses.

Si hiciéramos los mismos cálculos con animales salvajes, apostaría por que el porcentaje se acercaría al 100 %. Parte de esto tiene que ver con el hecho de que seguimos manipulando los alimentos para los cuales hemos evolucionado. Ya sea por los experimentos que Gregor Mendel hizo en la década de los años sesenta sobre los guisantes, que aceleraron el cultivo de productos con determinadas características, o por la introducción de genes extraños para producir alimentos transgénicos, o por la tendencia al bajo coste y la comodidad de los alimentos ultraprocesados, hemos modificado significativamente los alimentos con los cuales hemos evolucionando. Nos iría mejor si comiéramos los alimentos tal y como fueron concebidos; es decir, frutas y verduras enteras, y no en forma de zumos o procesadas.

Durante mucho tiempo he estado en contra de los zumos. Puede que pienses que los zumos naturales son bombas de nutrientes, pero al exprimir una pieza de fruta se le elimina la fibra, la cual nos ayuda a sentirnos saciados y contribuye a la salud digestiva porque facilita la circulación de los alimentos a través del sistema. Además, cambiamos toda la química de la pulpa de la fruta —y sus nutrientes— cuando la sometemos a la potencia de una licuadora y la exponemos a la luz y al aire, va oxidándose y perdiendo su fuerza nutritiva. En resumen, los zumos y licuados no son un alimento completo, sino procesado. Es más, muchos zumos envasados contienen azúcares añadidos, que alteran y adulteran aún más toda su composición nutricional. El resultado es un insulto a la salud metabólica de cualquier persona.

El que los factores de la salud metabólica que acabo de describir sean desfavorables —es decir, si tienes hipertensión arterial, niveles elevados de azúcar en la sangre, exceso de grasa en la zona abdominal, triglicéridos altos en la sangre y niveles anormales de colesterol— se

denomina *síndrome metabólico* (o síndrome X). Se trata de una constelación de factores que aumenta el riesgo de sufrir enfermedades
cardiacas, ictus, diabetes, apnea del sueño, enfermedades hepáticas
y renales, cáncer y alzhéimer. Además, aumentan enormemente las
probabilidades de morir por una infección, ya que sus efectos secundarios merman la inmunidad. Si tienes valores negativos en al menos
tres de estos factores de la salud metabólica, se considera que tienes
síndrome metabólico. Se cree que el síndrome metabólico puede
ser la enfermedad más común y grave, de la que la gente nunca ha
oído hablar, aunque sea la mayor amenaza para la salud pública del
siglo xxi. Es la última enfermedad de la civilización que no se encuentra en la naturaleza.

Lieberman en su libro muestra un sencillo resumen de ello con
el objetivo de aumentar las posibilidades de vivir una larga vida sin
enfermedades: «Los hombres y mujeres de cuarenta y cinco a setenta
y nueve años que son físicamente activos, comen muchas frutas y
verduras, no fuman y consumen alcohol moderadamente tienen, de
media, una cuarta parte del riesgo de morir durante un año determinado que las personas con hábitos poco saludables».[25] Estos principios, todos ellos alcanzables, incluso dentro de nuestra jaula, nos
ayudarán a contrarrestar los efectos negativos de vivir en un zoológico. Debemos comportarnos como animales en libertad que siguen
consumiendo lo que deben para evolucionar y tener energía vital.
Además, tenemos que entender de dónde proceden nuestros comportamientos inadecuados. Sí que podemos asumir riesgos en nuestra
trayectoria, pero no en nuestras acciones. De todos modos, yo añadi-
ría algo a la lista de Lieberman, pues falta un hábito crítico que debemos trabajar sí o sí: un hábito que seguramente tu perro llevará mucho
más a rajatabla que tú.

Sinopsis

Puede que los animales salvajes no tengan las ventajas de la tecnología moderna, pero se libran de las enfermedades de nuestra civilización. Todas las criaturas se ponen en modo de alerta cuando se ven amenazadas; pero nosotros, los humanos, somos propensos a dejar que el estrés se apodere de nosotros y nos mantenga en alerta, cuando en realidad no hay nada contra lo que luchar, aparte del insomnio, los antojos de comida basura y la afición al sofá. Nos iría bien saber manejar unos niveles saludables de estrés transitorio —incluso disfrutando de vez en cuando de un «susto seguro»—, respetar nuestra fisiología para mantener una buena postura, movernos con frecuencia como si nuestra respiración dependiera de ello y, además, comer los alimentos más naturales dentro de lo posible.

Recuerda a tu pez interior: no bebas como un pez, pero deslízate por el mundo erguido con un abdomen fuerte que sostenga tu centro de gravedad, intenta adoptar la postura ideal y ayuda a prevenir la atrofia de huesos y músculos. Y ten cuidado con los signos del síndrome metabólico, todos ellos son modificables y manejables. Estos principios básicos nos ayudarán a adaptarnos a nuestro entorno moderno y a disfrutar de la vida en nuestro acogedor zoo.

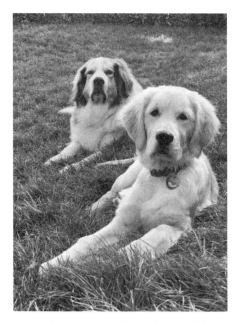

Georgie y la buena de Sadie (ya difunta, al fondo).

2

Mi perro y yo

Algo más que el mejor amigo del hombre

> *Para su perro, todo hombre es Napoleón; de ahí la constante*
> *popularidad de los perros.*
>
> ALDOUS HUXLEY

En setenta y ocho millones de hogares estadounidenses viven miembros peludos de cuatro patas. Mi familia es una de ellos, y mi cariño a estos maravillosos peluches viene de lejos. Apenas hacía un año que mi mujer, Amy, y yo nos habíamos casado cuando decidimos que ya estábamos preparados para tener a nuestro primer hijo... canino. Amy y yo habíamos tenido una cita a ciegas organizada por mi tía Edna, cuyo marido era primo hermano del padre de Amy. Yo estudiaba en los National Institutes of Health e iba a dar una conferencia en la Universidad de Yale, donde Amy cursaba sus estudios de posgrado. Ninguno de los dos quería asistir a una cita a ciegas, así que, en lugar de salir a cenar, quedamos para tomar un té en el Atticus Bookstore Cafe de New Haven. El resto ya es historia.

La idea de tener un perro surgió un día que paseábamos por el parque Madison Square de Nueva York y nos cruzamos con una joven que paseaba un adorable boyero de Berna. Nos pareció tan bonito que decidimos ponernos en contacto con un criador al norte del estado. Los boyeros, originarios de Berna (Suiza), son grandes y preciosos, con rasgos de osito de peluche y un característico pelaje tricolor de color canela, negro y blanco. Tienen dos pequeñas manchas de color óxido sobre sus ojos —dos puntitos que hacen de cejas— que destacan sobre su vello facial negro. Las manchas sirven para despistar a las presas o a los agresores y, como las manchas pueden parecer ojos, los boyeros engañan en cuanto a la dirección de su mirada. Incluso cuando duermen parece que tengan los ojos abiertos. Originalmente servían para vigilar granjas y conducir al ganado, son trabajadores y cariñosos, leales y protectores. El criador al que llamamos tenía un cachorro listo para mudarse a una nueva casa, y organizamos el viaje para que coincidiera con nuestro primer aniversario de boda.

Arthur nos cautivó desde el primer instante, y se acomodó en nuestro regazo durante todo el viaje en coche de vuelta al hogar, en Brooklyn. A medida que crecía, el sociable Arthur se fue ganando reputación en la ciudad y llegó a ser conocido como «el alcalde de Brooklyn Heights»: conocía a todo el mundo y todo el mundo le conocía. Era muy laborioso y le encantaba ayudarnos cuando podía. Cuando íbamos al mercado, de vuelta a nuestro apartamento con orgullo llevaba en la boca la bolsa de la compra, e incluso una vez se las apañó para hacerse cargo de una caja de cartón con una pizza dentro. Dos años más tarde nació nuestra hija, Sydney, que pasó muchas horas tomando el biberón tumbada sobre el vientre suave y peludo de Arthur.

Arthur se mudó con nosotros cuando nos aventuramos a ir a vivir hacia el oeste, pero solo vivió seis años, murió de torsión gástrica. Los boyeros son propensos a esta enfermedad en la que el estómago se llena de gas y se retuerce sobre sí mismo, lo que corta el riego sanguíneo al estómago. Nuestro siguiente boyero, Yogi, también tuvo una vida corta, sufrió un cáncer.

Habíamos aprendido la lección. Aunque seguíamos enamorados de la lealtad y el amor de los boyeros, esta vez quisimos evitarnos la angustia de perder otro perro demasiado pronto. Nuestra siguiente perra, Sadie, era un cruce de boyero y gran Pirineo. Sadie se levantaba temprano conmigo cada mañana y se sentaba a mi lado mientras escribía o trabajaba. Aunque no era precisamente pequeña, pesaba 56 kilos, era una dulce perrita; realmente no creo que se diera cuenta de lo grande que era, de ahí que a menudo algunos movimientos de su cola lanzaran objetos al suelo. Poco antes de su muerte, en 2021, acogimos a Georgie en nuestra casa.

Es asombroso que haya tantas variedades de perros —hay al menos 150 razas— que pertenecen todas a la misma especie (*Canis familiaris*) y proceden del mismo antepasado, el lobo gris (*Canis lupus*). Este es el resultado de un mestizaje intenso y deliberado que se ha dado en los últimos 150 años aproximadamente.* Ninguna otra especie del planeta presenta una variabilidad genética tan amplia. Los perros son el producto de uno de los mayores experimentos genéticos jamás realizados por el ser humano, lo que hace que su estudio resulte excepcionalmente fascinante. Y cada vez se estudian más —en entornos propicios para los perros— con el objetivo de esclarecer asuntos de la salud humana. Los perros envejecen como nosotros, pero mucho más deprisa, por eso los investigadores han llegado a considerar a los perros como valiosos modelos del envejecimiento humano.

*A pesar de su genialidad, Darwin estaba equivocado en cuanto a los perros: pensaba que su notable diversidad se debía al mestizaje con varios tipos de perros salvajes. Sin embargo, hallazgos modernos de ADN demuestran lo contrario. Todas las razas actuales de perros descienden de los lobos. Esta domesticación puede haber ocurrido dos veces en la historia de los perros, produciendo grupos de perros a partir de dos antepasados únicos pero comunes. De hecho, Darwin debe muchas de sus observaciones de la naturaleza gracias a su temprana afición a los perros. No se suele hablar del papel de los perros en la obra de Darwin, pero su experiencia con ellos influyó significativamente. Lo que olvidamos en el siglo XXI es que los perros eran mucho más que compañeros en la Inglaterra victoriana de Darwin. Eran esenciales para la vida cotidiana en el campo: arreaban el ganado, guiaban a los cazadores hasta su presa y controlaban las alimañas.

Michael Kent es un acreditado veterinario de la Universidad de California, Davis, donde estudia el cáncer en perros. Como muchos otros científicos, entiende la importancia que tienen los caninos como referentes de muchas enfermedades humanas. Si consigue averiguar por qué los perros suelen desarrollar cáncer mucho antes que los humanos en relación con su esperanza de vida —a excepción de las anomalías de los cánceres infantiles, casos raros e inusuales—, quizá eso pueda ayudarnos a encontrar formas de evitar el cáncer por completo. También cree firmemente en la relación que existe entre los perros y la longevidad de las personas: quienes tienen perros disfrutan de una mayor calidad de vida y viven más tiempo y más felices.

A menudo, vemos a los perros como compañeros, más que como una vía de información para entender el mundo natural, pero pueden ser sorprendentes fuentes de sabiduría. Si Darwin no hubiera tenido tanto interés por los perros, es posible que no se habría dedicado a las ciencias naturales. Sus interacciones con los perros le ayudaron a dar forma a su enfoque científico durante sus años de formación. Observó el comportamiento de sus perros, estudiando su papel en la naturaleza, su crianza y las relaciones entre estos factores.

Hoy en día, probablemente sea David Allan Feller la persona que más sabe sobre los perros de Darwin. Tras una carrera como abogado, se dedicó a estudiar la historia de la biología y los animales en la ciencia, y en 2005 escribió su tesis, titulada «Heir of the Dog: Canine Influences on Charles Darwin's Theories of Natural Selection», (en español, «Herencia del perro: influencias caninas en las teorías de la selección natural de Charles Darwin»). En su tesis explica que «sorprendentemente, se ha prestado poca atención a la influencia de los perros en la obra de Darwin» y que gran parte de la perspectiva científica de Darwin se deriva de sus observaciones caninas.[1] A continuación, realizó un doctorado en la Universidad de Cambridge, en el Departamento de Historia y Filosofía de la Ciencia. Según Feller —que tiene tres perros—, los fundamentos de la selección natural, expuestos en los diarios y cuadernos de Darwin se basan en analogías caninas. De hecho, el ensayo de Darwin de 1842, en el que se exponen los principios de *El origen de las especies*, utiliza el modelo del galgo como ejemplo de adaptación y selección. Los galgos están bien adaptados para cazar conejos, pero la cría de galgos mediante una cuidadosa selección no es el único factor de su comportamiento. Darwin también creía que los perros eran depredadores y estaban asilvestrados, seleccionados también por la naturaleza. Al poco tiempo, las agudas observaciones de Darwin se trasladaron también a otros animales.

La pregunta es: ¿Pueden los perros que tenemos hoy en día ayudarnos a comprender mejor el mundo y a reflexionar no solo sobre los demás, sino también sobre nosotros mismos? Supongo que sí. Hemos evolucionado para necesitar a los perros en nuestras vidas. Pero ¿nos necesitan ellos a nosotros? Me he dado cuenta de que hay un malentendido que ronda por ahí: Quizá los perros no sean *nuestros* compañeros, sino que nosotros somos *sus* compañeros. Han evolucionado *gracias a nosotros*, pero no necesariamente *para* nosotros. En otras palabras, es probable que la vieja teoría de que un cazador-recolector encontró una camada de cachorros de lobo y los acogió y, tras múltiples generaciones, acabaron evolucionando hasta convertirse en perros obedientes no sea cierta. Lo que es más probable que ocurriera es que se acercaran ellos a nosotros (y nos domesticaran hasta cierto punto).

Sin embargo, los hemos convertido en nuestros fieles amigos, acostumbrándonos cada vez más a tenerlos en nuestras vidas como importantes compañeros que nos ayudan a vivir más tiempo. Como resumió muy bien un grupo de investigadores finlandeses en 2021: «La domesticación de los perros ha aumentado el éxito de ambas especies hasta el punto de que los perros son ahora el carnívoro más numeroso del planeta».[2] También contribuyen enormemente a nuestra subsistencia de diversas maneras, una de las cuales es simplemente la «sensación de bienestar» que nos transmiten para ayudarnos a seguir adelante.* Pero antes de hablar de las ventajas de tener un perro, conozcamos primero de dónde vienen nuestros amigos peludos.

La supervivencia del más amable

La cronología de la domesticación de los perros sigue siendo objeto de debate. Algunos afirman que se inició hace 40.000 años. Los análisis de ADN publicados en 1997 en *Science* sugieren que la domesticación comenzó hace más de 130.000 años. Hay grandes discrepancias. Ni siquiera sabemos con seguridad si los perros fueron domesticados varias veces o dónde ocurrió (¿Europa? ¿Asia?). Pero sí que sabemos algo: tal cronología de la transformación de los lobos en perros tiene implicaciones colosales, ya que eso significa que los lobos empezaron a adaptarse a la sociedad humana siglos antes de que nos asentáramos y empezáramos a plantar semillas y con el pastoreo, algo que ocurrió hace solo unos 10.000 a 12.000 años. Esta discrepancia es relevante porque pone en tela de juicio la explicación transmitida durante muchas generaciones de que los humanos domesticaron a los perros para que trabajaran como sus protectores o ayudantes.

La leyenda del cazador solitario que se hace amigo de un lobo herido es solo eso, una leyenda. Lo más probable es que los lobos se domesticaran a sí mismos con los cazadores-recolectores, es posible que consiguieran que los humanos los sacaran del frío y los alimentaran.

---

*Los perros fueron la primera especie en forjar un vínculo con los humanos. Pasaron de ser lobos salvajes a mascotas. Uno de los primeros perros de compañía cuyo nombre se conoce fue Abutiu (también transcrito como Abuwtiyuw), que perteneció a un faraón egipcio a principios del tercer milenio a.C. Pero los indicios de díadas perro-humano se remontan al Paleolítico. En busca de pistas sobre la evolución humana, los arqueólogos han desenterrado sepulturas en las que se ha encontrado a los primeros humanos, incluidos niños pequeños, con sus compañeros de cuatro patas. Como señaló el *Wall Street Journal* en 2020, «los humanos tenían animales de compañía mucho antes de domesticar ganado como ovejas, cabras y vacas, hace unos diez o doce mil años. En cambio, los caballos no se domesticaron en Eurasia hasta hace unos seis mil años. Aunque no se consideraban mascotas domésticas, inspiraban entusiastas sentimientos en sus dueños».

Dicho de otro modo, es posible que los perros se acercaran a nosotros, en vez de nosotros a ellos. Es poco factible que los humanos domesticaran a los lobos salvajes para convertirlos en sus mascotas, ya que los lobos no son fáciles de domesticar ni es fácil acercarse a ellos —aunque nos lo hayan hecho creer con el cuento de *Caperucita Roja*, el Lobo Feroz no existe; los lobos son tímidos y temen a las personas—. Y, según Brian Hare, fundador del Canine Cognition Center de la Universidad de Duke y coautor de *Genios: los perros son más inteligentes de lo que pensamos*, los cambios físicos que se han dado en los perros a lo largo del tiempo, como las orejas caídas, las colas rizadas o cortas y los pelajes con diferentes colores y formas, siguen un proceso que refleja su autodomesticación.[3] Estos cambios físicos vienen impulsados por la simpatía: los animales más amables juegan con ventaja, se trata de la supervivencia del más amable. Esta selección puede producirse con relativa rapidez en solo unas cuantas generaciones. La prueba más notable de la autodomesticación procede de un experimento, ahora famoso, realizado en Rusia, en el que se criaron zorros en cautividad para que se sintieran cómodos acercándose a los humanos en el transcurso de solo cuarenta y cinco años.[4] Los investigadores también descubrieron que los zorros se volvieron hábiles para captar las señales sociales humanas —por ejemplo, señalar—, algo que se observa en los perros, pero no en los lobos ni en otros primates como los chimpancés. E incluso empezaron a ser cada vez más adorables, como los perros.

Los biólogos evolutivos también tienen una idea de las fuerzas genéticas que actúan en la autodomesticación. En 2017, investigadores de la Universidad de Princeton y de la UCLA sugirieron que compartimos variaciones genéticas con los perros que impulsan nuestro comportamiento hipersocial.[5] Los estudios demuestran que los perros son tan sociables porque tienen una alteración en una región de su ADN que permanece intacta en los lobos, que son más distantes. Y, curiosamente, existe una variación genética en el mismo tramo de ADN en los humanos, una afección llamada síndrome de Williams-Beuren, un trastorno genético raro en el que la persona es excesivamente amable y confiada, junto con preocupantes anomalías físicas que incluyen defectos cardíacos y musculoesqueléticos, lo que apunta a la existencia de fundamentos genéticos para su comportamiento social.

También tenemos nuevas pruebas de que esos «ojitos de cachorro» que tanto nos gustan evolucionaron en los perros para captar nuestra atención. En 2019, un artículo publicado en la revista *Proceedings of the National Academy of Sciences* señalaba que los rostros de los perros están estructurados para poner expresiones complejas de una forma que no está presente en los lobos, debido a un par de músculos especiales que tienen arriba de los ojos.[6] Estos músculos son los responsables de esa tierna mirada de «qué lindo soy, adóptame» que los perros lanzan levantando las cejas. Esta es la primera evidencia biológica que los científicos han encontrado de que los perros domesticados pueden haber desarrollado una capacidad única para comunicarse mejor con los humanos. Nuestro deseo de reproducir ciertos rasgos en los perros también ha influido en su evolución conductual. ¿Cuáles son los rasgos que más han elegido los humanos en la cría selectiva de perros? Atributos infantiles, como las orejas caídas y la nariz respingona, han contribuido enormemente a que los perros tengan un aspecto diferente al porte feroz de los lobos.

Durante milenios, nuestra relación con los perros se ha ido estrechando tanto que incluso nuestros cerebros están en sintonía. Varios estudios han demostrado un fenómeno asombroso: los perros pueden aprovechar el sistema de vinculación maternal del cerebro humano. Al mirar a nuestro perro a los ojos con cariño, el cerebro segrega oxitocina, una hormona relacionada con el vínculo entre madre e hijo, así como con la confianza. Como veremos en el capítulo 12, otras relaciones entre mamíferos también se caracterizan por la oxitocina y el vínculo, pero el caso de esta íntima relación bidireccional entre un ser humano y un perro es el único visto hasta ahora entre dos especies distintas. En última instancia, estudiando a los perros también podemos aprender mucho sobre la cognición humana y nuestro bienestar mental. Compartimos más biología con nuestros compañeros caninos que con otras criaturas que utilizamos para realizar estudios, como los roedores o las moscas.* Además, el concepto de la supervivencia del más amable se aplica también a nosotros, los humanos. El trabajo de Brian Hare con su esposa, Vanessa Woods, investigadora científica también en el Duke's Center for Cognitive Neuroscience, ha argumentado que nosotros también nos autodomesticamos. Según su teoría, al final de nuestra evolución nos sometimos a un proceso de selección extrema de la amabilidad que nos ayudó a superar a otras especies humanas. Como explicaron en un artículo de *Scientific American* (y en su libro de 2020, *Survival of the Friendliest*): «Nuestra capacidad de ser amables ha evolucionado a causa de la autodomesticación. La domesticación es un proceso que implica una intensa selección de la amabilidad. Cuando se domestica a un animal, además de volverse mucho más afectuoso, experimenta muchos cambios que parecen no tener ninguna relación entre sí. Este síndrome de domesticación se manifiesta en la forma del rostro, en el tamaño de los dientes y en la pigmentación de distintas partes del cuerpo o del pelaje; incluye cambios en las hormonas, en los ciclos reproductivos y en el sistema nervioso. Aunque pensemos en la domesticación como algo que nosotros ejercemos en los animales, también puede producirse por selección natural, un proceso conocido como *autodomesticación*».[7]

Esta teoría tan provocativa se ha topado con detractores, pero sigue valiendo la pena considerar cómo nos ayuda el ser sociales, cooperativos y cordiales —en vez de agresivos y autoritario—, y no solo en nuestra supervivencia evolutiva, sino también en nuestra vida cotidiana. Así que piensa en ello la próxima vez que sientas la tentación de ser desagradable o llevarle la contraria a otras personas,

---

*Curiosamente, nuestro propio ADN no siempre revela partes de la prehistoria que podemos ver en los genomas de los perros. Pontus Skoglund, genetista de poblaciones del Francis Crick Institute de Londres, que codirigió un estudio publicado en 2020 sobre la evolución canina, señaló en una entrevista en *Nature*: «Los perros son un trazador distinto para la historia humana». Y añadió: «A veces, es posible que el ADN no muestre partes de la prehistoria que podemos ver con los genomas de los perros».

incluso cuando te molesten y te fastidien. En los capítulos 7 y 11 veremos cómo ayudar a los demás —practicar el altruismo— puede salvar vidas. Futuros estudios tendrán que responder a la siguiente pregunta: ¿Es posible que ser amable también nos ayude a tener mejor salud y mayor calidad de vida? Ya sabemos que las amistades son cruciales para el bienestar e incluso para evitar el deterioro cognitivo, así que apuesto a que la respuesta es «sí». No creo que a nuestros amigos de cuatro patas esto les sorprenda en absoluto.

Medicina canina al rescate

Michael Kent nunca se vio a sí mismo como veterinario. A principios de los noventa, aspiraba a ser fotoperiodista y fue el primero de su familia que fue a la universidad. Su padre era fontanero en el condado de Rockland, Nueva York, y su madre realizaba todo tipo de trabajos esporádicos. Pero llevaba la ciencia en las venas: su abuelo había sido redactor técnico de la empresa de ingeniería Northrop Grumman (antes llamada Grumman Aerospace) y había escrito uno de los manuales para los astronautas que iban a la Luna. En su primer año en la Universidad de Boston, Kent estudió durante un tiempo ingeniería, pero pronto cambió su especialización a las ciencias políticas, que tampoco lo convencieron. Ninguno de los trabajos que aceptó después de la universidad mientras probaba suerte en Los Ángeles lo hizo, hasta que un apareció en su vida un perro, al que adoró. Fue entonces cuando aceptó un trabajo en el zoo y se apuntó a su primera asignatura de biología a través del programa de educación para adultos de la UCLA, y trabajó como voluntario en un hospital veterinario del centro de la ciudad. A partir de ahí, ingresó en la Universidad de California, Davis, situada en el norte de California, donde se licenció en medicina veterinaria y donde ahora trabaja como profesor de ciencias quirúrgicas y radiológicas.

Kent está especializado en los que considera que son el mejor modelo para la salud y el envejecimiento del ser humano: los perros. A diferencia de los roedores y otros animales de laboratorio, los perros tienen una fisiología compleja y comparten con nosotros procesos patológicos, lo que significa que ciertas dolencias se manifiestan y progresan en ellos igual que en nosotros. Por eso, los perros son muy buenos modelos para estudiar y probar nuevas terapias, tanto por su eficacia como por su toxicidad. Los perros no solo padecen cáncer, sino que también pueden desarrollar diabetes, epilepsia, alzhéimer (conocida como *disfunción cognitiva canina*) y Crohn. Además, las mascotas suelen estar expuestas a los mismos factores ambientales que causan enfermedades en los humanos. Compartimos más virus con los perros que con cualquier otro animal, y el sistema inmunitario de un perro es sorprendentemente igual al nuestro. Durante mucho tiempo, hemos estado aplicando la medicina de los humanos a los perros, basándonos en lo que es beneficioso para nosotros. Ahora estamos trabajando a la inversa. En 2017, STAT News señaló que ahora «los veterinarios colaboran estrechamente con médicos y con otros profesionales de todo el mundo para avanzar en la investigación clínica de una serie de enfermedades incurables hasta este momento, y para ello trabajan con una amplia variedad de animales... Muchas facultades de veterinaria se refieren a su trabajo de medicina comparativa como One Health (en español, "salud única")».[8]

La Administración de Alimentos y Medicamentos de los Estados Unidos (FDA) ha intentado disminuir el número de ensayos clínicos con perros para reducir los experimentos poco éticos que ignoran el bienestar animal, pero creo que estudiar a los perros con métodos seguros y humanos da muy buenos resultados.* Muchos de estos estudios no son nada crueles con los animales. Los pacientes animales

---

*Durante el verano de 2022, se rescataron miles de *beagles* de una instalación de cría de Virginia que estaban destinados a ser vendidos a grupos de investigación. Pero la instalación había infringido muchas leyes de bienestar animal, entre ellas las que prohíben la atención veterinaria deficiente, la falta de alimentación, las condiciones insalubres y la eutanasia sin anestesia. Aplaudo esta medida y espero que surjan nuevas normas para poner fin al trato poco ético de los perros en entornos de investigación y experimentación y promover su participación positiva en entornos científicos seguros donde prosperen.

suelen tener a dueños que los adoran y que van a hacer todo lo que sea posible para salvarlos. Kent sigue a rajatabla el proceso de consentimiento informado para que los propietarios de mascotas comprendan los posibles riesgos a los que van someterlas.

Muchos de los avances recientes en inmunoterapia que están ayudando a los pacientes humanos con cáncer empezaron a probarse en modelos de cáncer canino espontáneos («modelos espontáneos» hace referencia al cáncer que surge de forma natural, sin ser inducido artificialmente en un laboratorio). Algunos tumores de humanos y perros son indistinguibles con el microscopio. Kent se ha asociado con éxito con oncólogos radioterapeutas que trabajan con personas para probar nuevas terapias que aprovechan el sistema inmunitario para combatir el cáncer de pulmón metastásico y el cáncer óseo en perros, cánceres que se comportan de forma similar en las personas. Muchos de estos perros viven más años gracias a esos tratamientos. Estos descubrimientos en los caninos pueden conducir a avances en medicina humana de forma más rápida que los ensayos tradicionales, que pueden durar muchísimo tiempo y dejar a los pacientes desesperados y sin soluciones. Los perros tienen una esperanza de vida mucho más corta que los humanos, por lo que no se tarda tanto en extraer conclusiones de las intervenciones y de los experimentos dignos de mención.

Para entender cómo funcionan, tomemos el ejemplo del cáncer de hueso (osteosarcoma), que tiene un pronóstico sombrío tanto en perros como en humanos, y ha habido pocos avances en las últimas décadas. El osteosarcoma es un cáncer agresivo del esqueleto que normalmente se extiende (metastatiza) a otras partes del cuerpo más allá de su localización principal. Sin tratamiento, el 90 % de los perros con osteosarcoma desarrollan metástasis en el plazo de un año, y entre el 85 % y el 90 % de los humanos lo hacen en el plazo de dos años.[9] Una vez que esto ocurre, la posibilidad de supervivencia es desalentadora: menos del 20 % de los pacientes humanos sobreviven cinco años, y menos del 5 % de los perros sobreviven dos años con la enfermedad.

Dado que los perros y las personas compartimos grandes similitudes en las características genéticas de la enfermedad y en las complejas formas en que nuestros sistemas inmunitarios interactúan ante el cáncer, es posible que podamos tratar esta enfermedad utilizando las mismas terapias. Un tratamiento que ya se está estudiando clínicamente en perros se basa en métodos novedosos para manipular las células inmunitarias especializadas llamadas «células asesinas naturales» NK (del inglés, *natural killer*) y las células T. Estas células interactúan con las células cancerosas y con otras células del sistema inmunológico de formas complejas, lo que provoca cambios en las vías que pueden actuar tanto a favor como en contra del tumor.[10] Las células NK, en particular, son conocidas por su capacidad para atacar a las células cancerosas, impidiendo eficazmente su proliferación. Estos estudios clínicos en perros ya han demostrado la utilidad de aprovechar el poder de las células NK para tratar el osteosarcoma, lo que los convierte en valiosos precursores de ensayos clínicos en humanos. Si podemos tratar con éxito el osteosarcoma en los perros utilizando estas nuevas inmunoterapias, podríamos conseguir lo mismo en personas. El campo de la inmunoterapia es uno de los más apasionantes para tratar los cánceres avanzados.

Conocí a Elinor Karlsson a través del Zoom desde nuestras respectivas oficinas. Elinor estudia los perros en el Broad Institute del MIT y en Harvard, donde es directora del Vertebrate Genomics Group, también es profesora de bioinformática y biología integrativa en la Universidad de Massachusetts Medical School. Nacida en Suecia y criada en Rhode Island, se define a sí misma como «genómica»; es decir, como alguien que intenta comprender el genoma. Le apasiona la genética desde que descubrió a Gregor Mendel y sus guisantes en el instituto. Aunque estudia el ADN de cientos de especies para comprender cómo funciona el genoma y por qué a veces las cosas salen mal, los perros han desempeñado un papel fundamental en su trabajo. Un proyecto en particular que llama la atención es su iniciativa El Arca de Darwin (darwinsark.org), donde a partir de la recopilación de datos de mascotas ha creado una estructura de investigación colaborativa que busca respuestas a problemas comunes de salud y comportamiento. Si tienes un perro, ya sea de raza o mestizo, puedes inscribirte como ciudadano científico en su laboratorio y responder a una encuesta de unas cien preguntas sobre la personalidad y el comportamiento de tu mascota —y puedes estar seguro de que la organización no se adueñará de esos datos ni los venderá—. Si quieres participar en este asombroso proyecto, puedes pedir un kit y enviar una muestra bucal de tu perro. En el laboratorio se utiliza el hisopo para aislar y secuenciar el ADN, y te envían la información genética y genealógica de tu mascota, igual que la información genómica personal que hoy en día está disponible para todos nosotros en sitios como 23andMe.com y Ancestry.com. Esa información también queda registrada en su enorme banco de datos, compartido libremente (con protección de la privacidad) en todo el mundo científico.

De los más de veintidós mil perros registrados en el programa se han recogido más de 2,5 millones de respuestas. Hasta ahora, se ha completado la secuencia de ADN de una bóxer llamada Tasha, y hay más investigaciones en marcha para comprender las variaciones del genoma canino entre las distintas razas y cómo esas variaciones se relacionan con el genoma humano. Al comprender los patrones de variación de cada raza y qué relación tienen con, por ejemplo, el riesgo notoriamente alto de cáncer de los golden retriever, los investigadores pueden comprender mejor algunas enfermedades complejas difíciles de mapear en las poblaciones humanas, que no son tan homogéneas genéticamente como nuestros amigos peludos.[11]

Introducción al genoma: el software que nos da vida

Genoma, otra forma para nombrar a nuestro ADN, se refiere al conjunto de instrucciones que tiene cada célula de nuestro cuerpo para cada función que realiza, así como toda la información para transmitir la vida a la siguiente generación. Cada célula tiene un manual de instrucciones completo; en el caso de los humanos, el manual tiene 3.000 millones de letras. Es un concepto muy importante en los círculos sanitarios, especialmente ahora que oímos hablar tanto de CRISPR, la tecnología desarrollada recientemente para editar el ADN. Cada especie tiene su propio genoma distintivo: el genoma del tiburón, el genoma de la rosa, el genoma del estreptococo, etcétera. Pero cada individuo también tiene un genoma único, que es ligeramente diferente al genoma estándar de su propia especie. En otras palabras, el «genoma humano» —o, del mismo modo, el «genoma canino»— representa un marco fundamental general de ADN compartido para cada especie, en el que existen variaciones que confieren un mayor o menor riesgo de tener ciertos rasgos o padecer determinadas enfermedades.

Es revelador pensar en el ADN como si fuera una lista de partes o ingredientes, en lugar de pensar en un manual completo que explica cómo funcionan todas esas piezas juntas. Piensa en alguien que conozcas y que padezca una enfermedad crónica o degenerativa, como un cáncer o algún tipo de demencia. Esa persona era alguien que no tenía cáncer ni demencia, y sigue teniendo el mismo ADN. La diferencia entre tener un cáncer o una demencia o no tenerlos no reside únicamente en el genoma. La mayoría de las células de esa persona no se convierten en cancerígenas ni alimentan la demencia. Ambas enfermedades son procesos dinámicos, pero suceden lejos del área de un fragmento estático de ADN. Puede existir una vulnerabilidad genética, pero las enfermedades no se heredan. Una persona simplemente hereda una predisposición. El que un individuo desarrolle una enfermedad concreta se debe a otros factores, principalmente a su entorno.

Uno de los descubrimientos pioneros del Proyecto Genoma Humano, que en 2003 terminó de mapear todo nuestro genoma, fue que aproximadamente el 99,9% de las secuencias de ADN son similares en toda la población humana. Los polimorfismos de un solo nucleótido (SNPs, pronunciado *snip*) representan variaciones en las secuencias de ADN y se producen cada cien o trescientos pares de bases a lo largo de los tres mil millones de pares de bases del genoma humano. Un par de bases es uno de los peldaños de la conocida estructura de doble hélice de la molécula de ADN. El genoma humano está formado por aproximadamente tres mil millones de pares de bases, compuestos por cuatro bases químicas o nucleótidos, conocidos más comúnmente por las letras A (adenina), G (guanina), C (citosina) y T (timina). Estos nucleótidos son elementos estructurales clave que componen los genes que, individualmente o combinados, determinan desde el color de tus ojos hasta tu predisposición a padecer, por ejemplo, la enfermedad de Parkinson. Los SNP son alteraciones en el conjunto de instrucciones genéticas que se cree que proporcionan los marcadores genéticos de nuestra respuesta a las enfermedades, a los factores ambientales y a los fármacos. Por ejemplo, una A en lugar de una G en un gen concreto puede indicar un rasgo de calvicie de patrón masculino o el lóbulo de la oreja pegado. Otras variaciones en las secuencias de nucleótidos pueden proporcionar un marcador de fibrosis quística, de cáncer de mama, de anemia falciforme o de psoriasis, por ejemplo.

Lo interesante de Elinor Karlsson es que, aunque yo me la imaginaba como alguien que al salir del trabajo se iba a pasear con sus seis o siete perros distintos —carlinos y chihuahuas enredándose con las largas correas de los labradores y los golden retrievers—, ella nunca ha tenido un perro y jamás se ha visto como una amante de los perros. Pero la admiración que siente por estos animales se hace visible en su rostro, juvenil y angelical, y en su personalidad; cualquier perro se le acercaría por la amabilidad, el optimismo y la curiosidad que transmite.

Al principio de su trabajo en genómica, hace más de una década, obtener suficientes muestras era todo un reto. Cuando conoció a personas con perros, vio la oportunidad de reunir muchísimos datos valiosísimos que hasta ese momento habían sido ignorados. En su proyecto con los perros, Karlsson no solo estudia el cáncer, también pretende averiguar cómo ha cambiado el genoma canino a medida que los perros iban evolucionando de lobos depredadores a fieles compañeros. Enseguida

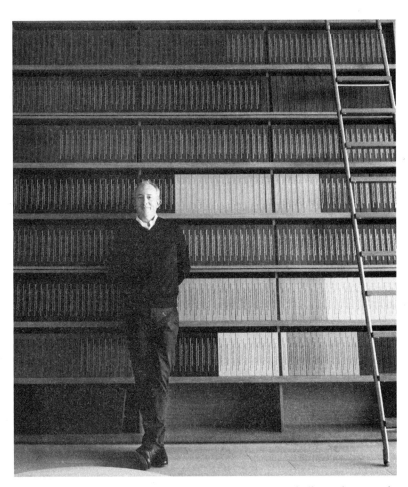

En el instituto tenemos una gran librería cuyos estantes están llenos de tomos de colores organizados de tal forma que, en su conjunto, reflejan simbólicamente los veintitrés pares de cromosomas humanos que contiene la biblioteca tu información vital. Cada célula de nuestro cuerpo tiene todo el contenido de esta biblioteca en su núcleo.

se da cuenta de que la «domesticación» es un concepto mal definido. La noción de estar domesticado conlleva un significado de tener un buen comportamiento, ser civilizado o incluso inteligente, pero esa es una definición vaga y engañosa. De hecho, los lobos son más inteligentes que los perros; pueden resolver interrogantes, mientras que los perros abandonan la resolución de un problema y apelan a su amo con la mirada de «por favor, ayúdame». Los perros tampoco tienen un núcleo familiar, mientras que los lobos viajan en manadas en las que los padres permanecen juntos y crían a sus cachorros, con los machos dedicados a criar a su descendencia. Los perros macho, aunque no haya humanos a su alrededor, no participan en la crianza de sus cachorros. Esto no quiere decir que los perros sean tontos o negligentes; lo que simplemente ocurre es que su comportamiento es distinto al de los lobos. Los lobos son independientes y nunca buscarían afecto u orientación en un humano. Los perros *nos* ven como parte de su familia.

Lo interesante de estudiar el genoma canino es que ha ido sufriendo muchos cambios en un periodo de tiempo relativamente corto. Los perros no solo evolucionaron a partir del ancestral lobo gris, el *Canis lupus*, hace decenas de miles de años, sino que también han estado sometidos a la potente influencia de la cría selectiva para llegar a distintos tipos de perros que realizan diversas tareas: pastorear, cazar, rastrear, vigilar y jugar. Los humanos han criado perros con fines determinados durante unos cuatro mil años, pero solo en los dos últimos siglos hemos llevado la cría selectiva a un punto extremo, creando perros con unas características y unos atributos físicos muy específicos. Hemos manipulado las leyes de la naturaleza e incluso hemos criado perros por pura vanidad. Esto ha implicado el apareamiento de perros con miembros de su familia, lo que favorece la propagación de trastornos genéticos y aumenta el riesgo de ciertos problemas de salud, como el cáncer precoz, la displasia de cadera en perros grandes y la luxación persistente de la rótula en perros miniatura. No se trata de una selección natural bajo los auspicios de la Madre Naturaleza, pero sienta las bases para una ciencia de investigación genómica muy interesante, donde podemos aprender qué papel desempeñan realmente los genes y las alteraciones genéticas. Un área en particular que Karlsson está investigando y que necesita respuestas cuanto antes es la de los problemas psiquiátricos.[12]

No solemos plantearnos los problemas psiquiátricos de los perros, pero es cierto que algunos perros se persiguen la cola o se la muerden sin parar, o se muestran tristes e incluso deprimidos. Pueden revelar signos de trastorno obsesivo-compulsivo (TOC), de ansiedad e incluso de trastorno de estrés postraumático. Comparando partes de los genomas de noventa dóberman pinscher que padecían TOC con los genomas de sesenta dóberman que no lo padecían, Karlsson y sus compañeros han documentado varias diferencias clave.

Los estudios descritos en 2014 en *Scientist* señalaron que «al escanear los genomas de bull terriers, Shelties y pastores alemanes, los investigadores redujeron el campo a cuatro genes con altos índices de mutaciones en perros que tienden a mostrar comportamientos de TOC». Lo que hace que esta investigación sea tan asombrosa es que ha sido difícil encontrar genes asociados a enfermedades psiquiátricas en humanos, a pesar de que se han realizado numerosos estudios, y sin embargo sí que sabemos que las enfermedades psiquiátricas tienden a ser hereditarias.[13] Ahora la pregunta es: ¿Podemos aprovechar nuestros conocimientos genéticos actuales para determinar qué vías cerebrales fallan en estas enfermedades? ¿Y podemos diseñar terapias que apunten a esas vías de forma segura y saludable? El artículo de *Scientist* continúa: «De hecho, encontrar un tratamiento eficaz para el TOC es una necesidad médica importante, ya que las terapias actuales, que suelen incluir medicamentos antidepresivos, solo ayudan aproximadamente a un cincuenta por ciento de los pacientes, tanto humanos como caninos. Karlsson y sus colegas propusieron que, si los genes identificados en los perros con TOC pueden vincularse a vías implicadas en el TOC humano, los perros podrían serían un buen modelo para ese tipo de trastorno».[14] La psiquiatría tradicional se resiste a fijarse en otros animales para comprender la psique humana, pero resultados como estos nos están dando pistas. Deberíamos investigar más a fondo.

En el mundo actual, las enfermedades mentales son muy comunes. Se calcula que aproximadamente una cuarta parte del planeta sufre problemas de este tipo que pueden tener repercusiones importantes en el aprendizaje, el comportamiento, las relaciones sociales y el bienestar personal. El mayor mapa genético de trastornos psiquiátricos hasta la fecha se publicó en 2019 y abarcó unos 230.000 pacientes y medio millón de controles en todo el mundo.[15] El estudio describe más de cien asociaciones de genes con ocho problemas psiquiátricos comunes: trastorno obsesivo-compulsivo, TDAH, anorexia nerviosa, esquizofrenia, trastorno bipolar, depresión, autismo y síndrome de Tourette. Los genes no diagnostican un trastorno, solo van asociados a ello, y en el futuro pueden ser útiles para predecir quién responderá a qué fármacos y en qué dosis, pero aún es pronto para avances tecnológicos como este.[16]

Curiosamente, muchos problemas de salud que padecemos pueden reflejarse en nuestros perros. Si tu perro está ansioso, es bastante probable que tú también lo estés. Si tu perro tiene sobrepeso y no está en forma, quizá deberías mirarte al espejo. Y, si tu perro tiene alergias, ¿también las sufres tú? Como descubrió la médica de familia Daphne Miller, hablando con varios veterinarios, y queda expuesto en un artículo del *Washington Post*, la salud de la mascota a menudo puede coincidir con la de su amo: además, «la ansiedad, las alergias, las infecciones gastrointestinales e incluso el insomnio son trastornos que pueden existir en las díadas mascota-dueño».[17] (Una de las primeras razones para tener un perro: nos muestran quién somos).

Los beneficios de criar a un perro

Los científicos apenas han empezado a estudiar las relaciones entre una mascota y una persona, pero las investigaciones han puesto de manifiesto interesantes hallazgos iniciales. En los Países Bajos, por ejemplo, los estudios han demostrado que es muy probable que los dueños de los perros con sobrepeso también tengan obesidad. Los autores del estudio sugieren que la cantidad de tiempo que pasan paseando juntos es el mejor indicador del sobrepeso del dúo. Esto no es demasiado sorprendente, porque el mismo fenómeno ocurre con los niños y sus padres: un niño con padres obesos tiene un 80% de probabilidades de ser obeso; un niño con uno de sus progenitores obeso tiene un 50% de probabilidades de ser obeso.[18]

Aunque relacionar los diagnósticos de alergia de un perro con los de su dueño resulte extraño, un estudio de 2018 realizado en Finlandia descubrió que las personas y sus perros que viven en un entorno urbano y están desconectados de la naturaleza y de otros animales tienen mayor riesgo de alergias que los que viven en una granja o en un hogar con muchos animales y niños o que los que pasean regularmente por el bosque.[19] Las alergias en los perros se diagnostican a menudo como dermatitis atópica canina, que es similar al eccema humano, y es una de las razones más frecuentes por las que los perros van al veterinario.

Los perros nos ayudan de muchas maneras, desde hacernos cumplir mejor los horarios —hay que darles de comer y pasearlos cuando les toca— hasta proteger a nuestras familias y detectar situaciones de peligro. Pueden detectar un terremoto minutos antes de que se produzca porque pueden oír la actividad sísmica subterránea que precede al temblor real, además pueden oler los cambios ambientales en el aire que indican la llegada de una gran tormenta o tsunami. Sus agudos sentidos los convierten en excelentes ayudantes para localizar a delincuentes, encontrar drogas ilegales y explosivos, y localizar a personas atrapadas o muertas. Se les puede entrenar para olfatear el cáncer y el COVID-19, los niveles peligrosamente bajos de azúcar en sangre e incluso el que una mujer esté embarazada. También pueden ayudar a los niños a fortalecer el sistema inmunológico. La exposición al pelaje de las mascotas y a lo que hay en él —como la caspa, bacterias, polvo y tierra— puede fortalecer el sistema inmunitario en desarrollo y reducir el riesgo de alergias o enfermedades autoinmunes en etapas posteriores de la vida.

Recientemente, hemos descubierto que los perros pueden oler si estamos estresados: detectan cambios en nuestra respiración y nuestro sudor que son indicativos de una agitación psicológica.[20] También pueden ayudar a mitigar los factores estresantes de la adolescencia, una época a menudo plagada de dudas sobre uno mismo, juicios de los compañeros, expectativas adultas no deseadas y agitación emocional.[21] Un perro de compañía nos proporciona consuelo, mimos y amor incondicional. Y, dado que los perros solo saben vivir en el presente, pueden ayudarnos a centrarnos en vivir aquí y ahora, algo a veces difícil de hacer. Incluso el vínculo que sentimos cuando jugamos con nuestros perros y disfrutamos de esos lametones casi inevitables es como una terapia para el cerebro y el sistema nervioso: calma y conecta. La terapia táctil con perros se utiliza ahora en algunos entornos sanitarios para ayudar a los pacientes a superar duros tratamientos. Los perros brindan su amor y su afecto con caricias físicas —y besos— que tranquilizan y distraen de situaciones que, de otro modo, serían estresantes. Aunque no sea tan fácil recibir este acogedor cariño de otros animales, a algunas personas les viene bien tener cerca cualquier tipo de mascota cerca para reforzar su apoyo emocional y reducir su ansiedad, ya sea un conejo, un gato, un pájaro, una tortuga o un minicerdo. Aunque probablemente los perros, en general, ganarían el concurso de ser los mejores «terapeutas».

Las personas que tienen perro viven más años: los perros reducen la soledad y el riesgo de enfermedades cardiovasculares, dos grandes causas de mortalidad a medida que envejecemos. Un estudio de 2019 publicado en *Scientific Reports* sugiere que los dueños de perros suelen ser más activos y gozan de mejor salud en general.[22] Creo que es importante destacar la responsabilidad que conlleva cuidar a un perro. Fido no dejará que te quedes tumbado en el sofá todo el día comiendo magdalenas. Es más, el estudio de 2019 reveló que los dueños de perros tienen una menor reactividad al estrés y una recuperación más rápida de la tensión arterial tras acontecimientos estresantes.[23] Me atrevería a decir que los perros ayudan a disminuir la tensión arterial de sus dueños en general. Al entrar en casa, siento cómo me relajo cuando Georgie me recibe con sus cariñosos movimientos de cola, saltos y ladridos. Sin embargo, sería bueno que evitáramos caer en esta costumbre: la de dormir como un perro.

No duermas como un perro

Puede que hayas oído la frase de «dormir en plan perro» para referirse a dormir bien durante toda la noche. Pues bien, no es una descripción exacta de cómo duermen los perros. Georgie puede desvelarme si algo la sobresalta por la noche. Se pone en modo protector; de ahí, el proverbio de «¡al perro que duerme, no lo despiertes!», utilizado desde tiempos remotos y que deriva de la observación de que los perros pueden ser impredecibles cuando se les perturba el sueño.

La mayoría de las personas están despiertas durante el día y tienen un sueño prolongado por la noche. Pasan hasta una cuarta parte de su sueño en la fase de movimientos oculares rápidos (REM), en la que soñamos y se estimulan áreas del cerebro que son esenciales para aprender y construir o retener recuerdos. Nuestros ojos se mueven de un lado a otro durante esta fase debido a la actividad cerebral; las investigaciones indican que los rápidos movimientos oculares nos permiten cambiar de escena mientras soñamos. El pulso, la presión sanguínea y la respiración también se nos aceleran durante esta fase.

Los perros, mientras duermen solo están en la fase REM un 10% del tiempo, pues tienen horarios de sueño inconsistentes. Según el American Kennel Club, «los perros suelen pasar la mitad del día durmiendo, un 30% despiertos pero relajados, y solo un 20% activos». Sin embargo, a diferencia de los humanos, que duermen mejor cuando siguen un horario regular, los perros pueden dormir en cualquier momento y en cualquier lugar. Pueden quedarse dormidos por aburrimiento, despertarse con facilidad y estar inmediatamente alerta a la situación que se les presenta. Esta capacidad hace que necesiten más horas de sueño en total para compensar la fase REM perdida. De media, duermen entre doce y catorce horas al día. Y los cachorros, que gastan mucha energía explorando y aprendiendo, pueden necesitar dormir hasta dieciocho o veinte horas. Los perros mayores y ciertas razas también suelen necesitar más descanso.[24]

El sueño es tan importante para los perros como para las personas; nos permite ordenar los recuerdos, además de ajustar nuestro sistema inmunitario, regular las hormonas y estimular la renovación celular. Durante el sueño, nuestro cuerpo se dedica a estas tareas biológicas de «limpieza interna» porque, al estar físicamente en reposo, puede destinar más energía a tareas cruciales. Es entonces cuando nuestro cerebro se pone en marcha para activar su propio sistema inmunitario secreto, el sistema glinfático, para descomponer los residuos celulares y eliminarlos —la acumulación de residuos puede conllevar un mayor riesgo de desarrollar enfermedades cerebrales—. El sueño también es el principal botón de reinicio de nuestro ritmo circadiano, el reloj interno del cuerpo que domina nuestro ciclo de sueño y vigilia, y que aproximadamente se ajusta al día solar. El término procede del latín: «alrededor de» (*circa*) y «día» (*dies*). Un ritmo saludable dirige patrones normales de secreción hormonal y enzimática, desde los asociados a las señales de hambre y saciedad hasta aquellos que tienen que ver con el estrés y la renovación celular, así como con las fluctuaciones de la temperatura corporal, la tensión arterial e incluso las sustancias químicas del cerebro. Tu cuerpo no es el mismo en este instante que al amanecer o al atardecer, y no será el mismo dentro de una hora o mañana por la mañana. Tras una noche de sueño agitado, tu ritmo circadiano influirá no solo en tu cansancio y en que te sientas «apagado» en general, sino también en tus ansias por ingerir carbohidratos —sobre todo, azúcar— al día siguiente.

Estudios sobre el sueño canino dejan ver que los perros experimentan breves ráfagas de actividad eléctrica, denominadas *husos de sueño*, durante el sueño no REM, al igual que nosotros.[25] También ocurre que la retención de la información aprendida está relacionada con la frecuencia de estos husos de sueño en perros; de nuevo, igual que en nosotros. Los estudios en humanos también relacionan la calidad del sueño con la capacidad de recordar cosas que han sucedido e información nueva. Los husos de sueño son la forma en que nosotros, y nuestros perros, almacenamos la información aprendida en la memoria a largo plazo y nos preparamos para aprender cosas nuevas; cuando los husos se producen durante el sueño, el cerebro se centra en una cosa concreta, lo que facilita la retención de la información. Por desgracia, no podemos permitirnos el lujo de dormir intermitentemente durante todo del día, como hacen los perros. Tenemos que dormir de un tirón. Así que, si quieres «dormir en plan perro», asegúrate de que duermes al menos entre siete y nueve horas cada noche. De hecho, esta expresión se refiere a dormir mucho, no a tener un sueño profundo. Y para tener un sueño de máxima calidad, haz que tu dormitorio sea un sitio tranquilo y lo más oscuro posible para reducir interrupciones inducidas por la luz o el ruido. Ante todo, es más importante la calidad del sueño que la cantidad. Es mejor dormir ocho horas como un tronco que nueve como un perro.

Lo interesante es que dormimos literalmente «en plan perro» la primera noche de un viaje, ya sea en el mismo huso horario o no, en casa de la tía Edna o en un hotel. Nuestros cerebros reconocen que el lugar del sueño es extraño: no es la misma cama de siempre y las señales visuales, los ruidos y la luz también son diferentes. No dormimos tan profundamente, y al día siguiente lo notamos, independientemente del tiempo que hayamos dormido. Es un mecanismo de protección. El cerebro nos dice: «Oye, esta cama no es la nuestra, así que no durmamos tan profundamente por si ocurre algo y tenemos que salir corriendo». Pero hay formas de evitarlo. Yo, antes de viajar, convierto mi móvil en mi reloj de mesilla de noche durante varias semanas. Así, cuando miro el reloj por la noche, a mi cerebro esta imagen le resulta familiar. Y viajo con una almohada similar a la que tengo en casa; de nuevo, también para que en el nuevo lugar mi cerebro se sienta cómodo con el tacto y el olor de la funda de almohada. Son pequeños detalles que mejoran mis horas de sueño: duermo menos como un perro, y más como yo mismo cuando estoy de viaje. Soy uno de esos frikis que miden sus ciclos de sueño con diversos dispositivos, y estos pequeños trucos para mí han marcado un antes y un después. Al igual que la sabiduría que nos dan nuestros compañeros de cuatro patas, divertidos y sin prejuicios, puede que no tengan millones de años, pero son maravillosamente prácticos.

Sinopsis

Los perros son algo más que nuestros mejores amigos. Son ejemplos a seguir para la medicina humana, a veces espejos de nosotros mismos, y magníficos maestros del bienestar. Quizá ninguna otra especie pueda decirnos como ellos que disfrutemos del momento presente, que saltemos de alegría cuando estemos contentos, que juguemos a diario, que seamos curiosos y busquemos nuevas experiencias, que observemos y nos pongamos en alerta ante situaciones peligrosas, que seamos amables y cariñosos incluso con los extraños, o que bebamos mucha agua.

La unión con nuestros perros es una vía de doble sentido: la salud puede fluir en ambas direcciones, y también podemos aprender de los perros en espacios de investigación cuidadosamente diseñados. Podemos aprender a mejorar nuestro sueño cuando viajamos y «no dormir en plan perro» para conciliar el sueño reparador que tanto necesitamos. Aunque es probable que los lobos anteriores a los perros se acurrucaran con nosotros hace muchos miles de años cuando hurgaban en las basuras a las afueras de los asentamientos humanos, desde entonces hemos coevolucionado lo suficiente como para saber que nos necesitamos mutuamente. Y, a pesar de las exigencias que nos impone el tener un perro, desde recoger sus excrementos y, de vez en cuando, buscar cuidadores hasta ocuparnos de sus rituales diarios de alimentación, paseos y siestas, los beneficios que nos aportan son infinitos y merece la pena disfrutarlos. Así que, si quieres, consigue tu propio cachorro, plantéate adoptar uno o camina junto a ese amigo o vecino tuyo que pasea perros por la noche. Disfruta de su compañía y de la alegría que te dará.

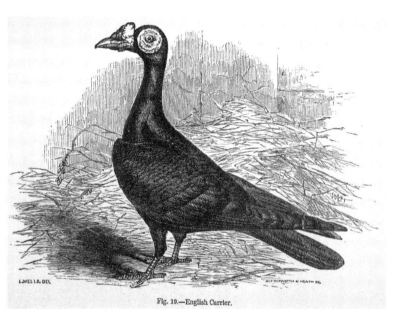

Fig. 19.—English Carrier.

Ilustración de Charles Darwin de la paloma mensajera inglesa, 1890.

3

Ir a casa por el camino más largo

El poder del reconocimiento de patrones y los peligros de rumiar

Hay que tener buena memoria para poder cumplir las promesas que se hacen.

FRIEDRICH WILHELM NIETZSCHE

Quizá no haya nada que influya más en nuestra vida cotidiana —y en nuestra capacidad para estar sanos— que nuestros hábitos. Los estudios demuestran que casi la mitad de las acciones que realizamos (más del 47%) cada día son no son decisiones que tomamos, son rutinas.[1] Aunque nos gusta pensar que controlamos lo que hacemos y que nuestras vidas son emocionantes y cambiantes, día tras día solemos repetir los mismos hábitos, desde la hora a la que nos levantamos hasta las personas con las que nos relacionamos; los alimentos que nos gustan —y los que no—; las palabras, frases y entonaciones que utilizamos; los recorridos que hacemos cuando conducimos; la forma en que nos comportamos —tu forma de andar es tan única para ti como tus huellas dactilares—; la actitud que mantenemos en el trabajo; y el resto de eventos que se suceden cuando está concluyendo el día y nos preparamos para ir a dormir. Nuestras vidas no son tan espontáneas y espectaculares como probablemente nos gustaría que fueran, son bastante repetitivas. Pero ese eco repetitivo nos transmite una sensación de seguridad y comodidad.

Probablemente en más de una ocasión hayas conducido hasta un lugar y no recuerdes el trayecto, ni siquiera te habías planteado cómo conducir: si has girar la cabeza para mirar por el espejo retrovisor antes de girar a la derecha, dónde dejar más espacio entre tu vehículo y el otro o cómo frenar con cuidado para detenerte. A tu GPS interior y al reconocimiento de patrones puedes darle las gracias por eso. El *reconocimiento de patrones* es el término utilizado para describir el proceso cerebral que hace coincidir una observación visual —aunque también puede ser táctil, auditiva u olfativa— con datos asociados en tu memoria. Para tomar decisiones inmediatas en nuestra vida, identificamos patrones y luego asociamos con qué se correlacionan. Esto implica una red exquisitamente compleja entre tu óptica visual y el procesamiento de tu cerebro a la velocidad de un coche de carreras. Por ejemplo, cuando vas al supermercado a por tu compra semanal y vas pensando en algo totalmente distinto mientras sacas los productos de la estantería y los colocas en el carro. De nuevo, puedes dar las gracias a tus habilidades de reconocimiento de patrones por tener esa capacidad. Es una forma factible de multitarea mental, y es esencial para la vida, por no decir clave para lograr muchas cosas.

Los humanos somos seres de costumbres, pero los hábitos no solo promueven las actividades que realizamos conscientemente —o semiconscientemente—; nuestro cerebro coordina procesos básicos como respirar, digerir o bombear sangre sin que tengamos que pensar en ello. Imagínate lo difícil que sería desayunar mientras hablas con alguien si tuvieras que calcular conscientemente los bocados y mordiscos que has de dar y cuándo ingerir los alimentos. El inconveniente es que los hábitos se arraigan tanto en nuestra vida que resulta complejo romperlos o cambiarlos. Determinan tanto nuestras vidas como nosotros determinamos qué hábitos elegimos.

Los hábitos son patrones de pensamiento. Los ritmos que seguimos en nuestros procesos de pensamiento tienen mucho que ver con nuestra capacidad para recordar información crítica, olvidar lo que no es importante, filtrar rápidamente la información que nos llega, aprovechar las áreas creativas de nuestro cerebro y liberar energía mental para dedicarnos al pensamiento abstracto complejo que requiera atención y concentración. En pocas palabras, los hábitos son la base de nuestra cognición. Nos permiten explorar más allá de lo que ya conocemos y generar nuevas ideas, innovar y avanzar. Y cuando detectamos patrones en nuestro pensamiento, trabajo, decisiones y obligaciones diarias, podemos desarrollar nuevos hábitos para agilizar nuestra vida. Podemos agudizar nuestra cognición, incluida la memoria. De hecho, el reconocimiento de patrones no es exclusivo de las personas. Es una habilidad presente en todo el reino animal, que da a muchas especies un sentido del tiempo y el espacio; habilidades de navegación para encontrar comida, agua y pareja, y volver a casa sin incidentes —a veces, desde distancias descomunales—; y la capacidad de comunicarse emitiendo sonidos, lo que para nosotros significa hilar letras en palabras y encadenar palabras en frases para crear un lenguaje.

Los patrones existen dondequiera que miremos: en el arte, las señales de tráfico, las interacciones sociales, los programas informáticos, las matemáticas, los ritmos corporales como el flujo y reflujo de hormonas y en otras sustancias bioquímicas durante las veinticuatro horas del día, y en la naturaleza en general. Si abres cualquier revista de *National Geographic*, verás las fotografías más espectaculares de patrones encontrados en animales, paisajes, formaciones rocosas, flores, estrellas y arena. Da un paseo de diez minutos y vuelve con al menos diez patrones que hayas visto: la disposición de los árboles y las plantas o la de cualquier otro punto de referencia orgánico del entorno, por ejemplo. Se trata de un ejercicio tremendamente sencillo para mejorar tu cognición en cuestión de minutos, ya que los datos demuestran que este conjunto de habilidades es fundamental para combatir el deterioro de la función cognitiva.

Adam Gazzaley, de la Universidad de California en San Francisco, diseñó el videojuego *NeuroRacer* para mejorar la capacidad cognitiva de las personas mayores mediante la actividad física y el reconocimiento de patrones. En un estudio publicado en 2013 como portada de la revista *Nature*, demostró que realizar dos tareas a la vez se asociaba a mejoras de la función en otras áreas, como la memoria y la capacidad de centrar la atención en sujetos de sesenta, setenta y ochenta años.[2] Cabe mencionar que muchos estudios han puesto históricamente en duda que el entrenamiento de la memoria ayude a las personas a mejorar el funcionamiento cognitivo, pero cabe señalar que, mientras los científicos siguen debatiendo qué tipos de juegos o rompecabezas pueden ayudar a mejorar la cognición —y a prevenir el deterioro cognitivo—, está claro que afrontar estos divertidos retos no nos aporta nada negativo. No necesariamente vas a volverte más listo de repente o mejorará el tipo de inteligencia que te ayuda a razonar y a resolver problemas, pero puede que refuerces tu capacidad para retener información y manejar pensamientos y datos diferentes, o contradictorios, en tu mente.[3] El entrenamiento de la memoria no es lo mismo que la multitarea. Se trata simplemente de ser capaz de actualizar y mantener la información cuando realizas varias tareas, especialmente si son básicas dobles o si las combinas con tareas complejas. Caminar por la naturaleza para reconocer patrones es una forma de multitarea en el mundo real, pues se camina y se piensa al mismo tiempo. Lo mismo ocurre cuando conduces y hablas por el móvil con el manos libres. O cuando, mientras preparas la cena, recibes a los invitados y controlas a un niño pequeño (sin volverte loco).

Si te doy una secuencia de números como 123, 234, 345... ¿puedes decirme qué viene después? Si te viene a la mente 456, estás en lo cierto, y probablemente se te ha ocurrido en una milésima de segundo. Eso es un patrón jerárquico que sigue una serie numérica, y adquirimos la capacidad de reconocer este tipo de patrones en la infancia, lo que no es una habilidad única de los humanos, la tienen todos los mamíferos. Esta capacidad de reconocer casi instantáneamente patrones simples ayuda a los mamíferos a adaptarse al mundo que les rodea y a comprenderlo, así como a responder a los estímulos (si no, ¿cómo encontrarían sus fuentes fiables de comida y agua?). Las palomas, de hecho, son capaces de resolver este reto tan bien como los humanos, e incluso nos superan en algunos problemas matemáticos. La mayoría de nosotros no nos damos cuenta de qué patrones seguimos a menos que se nos desafíe a encontrarlos o nos entrenen para distinguir ciertos patrones en nuestro trabajo. Yo cada día utilizo un tipo de reconocimiento de patrones para hacerme una idea de la personalidad de mis pacientes y de la biología de sus cánceres, y para elaborar el tratamiento más adecuado a cada uno. Cuando a través del microscopio observo una biopsia de un cáncer, puedo ver el tejido norma, similar al de esos campos de maíz perfectamente ordenados que ves a vista de pájaro desde un avión: es patrón limpio, estructurado y ordenado. Y también veo el cáncer invasor, que parece como si alguien se hubiera introducido sin permiso alguno para desorganizarlo todo. Vislumbro el caos y el desorden, un patrón de desorganización y destrucción. Pero los resultados no son binarios, sino que hay gradaciones. Específicamente, cuanto más desorganizadas están las células —cuanto menos se parecen al tejido normal—, más agresivo es el cáncer (véase la figura 1). Esta es la razón por la que trato de examinar la muestra de cada paciente en el microscopio. Tras muchos años de práctica, mi cerebro ha adquirido un tipo especial de reconocimiento de patrones, y puedo predecir los resultados del estado de mis pacientes. Puedo observar una muestra y «saber» o intuir si el cáncer será más o menos agresivo de lo previsto inicialmente, y esto orienta mis conversaciones con el paciente sobre los próximos pasos que vamos a dar.

No se trata solo de un aprendizaje basado en los libros de texto, sino también de la experiencia adquirida a lo largo de muchos años. Es la misma habilidad que, por ejemplo, permite al jugador profesional de béisbol detectar los lanzamientos antes de tiempo; al maestro de ajedrez, predecir la mejor jugada; al observador de aves, distinguir entre dos especies distintas por sus trinos o gorjeos; al sumiller, degustar las sutiles diferencias entre los vinos; y al coleccionista de arte, detectar al instante una falsificación. Y, aunque tú y yo no seamos capaces de

Figura 1

Ejemplos de muestras mamarias benignas (izquierda) y malignas (derecha) teñidas y ampliadas con diferentes aumentos.

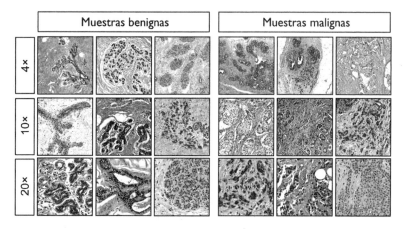

Fuente: Richard M. Levenson *et al.*, «Pigeons (*Columba livia*) as Trainable Observers of Pathology and Radiology Breast Cancer Images», *PLoS One* 10, n.º 11 (noviembre de 2015): e0141357.

identificar un Monet falso, apuesto a que seríamos capaces de diferenciar un Monet de un Picasso; una vez más, gracias al reconocimiento de patrones. De hecho, muchos de nuestros sentimientos viscerales surgen de nuestras respuestas al reconocimiento de patrones, pero no les prestamos suficiente atención. Esas sensaciones son reales; representan al cerebro sacando conclusiones basadas en una amalgama de experiencias previas. En el mundo animal, la evolución se ha encargado de seleccionar a los mejores, ya que los que no sabían detectar el peligro no sobrevivían. A los humanos, nos han enseñado a atenuar ese rasgo, pero de la naturaleza podemos sacar una lección muy útil: la de confiar en nuestros instintos.

La primera vez que aprendí el arte del reconocimiento de patrones en mi campo fue gracias a que me formó uno de mis maestros favoritos en el Memorial Sloan Kettering Cancer Center de Nueva York, el difunto David Golde. En el ámbito médico David fue un referente a nivel mundial, un profesor, científico y médico muy querido. Me enseñó lo importante que es tomar notas de forma meticulosa —y también que, en esas notas, tanto la gramática como la elección de las palabras importan—. Antes de visitar juntos a un paciente, observábamos al microscopio el frotis de sangre periférica de esa persona; lo que, entre otras cosas, podía indicarnos el estado de su médula ósea y el funcionamiento de sus células inmunitarias, y siempre examinábamos sus biopsias oncológicas bajo el mismo microscopio. Las observaciones que realizamos en su clínica y la acumulación de datos que recopilé bajo su tutela acabaron convirtiéndose en la base de mi reconocimiento de patrones.

Debo mencionar que un estudio de 2015 (del que se ha extraído la figura 1) demostró que las palomas pueden detectar el cáncer tan bien como los expertos humanos, si se las entrena para ello.[4] Su vista de pájaro puede captar los patrones cancerosos.

A vista de pájaro

Tras un corto trayecto en coche de Santa Monica a Westwood, pude visitar el laboratorio de Aaron Blaisdell en el Brain Research Institute de la UCLA. Tienen una sala en forma de armario llena de palomas enjauladas, cada una con un nombre ingenioso: Goodall, Vonnegut (ver figura 2), Darwin y Cousteau. Allí Blaisdell estudia su función cognitiva y cómo perciben y entienden el mundo. Realizó un experimento para demostrar que las palomas pueden resolver el problema 123, 234, 345... Este experimento tan complicado y elaborado consistió en entrenar a las aves para que aprendieran reglas en cuanto a los números y luego dieran picotazos a una pantalla táctil para documentar sus hazañas numéricas. Descubrió que las palomas poseen una asombrosa velocidad de procesamiento neuronal: «Cuando picotean para coger una semilla, pueden abrir la boca exactamente al mismo tamaño de la semilla, ni más ni menos». A diferencia de nuestros dos ojos, que están relativamente juntos para poder enfocar de forma fácil nuestro mundo tridimensional, los ojos de las palomas se encuentran en lados opuestos de la cabeza. Para compensar esta desventaja, tienen dos fóveas en cada ojo —la pequeña fosa de la retina con la visión más nítida—, en comparación con la nuestra: una fóvea a un lado de cada ojo para escudriñar el mundo en busca de amenazas y otra en el centro de cada ojo para enfocar las cosas a corta distancia (como las semillas).

El trabajo de Blaisdell incluye el examen de cómo las palomas utilizan el aprendizaje de patrones espaciales para simplificar su mundo visual. Las palomas crean mapas espaciales del mundo tridimensional que las rodea para navegar y orientarse, así como para evitar amenazas. Uno de los talentos más infravalorados que los humanos compartimos con las palomas es una extraordinaria capacidad para crear mapas espaciales similares en nuestras cabezas y unir mapas adquiridos en distintas ocasiones para formar una imagen cohesionada. Nosotros —y las palomas— podemos incluso deducir relaciones espaciales entre cosas nunca vistas. Piensa en la última vez que entraste en el salón de la casa nueva de un amigo o de un familiar y tomaste nota visual de la ubicación de los muebles y de los diversos objetos de la mesa. Cuando volviste, te diste cuenta de que alguien había movido una silla. La próxima vez que vuelvas, te darás cuenta de que hay un mueble nuevo. Tu mente ha creado mapas visuales —imágenes instantáneas— cada vez que ha entrado en esa habitación. Cada instantánea es una fracción de los datos que tu cerebro ha recogido en ese momento, pero suficiente para tener una sensación general de cambio cuando vuelves a la habitación. Si tu cerebro recordara todos y cada uno de los detalles de la habitación, en realidad sería mucho más difícil percatarse de que se ha movido una silla. Cada vez que ha entrado, tu cerebro ha hecho lo que se llama *inferencias espaciales*, ya que recapacita sobre el recuerdo de la visita anterior e integra esa información en tu visión actual. Todo esto es una clara señal de cognición en acción. Imagina lo que ocurriría si tu experiencia del espacio fuera totalmente distinta cada vez, como si nunca hubieras estado allí antes. Te sentirías confuso, desorientado y tal vez asustado, con la preocupación de padecer demencia.

Durante todo el día, hacemos inferencias importantes para realizar las tareas diarias, y no solo con el espacio. Las inferencias temporales son otro gran ejemplo. Si sabes que el autobús B llega aproximadamente treinta minutos después que el autobús A, sabrás cuánto tiempo tienes que esperar al autobús B si alguien te dice que el autobús A salió hace veinte minutos. Tu mente hace instantáneamente esa inferencia —y añado que sin pensar—. Es importante comprender esto, ya que, con envejecimiento de la población, ha habido un rápido aumento de las enfermedades neurodegenerativas: si podemos entender cómo funciona nuestra mente para estar al tanto de nuestros movimientos, de nuestro entorno y del paso del tiempo, podremos tratar y gestionar mejor esos difíciles diagnósticos. Por ejemplo, el debate sobre una enfermedad como el alzhéimer suele centrarse únicamente en los problemas de memoria, pero en esta compleja enfermedad hay muchos más factores en juego que afectan a los mapas espaciales del cerebro y al control general del tiempo. Y, aunque resulte algo extraño el estudiar a las palomas y sus excelentes habilidades de navegación para aprender sobre nuestra propia cognición, las aves pueden proporcionarnos excelentes casos de estudio. Resulta que el cerebro de pájaro puede ser cualquier cosa menos estúpido: los pájaros son los «einsteins» aviares.

«Cabeza de chorlito» es un cumplido

En el siglo XVII surgió el término *cabeza de chorlito* para referirse a una persona poco inteligente, a alguien que no podía prestar atención. A principios del siglo XX, «cabeza de chorlito» (*birdbrained* en inglés) era una forma de referirse a alguien que carecía de inteligencia, presumiblemente porque tenía un cerebro pequeño —como el de un pájaro—.* Sin embargo, el cerebro de un pájaro es relativamente grande

---

*En 2005, un consorcio internacional, el Avian Brain Nomenclature Consortium, formado por veintinueve neurocientíficos, propuso un cambio de nombre de las estructuras anatómicas del cerebro de las aves para describirlas como más acordes con los mamíferos en sus proezas cognitivas. Querían acabar con el anticuado término «cabeza de chorlito».

Figura 2
Una de las inteligentes palomas de Aaron Blaisdell (Vonnegut).

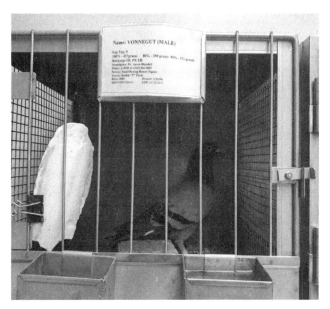

en comparación con el tamaño de su cuerpo, y los estudios sobre las palomas demuestran que son capaces de distinguir los cuadros cubistas de los impresionistas. Blaisdell siente un verdadero amor por sus brillantes aves. Se describe a sí mismo como un naturalista que llama a los animales «robots de la naturaleza», y utiliza palabras como *entrañables*, *lindas* y *humildes* para describir a las palomas. «La mayoría de la gente ignora a las palomas de su entorno; son un ruido de fondo», me dice. Pero para él, «son como los payasos del circo: criaturas simplonas que hacen de las suyas».*

Las palomas suelen tener una esperanza de vida de alrededor de tres a cinco años, aunque a veces pueden superar los diez si consiguen

---

* Blaisdell es alérgico a las palomas. Cuando las manipula con las manos sin guantes y entra en contacto con un alérgeno de la piel o las plumas del ave, le da asma y desarrolla síntomas parecidos a los de la gripe.

eludir las garras de un halcón u otra ave rapaz.*⁵ Los seres humanos llevan miles de años domesticando palomas por diversas razones: desde tenerlas como mascotas deportivas para hacer carreras y admirar sus acrobacias aéreas hasta emplearlas como mensajeras. La paloma común de ciudad (*Columba livia*), también conocida como *paloma bravía*, es la primera ave domesticada —y no existe ninguna *C. livia* verdaderamente salvaje o asilvestrada—. Si te preguntas por qué tantas palomas acaban en las calles de las ciudades, es porque a lo largo de los siglos las hemos traído a nuestros centros urbanos y porque resulta que a las palomas les encantan el hormigón y las superficies duras. Evolucionaron en los salientes rocosos y acantilados de las costas del mar Mediterráneo. El grupo de aves conocido como Columbiformes abarca más de trescientas especies de palomas y tórtolas. A lo largo de la historia de la humanidad, las palomas han sido fundamentales para nuestra existencia, como fuente de alimento y como actores útiles en nuestra sociedad.⁶ Fue una paloma la que entregó los resultados de las primeras Olimpiadas en el año 776 a.C. y una paloma la que trajo por primera vez la noticia de la derrota de Napoleón en Waterloo más de dos mil quinientos años después. Como he vivido toda mi vida en la ciudad, nunca había prestado mucha atención a las palomas. Pero desde mi reciente aprendizaje sobre estas «ratas voladoras» (desafortunado apodo que les puso Woody Allen en la película de 1980 *Recuerdos de una estrella*), nunca volveré a mirar de la misma forma a una paloma —con su perpetuo meneo de cabeza y sus torpes andares, como si no supiera adónde va—.

Pueden encontrar el camino de vuelta a casa a mil trescientos kilómetros de distancia, y lo consiguen, aunque las hayan trasladado al punto de partida en total aislamiento, sin que la vista, el olfato o el

---

* En la escala de longevidad muchas otras aves ganan a las palomas. Muchas especies de grullas, colibríes, lechuzas y águilas calvas viven más que una paloma. Pero la cotorra amazona de frente azul puede vivir hasta sesenta y seis años en cautiverio, y hay informes excepcionales de algunas que han vivido hasta noventa años. Es una esperanza de vida equivalente a cientos de años para los humanos. Para más información, véase la referencia número 5 de este capítulo.

campo magnético de la Tierra —que resulta ser la clave de su genio para orientarse— les den pistas sobre dónde se encuentran. Aunque los científicos intenten confundirlas girando sus jaulas durante el transporte para que las palomas no puedan seguir la dirección en la que viajan, misteriosamente encuentran el camino de vuelta por la ruta más corta. Aún no sabemos exactamente cómo lo hacen, pero lo que sí sabemos es que la destreza de pilotaje de las palomas ha sido apreciada y explotada durante miles de años.

En un momento dado, más de una cuarta parte de todas las aves que vivían en Estados Unidos podían ser palomas migratorias o pasajeras, famosas por reunirse en bandadas tan numerosas sobre América del Norte que oscurecían el cielo diurno hasta darle un tono nocturno durante horas. Sus «nubes», sin embargo, las convertían en blancos fáciles para la caza. Aunque es raro que una especie entera desaparezca del planeta en cuestión de décadas, las palomas migratorias empezaron a extinguirse a principios del siglo xx. Nuevas investigaciones apuntan a la intervención humana —la caza, la pérdida de su hábitat—, así como posiblemente a algunos problemas de diversidad genética. Las palomas migratorias eran únicas en el sentido de que no solo se agrupaban en bandadas densas y vivían en grupos de miles de millones, sino que también colaboraban en la búsqueda de alimentos y en la cría de sus polluelos. En cuanto su población decayó drásticamente, perdieron esas ventajas.

Las palomas mensajeras siguen entre nosotros, fruto de muchos años de cría selectiva. Se criaron por su velocidad y su capacidad para volver a casa y se usaron de forma deportiva desde hace más de tres mil años. Uno de los conquistadores más famosos de la historia, el gobernante y guerrero mongol Gengis Kan, las utilizó para comunicarse a través de su vasto imperio. Las palomas mensajeras han desempeñado roles vitales en muchas guerras a lo largo de la historia: no necesitan batería ni energía eléctrica, solo comida y agua. Pueden proporcionar una comunicación relativamente segura en el campo de batalla y sustituir a la radio cuando es necesario. El 4 de octubre de 1918, durante la Primera Guerra Mundial, un batallón estadounidense de 194 hombres se encontraba varado y atrapado tras las líneas alemanas mientras sufría un brutal ataque. La confusión y el caos también los tenían sitiados por el fuego amigo. Entró Cher Ami al rescate —un nombre muy apropiado: «querido amigo» en francés—. Esta paloma era su única esperanza. Desesperados por detener el fuego amigo para no morir todos, los soldados escribieron un mensaje pidiendo a sus fuerzas que cesaran el fuego, lo ataron a Cher Ami y la soltaron. Poco después, los alemanes le dispararon desde el cielo. Cher Ami estaba gravemente herida; había perdido un ojo y una pata, y una bala le había atravesado el pecho. Pero, milagrosamente, consiguió despegar de nuevo y volar veinticinco millas hasta el cuartel general. El ejército francés le concedió la Croix de Guerre, una condecoración similar al Corazón Púrpura del ejército estadounidense.[7]

Durante la Segunda Guerra Mundial, Estados Unidos contaba con unas 200.000 palomas entrenadas. En la actualidad, el ejército chino tiene un grupo de palomas mensajeras por si toda su maquinaria de alta tecnología falla durante una guerra. Y algunas de estas palomas, especialmente las rápidas, que pueden alcanzar velocidades de hasta 160 km/h, no son baratas. En 2013, la paloma de carreras más rápida del mundo se vendió por casi medio millón de dólares. En 2020, esta cifra fue eclipsada por New Kim, la paloma mensajera que se vendió por la friolera de 1,9 millones de dólares.[8]

La cría de palomas era un pasatiempo común en la Inglaterra victoriana, un *hobby* en el que no había discriminación social, que atrajo por igual a la realeza y a los mineros. Mediante la cría creativa, estos entusiastas «crearon» algunas aves bastante extrañas. Para Darwin, un gran aficionado a las palomas que empezó a criarlas en 1856, no era tanto un pasatiempo como un experimento para aprender sobre el proceso de cría; pronto se convirtió en una obsesión para él: poseía una bandada diversa, era miembro de clubes de palomas londinenses y se codeaba con criadores famosos. En 1859, cuando empezó a distribuir un primer borrador de lo que más tarde se convertiría en *El origen de las especies*, uno de sus lectores calificó el manuscrito

de «pieza con ideas alocadas y estúpidas». Dio el consejo práctico a
Darwin de que, en su lugar, escribiera un breve libro sobre las palomas
porque, «a todo el mundo le interesan las palomas», dijo. Un libro así,
continuó, «sería reseñado en todas las revistas del reino y pronto estaría en todas las mesillas de noche».*

En la misma época, un periodista emprendedor llamado Paul Ju-
lius Freiherr von Reuter fundó un servicio de noticias que utilizaba palomas mensajeras para enviar las cotizaciones bursátiles de Bruselas a
Alemania, lo que tuvo el efecto de aproximar Berlín y París cuando la
telegrafía aún estaba evolucionando. Al poder ir más rápido del punto
A al punto B que el tren postal, las palomas dieron a Reuter un acceso
más rápido a las noticias financieras importantes de la bolsa de París.
Con el tiempo, las palomas fueron sustituidas por una conexión tele-
gráfica directa, y Reuter ampliaría su negocio hasta convertirlo en el
imperio mundial conocido como la agencia de noticias Reuters, la cual
hoy sigue llevando su nombre y transmite información por ordenador
las 24 horas del día a más de 150 países.

Pero aún no he encontrado respuesta a esta pregunta: ¿Cómo encuentran ciertas palomas el camino a casa? ¿Cuál es el truco de su
habilidad para orientarse? ¿Y cómo podemos aprender de ellas para
tratar la demencia a medida que envejecemos?

De vuelta a casa

Cuando piensas en cómo «sabes» dónde estás en el mundo —en el
tiempo y en el espacio—, se te ocurren muchas cosas. Tienes tus sentidos —la vista, el oído, el tacto y el olfato— y un sistema vestibular que

---

*La pasión por las palomas ha influido en muchos de los grandes de la historia. John
O'Neill, en su libro *El genio pródigo: la extraordinaria vida de Nikola Tesla* describe cómo
Tesla solía cuidar de palomas salvajes heridas en su habitación de un hotel neoyorkino.
Tenía una paloma favorita sobre la que escribió: «Quería a esa paloma al igual que un
hombre ama a una mujer, y ella también me quería a mí. Me daba razones para vivir.
Si ella me necesitaba, dejaba de lado cualquier cosa. Mientras la tuviera cerca, mi vida
tenía sentido».

percibe tu cuerpo en relación con la gravedad, el movimiento y el equilibrio. El núcleo de nuestro sistema vestibular se encuentra en el oído interno, donde el órgano sensorial vestibular está situado simétricamente a ambos lados de la cabeza. Dentro de cada órgano terminal hay diminutas células ciliadas, que detectan tanto la aceleración lineal como la angular. Nuestro sistema vestibular fue uno de los primeros sistemas sensoriales que surgieron en la evolución, y recordarás del primer capítulo que aún muestra signos de haber evolucionado desde nuestros primeros antepasados, los peces. Si alguna vez has sufrido un mareo repentino (vértigo) o la sensación de que estás girando y a punto de caer, lo más probable es que tengas un problema con las señales sensoriales del oído interno. Aún estamos aprendiendo cómo el cerebro interpreta y procesa la información relacionada con el equilibrio; las investigaciones en curso mejorarán el diseño de los implantes cocleares para ayudar a quienes padecen vértigo y trastornos del equilibrio.

También tienes un sentido llamado *propiocepción*, que permite a tu cerebro conocer la posición relativa de cada parte de tu cuerpo y la intensidad del esfuerzo empleado en cada uno de tus movimientos. También llamado *cinestesia*, es considerado por algunos como el «sexto sentido». Es importante porque te permite saber exactamente cómo estás colocado en el espacio y planificar tus movimientos. El sistema de propiocepción está formado por terminaciones nerviosas especializadas, o receptores sensoriales —en los músculos, la piel, los ligamentos, los tendones y las articulaciones— que colectivamente comunican al cerebro tu posición general. Las sensaciones de las señales centrales relacionadas con la salida motora también son fundamentales en este sistema. Algunos ejemplos del uso de la propiocepción en la práctica son poder caminar en línea recta con los ojos cerrados, maniobrar por un espacio estrecho y presionar con los dedos en la justa medida para escribir con un lápiz. La propiocepción puede deteriorarse con la edad, lo que lleva a las personas no solo a ser vulnerables a las caídas, sino también a perder cada vez más la capacidad de realizar actividades funcionales básicas que dependen de que este sistema funcione correctamente, y a su vez eso desencadena enfermedades articulares degenerativas. Una de las mejores formas de prevenir el deterioro de este sistema vital es hacer ejercicio, que lo mantiene fuerte.

Además de estos sentidos que te ayudan a saber dónde estás en el mundo, también dispones de complejos procesos cognitivos que te ayudan a recordar tus experiencias. Y luego está el reconocimiento de patrones, una amalgama de todos estos elementos. Ves visualmente, tomas nota mentalmente, recuerdas el pasado y traes hechos y conocimientos al presente, piensas y racionalizas, tomas decisiones, te mueves, ves más... y así sucesivamente. Cuando «sabes» cómo llegar a casa, todos estos factores entran en juego para ayudarte a navegar por el mapa espacial de tu cabeza, como haría una paloma.

Las palomas mensajeras tienen otros procesos que les ayudan a construir recuerdos de su entorno. Además de utilizar señales visuales o puntos de referencia como hacemos nosotros, es probable que también utilicen el sentido del olfato y la posición y el ángulo de inclinación del sol. Pueden, por así decirlo, saber qué hora es del mismo modo que nuestro cuerpo utiliza las veinticuatro horas del día solar para dictar nuestros ciclos hormonales y nuestros ritmos circadianos, aunque ni las palomas ni nosotros seamos conscientes de tener estos poderes que actúan entre bastidores. Más recientemente, los científicos han determinado que las palomas mensajeras también aprovechan el poder de la magnetorrecepción: la capacidad de detectar y utilizar el campo magnético de terrestre para navegar.[9] Se ha teorizado que una concentración de partículas de hierro en su pico les facilita tal logro, mientras que las células del cerebro de la paloma registran información detallada sobre el campo magnético para funcionar como una especie de brújula biológica. Aunque los detractores de esta idea afirman que estas partículas están relacionadas con el almacenamiento de hierro —el hierro es un componente principal de la hemoglobina, necesaria para transportar oxígeno en la sangre—, no con la detección magnética. Otra teoría sugiere que unas proteínas llamadas *criptocromos*, presentes en sus retinas, producen una señal eléctrica que varía en función de la intensidad del campo magnético local; lo que, sorprendentemente, podría permitir a las aves «"visualizar" el campo magnético de la Tierra».[10] Y una cuarta teoría pone el foco en unas diminutas partículas de hierro conocidas como *cuticulosomas* que tienen en el oído interno, aunque, al parecer, las propiedades magnéticas de los cuticulosomas no son lo bastante fuertes como para detectar el campo magnético terrestre.

Se cree que el campo magnético de la Tierra es una de las razones por las que nuestro planeta es habitable, ya que actúa como escudo para desviar el viento solar que, de otro modo, podría corroer la atmósfera —y terminar con vidas a causa de la radiación solar—. El núcleo interno sólido crece lentamente a medida que el hierro líquido en el núcleo se enfría y cristaliza, este proceso ayuda a impulsar el movimiento de batido del núcleo externo líquido, fomentando potentes corrientes eléctricas. La rotación de la Tierra sobre su eje hace que estas corrientes eléctricas formen un campo magnético que se extiende alrededor del planeta inclinado once grados respecto al eje de giro, así como muy lejos en el espacio. En la superficie terrestre, el campo magnético forma dos polos generados por corrientes eléctricas que surgen del movimiento de las corrientes de convección, provocadas por el calor que escapa del núcleo. Las corrientes de convección proceden de una mezcla de hierro y níquel derretidos en el núcleo externo de la Tierra. Los investigadores de la NASA han observado que «las líneas invisibles del campo magnético viajan en un bucle cerrado y continuo, fluyendo hacia la Tierra por el polo magnético norte y saliendo por el polo magnético sur». Los minerales magnéticos de antiguas rocas volcánicas y sedimentarias no disueltas, sedimentos lacustres y marinos, flujos de lava y artefactos arqueológicos pueden revelar la fuerza y la dirección del campo magnético, cuándo se produjo la inversión de los polos magnéticos y mucho más.[11] Los científicos están trabajando para desvelar la historia de cómo ha cambiado el campo a lo largo del tiempo geológico. La investigación sobre qué puede detectar la vida en la Tierra y cómo aprovechar los poderes del campo es reciente.

Muchos organismos con los que compartimos el planeta —desde bacterias, abejas y caracoles hasta langostas, truchas arcoíris, salmones, tortugas marinas, ranas y perros— parecen capaces de detectar el campo magnético de la Tierra. Los perros se orientan según el eje norte-sur del campo magnético terrestre cuando defecan. Pero ¿y los humanos?, ¿Tenemos un séptimo sentido magnético? Y, si podemos percibir campos magnéticos sin saberlo, ¿influyen en nuestro comportamiento?[12]

En 2019, un equipo del Instituto de Tecnología de California desató una controversia cuando publicó un artículo en el que se sugería que podemos sentir el campo magnético de la Tierra.[13] Utilizando electroencefalografía (EEG), según Kelly Servick en *Science*, el biofísico Joe Kirschvink y su equipo «registraron la actividad cerebral a partir de electrodos en el cuero cabelludo para buscar alguna respuesta a los cambios en un campo magnético altamente controlado de igual intensidad que el de la Tierra».[14] Realizaron su experimento a dos plantas bajo tierra, en una sala con paredes blindadas magnéticamente para controlarlo todo. Esto permitió a los investigadores exponer a los sujetos a campos magnéticos a medida generados por un conjunto de bobinas eléctricas, mientras la máquina de EEG registraba las ondas cerebrales. Y, de hecho, registraron efectos —un determinado patrón de ondas cerebrales— y mostraron cambios en el EEG de una onda concreta (llamada *onda alfa*) ante el campo magnético, pero solo en menos de un tercio de los participantes; lo que significa que, obviamente, todos somos diferentes. No está claro si se trata de una diferencia genética o aprendida, pero son datos curiosos.[15] Estamos lejos de comprender cómo es posible la magnetorrecepción, si es que existe, en algunos de nosotros y, por extensión, cuáles son sus beneficios, si es que los tiene.

El artículo de Servick en *Science seguía* explicando: «El mecanismo de la magnetorrecepción solo está resuelto en el caso de ciertas bacterias, que albergan cristales de magnetita que se alinean con el campo magnético de la Tierra. Los picos de las aves y los hocicos de los peces también contienen magnetita, al igual que el cerebro humano. Gilder y sus compañeros descubrieron recientemente que está más concentrada en regiones inferiores y evolutivamente antiguas: en el tronco encefálico y en el cerebelo. Pero nadie ha identificado las células sensoriales que contienen magnetita». Hay que investigar mucho más para determinar la existencia un sistema magnetosensorial humano antes de abordar cuestiones importantes: si somos capaces de procesar subconscientemente los estímulos geomagnéticos, ¿para qué nos sirve?; y, aparte de actuar como brújula interna, ¿qué más puede aportar? ¿Puede tener consecuencias negativas la exposición a los imanes? ¿Pueden los imanes de los auriculares de la aviación alterar el sentido natural de la orientación de los pilotos? ¿Modifica nuestra magnetita el fuerte campo magnético generado por las máquinas de resonancia magnética (IRM)?[16]

La nueva teoría de los infrasonidos de baja frecuencia, que posiblemente sea el quinto método que utilizan las palomas mensajeras para orientarse en la dirección correcta, añade un nivel más de dificultad. Cuando las palomas mensajeras se confunden y desorientan, aparecen en la dirección equivocada o se dispersan aleatoriamente en lugar de volar directamente hacia casa, los científicos han compartido que lo que les confunde es la alteración de su capacidad de «oír» el hogar siguiendo sonidos de frecuencia ultrabaja. El *infrasonido* se refiere a las ondas sonoras procedentes de los océanos y de la tierra que se propagan a frecuencias tan bajas que los humanos no podemos detectar, pero sabemos que son audibles para las palomas. Del mismo modo que utilizamos los ojos para reconocer visualmente el paisaje cercano a nuestras casas, las palomas pueden utilizar estos sonidos para hacerse una imagen del terreno que rodea sus palomares. Pero el que las condiciones meteorológicas y el terreno de ciertas zonas interrumpan los infrasonidos de los que dependen las palomas podría ayudarnos a explicar por qué algunas palomas se desorientan y vuelan en la dirección equivocada. ¿Y si algún día pudiéramos marcar estas ondas sonoras y dejar que la inteligencia artificial (IA) aprovechara su energía? Podríamos desarrollar herramientas más potentes que los dispositivos GPS para no perdernos nunca. A corto plazo, la IA ayudará a descodificar la comunicación entre animales. Los avances en este campo son impresionantes; imagina que tienes un dispositivo similar a Siri que pueda interpretar lo que te dice un animal...

Según Blaisdell, no existe ningún mecanismo que guíe a las palomas a casa, sino que recurren a la estrategia más útil que tengan a su disposición según dónde se encuentren y adónde necesiten ir.

Y eso nos lleva a sus cabeceos, donde esta conversación se vuelve realmente interesante. Te recomiendo que alguna vez te sientes en un banco del parque y consideres la siguiente paradoja: la rápida sacudida de la cabeza de las palomas es lo que les permite fijar momentáneamente los ojos en los objetos para construir una escena estable de su entorno. La visión y el movimiento no concuerdan demasiado, por lo que todos los animales necesitan una forma de estabilizar el mundo que les rodea, o verían una mancha desenfocada y vertiginosa. Disponemos de conexiones neuromusculares entre los ojos y la parte del cerebro que rastrea el movimiento para facilitar los leves movimientos instintivos del ojo. Las palomas, sin embargo, aprovechan sus cuellos, largos y flexibles, para seguir el movimiento, por lo que en realidad no se balancean en absoluto. Lo que hacen es mover la cabeza para fijar la mirada en un objeto y luego dejar que el cuerpo las siga. Los fotorreceptores de sus ojos —recuerda esas fóveas— tardan unos veinte milisegundos en construir una escena estable de su entorno. Luego repiten la acción: lanzan la cabeza hacia delante, fijan la vista en algo nuevo y llevan el resto del cuerpo hacia delante. Los científicos lo descubrieron hace décadas filmando palomas y analizando sus movimientos fotograma a fotograma; cuando las palomas se colocan en un entorno inmóvil, caminan sin mover la cabeza.

Cuanto mejor comprendamos cómo los animales siguen sus movimientos y estabilizan el mundo que les rodea, en constante movimiento, mejor podremos tratar algunas afecciones desafiantes relacionadas con el movimiento, como el vértigo o los problemas de coordinación. Como ya he mencionado, combinamos las percepciones de ojos, oído interno y cerebro como GPS, por lo que cualquier problema con alguna de estas partes —movimientos oculares anormales, líquido en el oído interno, infección del nervio vestibular, traumatismo cerebral en el centro de equilibrio— puede convertir nuestro mundo en un laberinto que nos desoriente, impidiéndonos volver a casa. Actualmente, se están desarrollando nuevas terapias para personas con problemas vestibulares y se basan en lo que hemos aprendido de otros animales. Por ejemplo, la Universidad Johns Hopkins dirige ensayos clínicos en humanos con los implantes eléctricos que han demostrado estabilizar los trastornos del equilibrio en las chinchillas.[17]

La paradoja de Monty Hall

La sorprendente sofisticación visual de las palomas abarca de forma literal un amplio territorio. No solo pueden navegar como si llevaran incorporados programas informáticos que les mostraran el camino, sino que incluso se desenvuelven mejor que los humanos en ciertas pruebas de reconocimiento de patrones. ¿Por qué? La sorprendente respuesta es porque apenas piensan en lo que están viendo. Blaisdell me contó que sus palomas le han enseñado a no pensar demasiado en los problemas y a evitar prejuicios: dos defectos muy comunes que deberíamos corregir. Me contó una historia que ejemplifica los inconvenientes de tales defectos: podemos perder de vista el panorama general.

He aquí un experimento para ilustrar lo que se conoce como «la paradoja de Monty Hall». Imagínate que participas en un concurso en el que te muestran tres puertas. El presentador —que sabe lo que hay detrás de cada puerta— te dice que detrás de una de ellas hay

un brillante coche nuevo. Las otras dos puertas esconden cabras ro-
ñosas. Tienes que elegir qué puerta quieres que se abra y te llevarás
a casa lo que haya detrás —estás soñando con ese coche nuevo—.
Una vez que has hecho tu elección, el presentador abre una de las
otras dos puertas: detrás aparece una cabra maloliente que te mira
fijamente. Luego, el anfitrión te pregunta si quieres quedarte con
tu elección original o deseas cambiar. ¿Qué puerta eliges? Esto es lo
que se conoce como la paradoja de Monty Hall, denominada así en
honor al presentador del concurso televisivo estadounidense *Let's
Make a Deal* (*Trato hecho*) que se emitió en los años sesenta y siempre planteaba la toma de decisiones similares. Es un acertijo clásico
que juega con las probabilidades.

La gran mayoría de la gente seguirá con su elección original, asumiendo que no hay diferencia porque su probabilidad es de 50/50. Si
esa línea de pensamiento te parece la correcta, has fallado. Tus probabilidades de ganar el coche *se duplican* si eliges otra puerta. Esto suena
a truco barato, pero este dilema confundió durante mucho tiempo
incluso a aclamados matemáticos, que se negaron a aceptar la explicación de las nuevas probabilidades hasta que se les mostraron pruebas
de simulaciones por ordenador que revelaban la verdad: cambiar de
puerta cada vez es la mejor estrategia. Pero la paradoja de Monty Hall
rara vez engaña a una paloma.

El escritor científico Ed Yong describió maravillosamente el
experimento de la paloma Monty Hall para la revista *Discover* en
2010.[18] En el Whitman College del estado de Washington, el profesor de psicología Walter Herbranson y su ayudante de investigación en aquel momento, Julia Schroeder, demostraron que, tras un
mes de un entrenamiento concreto, las palomas pueden aprender
a tomar mejores decisiones, y cambian sus decisiones iniciales casi
siempre. Vamos a ver, la probabilidad de que el coche esté detrás
de cada una de las dos puertas restantes no es de 50/50. Al principio del juego, tenías una posibilidad entre tres de elegir la puerta
con el coche. También tenías una probabilidad de dos entre tres

de elegir una puerta con una cabra. Pero el presentador no quiere que te lleves el coche, así que cuando abre una puerta siempre elige una puerta en la que hay una cabra. El hecho de que haya elegido no abrir la otra puerta sugiere que tras esa puerta bien puede estar el coche. La acción del anfitrión aumenta a dos tercios las probabilidades de que ganes cambiando.

Herbranson y Schroeder trabajaron con media docena de palomas y modificaron el formato del concurso para que las aves pudieran utilizar el pico para indicar su elección. El equipo mostró a cada paloma tres teclas encendidas que hacían de puertas, una de las cuales se podía picotear para obtener comida —que era el equivalente al coche nuevo—. Las tres teclas se apagaron con el primer picotazo. Pero, tras un breve instante, dos luces volvieron a encenderse, incluida la primera que había elegido la paloma. El ordenador, que ejercía el papel de Monty Hall, desactivaba una de las teclas no picoteadas. Si la paloma pulsaba la tecla correcta, la ganadora de las dos restantes, obtenía su premio en forma de comida. El primer día del experimento, las palomas cambiaron de elección solo en un tercio de las pruebas. Un mes más tarde, sin embargo, las seis aves cambiaron casi todas las veces, llevándose así su comida. El premio de comida reforzó el comportamiento de las palomas. Cuando Herbranson y Schroeder modificaron el problema, invirtiendo las probabilidades para que las palomas obtuvieran más recompensa si se ceñían a sus elecciones iniciales, captaron las nuevas probabilidades y ejecutaron la táctica correcta tras otro mes de entrenamiento. Los humanos no somos tan inteligentes. No somos tan buenos haciendo conjeturas. En palabras de Herbranson y Schroeder, que publicaron sus hallazgos en 2010: «La mayoría de los humanos fracasan estrepitosamente al enfrentarse a la paradoja de Monty Hall».[19] No podemos superar nuestros impulsos intuitivos.

Herbranson y Schroeder reclutaron a trece estudiantes universitarios y les presentaron un montaje similar al de las palomas. A los alumnos no se les dieron muchas instrucciones, aparte de decirles que tenían que acumular el mayor número de puntos posible. Tuvieron que emplear el método de ensayo y error para averiguar qué pasaba con las tres teclas, si estaban encendidas o no. A lo largo de un mes, hicieron doscientos intentos de adivinar la tecla ganadora. Al principio, la probabilidad de que cambiarán su primera elección o la mantuvieran era la misma. Pero, en el último intento, todavía cambiaban solo dos tercios de las veces. En pocas palabras, las palomas superaron a los estudiantes universitarios, o las palomas aprendieron y los estudiantes universitarios no.

¿Por qué no somos mejores para abordar este problema? Herbranson y Schroeder piensan que podemos ser víctimas de nuestra propia inteligencia. Cuando nos enfrentamos a un problema como este, intentamos pensarlo detenidamente y utilizar la lógica, en lugar del ensayo y error, para encontrar la mejor solución. Tal enfoque podría resultar aceptable, pero tenemos un inconveniente: no se nos dan bien los problemas de probabilidad condicionada (es decir, «Si ocurre X, ¿cuáles son las probabilidades de que ocurra Y?»). Por mucho que intentemos razonar, lo más probable es que lleguemos a una respuesta errónea y obstinadamente nos aferremos a ella. Las palomas, en cambio, se basan en la experiencia para calcular las probabilidades. Su enfoque es mucho más sencillo y observacional, y es iterativo. Aparentemente, tienen la mente abierta y utilizan la estrategia que les parece más favorable. Y no son víctimas de lo que se llama «ajuste de probabilidades».

Como escribió Ed Yong: «Si las probabilidades de ganar cambiando son dos sobre tres, cambiaremos en dos de cada tres ocasiones, aunque esta estrategia sea peor que cambiar siempre».[20] Haremos predicciones de forma que «coincidan» con las probabilidades de resultado relevantes, aunque esa elección pueda ser, en última instancia,

---

*La obra más reciente de Ed Yong, *La inmensidad del mundo: Una historia de cómo los sentidos de los animales nos muestran los reinos ocultos que nos rodean*, es un libro relevante y puede que te resulte interesante consultarlo.

irracional.* Los alumnos de los experimentos de Herbranson y Schroeder hicieron exactamente eso: rebajar sus probabilidades de ganar. Las palomas, sin embargo, siempre cambiaban. No hacen que su toma de decisiones coincida con la probabilidad, ganan porque no analizan demasiado el problema. Se basan en la inteligencia que les brindan sus experiencias, mientras que los humanos nos distraemos cognitivamente con pensamientos y, por lo tanto, no prestamos suficiente atención a lo que estamos experimentando. ¡A veces, pensamos demasiado!

Irónicamente, los alumnos más jóvenes son los que mejor se desenvuelven en este rompecabezas. Los alumnos de trece o catorce años tienen más probabilidades de averiguar las ventajas del cambio que los universitarios —para ser justos y para que veáis el lado irónico, los más jóvenes tienen la ventaja de no haber cursado aún matemáticas avanzadas—. La educación, al menos en este caso, puede ser un verdadero obstáculo. Herbranson y Schroeder escriben: «Puede que las palomas no posean el marco cognitivo para un análisis clásico basado en la probabilidad de un problema complicado como la paradoja de Monty Hall, pero desde luego no es descabellado suponer que las palomas puedan acumular probabilidades empíricas observando los

---

* Como describieron Derek Koehler y Greta James en un artículo de 2014 en *Psychology of Learning and Motivation*: «Considera un sencillo juego de ordenador en el que, en cada prueba, aparece una luz verde o roja. Tu tarea consiste en predecir qué color aparecerá, y se te pagará una pequeña cantidad de dinero por cada predicción correcta. ¿Qué debes hacer, suponiendo que tu objetivo sea ganar el máximo dinero posible? Gran parte del reto surge de la incertidumbre sobre el proceso que determina si aparece la luz verde o la roja. ¿Aparece una luz con más frecuencia que la otra? ¿Existe un patrón predecible en la secuencia de resultados rojos y verdes? ¿Cambia la probabilidad de que se ilumine la luz verde en el transcurso del juego?». Resulta que, en los experimentos con personas, tendemos a hacer predicciones que coinciden con las probabilidades de los resultados. Por ejemplo, si la luz verde se ilumina en el 75 por ciento de las pruebas y la roja en el 25 por ciento restante, la gente tiende a predecir verde en el 75 por ciento de las pruebas y rojo en el 25 por ciento restante. Este fenómeno se denomina *ajuste de probabilidades*. También se conoce como «ley de igualación» o ley de Herrnstein y, a lo largo de los años, ha sido estudiada tanto por economistas como por psicólogos y aún no se comprende del todo.

resultados de numerosas pruebas y, en consecuencia, ajustando su comportamiento posterior».[21]

La lección es que a veces merece la pena no pensar demasiado las cosas. En lugar de eso, confía en tus instintos, o tal vez puedas llevarte una paloma a Las Vegas. (Los casinos cuentan con que pensemos como humanos, propensos a cometer errores y a tener prejuicios. Si alguien contara las cartas y conociera la estadística correcta de cada mano y tomara decisiones basándose en esos números, con el tiempo ganaría a la casa, que es precisamente la razón por la que el conteo de cartas es motivo para negar el servicio a algunas personas en los casinos). Evitar el impulso de darle demasiadas vueltas a un problema es especialmente importante cuando se trata de una cuestión contraintuitiva o que causa disonancia cognitiva —cuando tienes a la vez dos creencias sobre el mismo tema que son contradictorias—. Y eso es exactamente lo que provoca la paradoja de Monty Hall.

En el futuro, la inteligencia artificial nos ayudará a mejorar nuestra toma de decisiones, pues eliminará estos sesgos y errores de pensamiento que nos distraen. Por ejemplo, si introdujera en un ordenador toda la información sobre los casos que he visto a lo largo de estos años, la máquina debería ser tan buena o mejor que yo a la hora de determinar qué tratamientos seguir para los pacientes. Sin duda, la inteligencia artificial no sustituirá a nuestros cerebros, pero puede convertirse en una herramienta útil para potenciar nuestro pensamiento y nuestra capacidad de tomar mejores decisiones de forma rápida, sencilla y con resultados óptimos, ya sea para elegir un tratamiento contra el cáncer o para ayudar a tu hijo a que decida en qué universidad va a matricularse.

Sinopsis

De estos estudios en palomas podemos sacar tres lecciones para mejorar nuestra productividad y nuestra calidad de vida.

En primer lugar, *potencia tu intuición perceptiva prestando especial atención a los patrones de tu mundo.* Si diariamente te sintonizas con estos patrones, puedes construir mejores recuerdos en general, acelerar el procesamiento de tu cerebro y aumentar las posibilidades de tomar buenas decisiones —y de encontrar el camino a casa—. Intenta salir durante diez minutos cada día y vuelve con al menos diez patrones que hayas detectado. Puede que al principio te sientas un poco ridículo, pero ejercicios como este marcan la diferencia en la función cognitiva a largo plazo.

Además, crea nuevos patrones haciendo cosas como reorganizar los muebles de tu salón, utilizar la mano no dominante para realizar tareas habituales como comer o cepillarte los dientes, cambiar el brazo en el que llevas el reloj y conducir cada día por un camino distinto al trabajo sin utilizar el GPS. Esta última sugerencia no es trivial. Perderse suele ser uno de los primeros signos de deterioro cognitivo, más que los problemas de memoria que aparecen después. Si creciste en un entorno urbano con una red cuadriculada y predecible de calles circundantes, puede que te cueste orientarte en una zona rural o en un lugar impredecible y desconocido. El entorno de tu infancia ha influido no solo en tu salud y tu bienestar, sino también en tu capacidad para moverte más adelante en la vida. Así que desafíate a ti mismo. Cuando tengas un destino al que llegar, presta atención a cada paso del camino sin ninguna ayuda. Un estudio reducido pero preocupante demostró que las personas que utilizan más a menudo el sistema de guía GPS de su coche pueden tener mayores tasas de deterioro cognitivo a medida que envejecen.[22]

En segundo lugar, *sé consciente de que a la hora de decidir es posible que ser una persona te juegue una mala pasada. Tu instinto es* tremendamente importante; sobre todo cuando necesitas tomar decisiones rápidas y semiinconscientes. Pero ten en cuenta que no siempre has de regirte solo por datos objetivos y que tus recuerdos pueden cambiar con el paso del tiempo, influidos por tus emociones, lo que altera tu recuerdo de experiencias pasadas. He aprendido a consultar con la almohada las decisiones importantes. Un nuevo día nos da una nueva perspectiva, lo que nos permite pensar un poco más como la paloma, con menos emoción y más lógica o a partir de reglas basadas en lo que hemos aprendido una y otra vez que es la respuesta «correcta» (aunque nos fallen los recuerdos, con el tiempo deberían dominar los recuerdos «correctos»). Cuando tengas que resolver algo importante, escribe las posibilidades y las premisas subyacentes a cada opción disponible —los pros y los contras—. Esto te ayudará a eliminar el sesgo —la disonancia cognitiva— que todos llevamos dentro y a tomar la decisión más adecuada. Cuando te pares a pensar más profundamente, es probable que tengas que afrontar algunos prejuicios ocultos, trayéndolos de tu inconsciente al primer plano de tu consciencia para trabajar con ellos mientras resuelves el problema.

En tercer lugar, *cuando tengas un encuentro que quieras recordar, anota los detalles básicos en lugar de las minucias.* Escuché este consejo cuando visité la UCLA, lo he puesto en práctica y ha marcado una notable diferencia. Tomar notas resumidas de cada encuentro o reunión me ayuda a recordar mucho mejor los acontecimientos y a aprender mucho más de ellos. Simplemente apunto algunas palabras clave o tomo nota visual de algunas cosas.

Cuanto más ampliemos y estimulemos nuestro cerebro, más posibilidades habrá de que tengamos una vida larga y saludable. Estimular nuestro cerebro no consiste exactamente en aprender un nuevo idioma, dominar el puntillismo o leer sobre la teoría de la relatividad. Las experiencias novedosas y atractivas pueden hacer maravillas, y desafiarte a ti mismo cada día puede acarrear importantes beneficios. Esto puede basarse en una serie de cosas que, aunque puedan parecer mundanas, en absoluto lo son si les prestas una especial atención. Puedes empezar explorando esa actividad que siempre has querido probar, pero pensabas que se te daría mal o que te haría sentir incómodo. Y, cuando puedas, toma el camino más largo para ir a casa. Fíjate en los matices de la ruta más larga, llena de patrones y con otros puntos de referencia. Toma nota de ello, como haría una paloma mensajera.

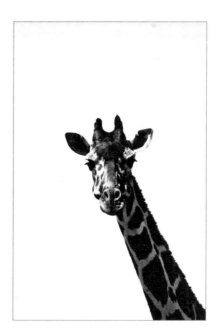

Una hermosa jirafa que fotografié en
la Reserva Nacional de Maasai Mara, Kenia.

4

La paradoja de la jirafa

Lo que los cuellos largos y la gravedad nos enseñan
sobre cómo acabar con las cardiopatías

> *La naturaleza es la fuente de cualquier conocimiento verdadero.*
> *Tiene su propia lógica, sus propias leyes, no tiene ningún efecto*
> *sin causa ni invención sin necesidad.*
> LEONARDO DA VINCI

Cuando piensas en Leonardo da Vinci, apuesto a que te vienen a la mente al menos una o dos cosas: seguramente, la *Mona Lisa* y quizá también su dibujo del *Hombre de Vitruvio*. Son dos de sus obras magistrales que visualizas de forma inmediata, aunque nunca las hayas visto en persona. Además, pienso en el genio de este consumado erudito en ciencia y tecnología. Predijo el uso moderno de helicópteros, paracaídas, calculadoras y robots, entre otras de las maravillas actuales, y su investigación de los misterios del cuerpo humano ha dado lugar a teorías que solo en la actualidad se aprecian. Es posible que su mayor contribución a la humanidad no fueran sus habilidades artísticas, sino sus conocimientos de medicina, que fueron la base de sus técnicas pictóricas.

Hace más de quinientos años, en el apogeo de su fama como pintor, cuando tenía unos cincuenta y pocos años, Leonardo contribuyó a la medicina de formas que no han sido plenamente valoradas hasta el siglo xxi. En 1508, el mismo año en que Miguel Ángel comenzó a trabajar en la Capilla Sixtina, Leonardo utilizó sus hábiles y curiosas manos para diseccionar un cadáver y documentar, por primera vez, el proceso de la aterosclerosis, que se produce cuando se acumulan sustancias similares a placas en las paredes de las arterias hasta el punto de que se vuelven inflexibles, rígidas y gruesas. Este cadáver no podía haber llegado más oportunamente a la vida de Leonardo. Fue el profesor de anatomía Marcantonio della Torre quien despertó su interés por la anatomía cuando le encargó que hiciera las ilustraciones para su texto sobre el tema. Leonardo, como parte de su preparación para este trabajo, empezó a diseccionar cadáveres humanos en varios hospitales, empezando en Florencia en el Hospital de Santa Maria Nuova (con más de 730 años de antigüedad, el hospital sigue tan activo hoy como en el siglo xiii). Por las noches acudía allí en busca de especímenes y para aprender fisiología al lado de los médicos. Fue en una de estas visitas cuando conoció a un moribundo que afirmaba tener más de cien años. Nunca sabremos si eso era cierto, pero para el artista, que tras la apacible muerte de aquel hombre unas horas más tarde procedió a activar sus talentos con la pluma y el bisturí, fue una oportunidad de gran importancia histórica. Aquel hombre se convertiría en uno de los mejores modelos de Leonardo para muchos de los trabajos internos del cuerpo; en particular, los del corazón, los vasos sanguíneos y los músculos. Leonardo grabaría muchos de sus estudios anatómicos en los años siguientes, actuando como una especie de patólogo artístico. Casi veinte años antes, había dibujado al *Hombre de Vitruvio*, su concepto de las proporciones ideales del cuerpo humano, que ha pasado a ser la base para el logotipo de mi instituto. Observa la simbología en la gota de sangre y las raíces de árbol.*

*Walter Isaacson, autor de una de las últimas biografías de Leonardo da Vinci (titulada simplemente *Leonardo da Vinci* y publicada en 2017), se enfadó una vez conmigo cuando dije «da Vinci», porque solo se refiere a su lugar de origen; debería ser llamado Leonardo. Yo había querido rendir homenaje al científico multidisciplinar con el logotipo de nuestro recién creado instituto, y fue Walter quien sugirió el *Hombre de Vitruvio*.

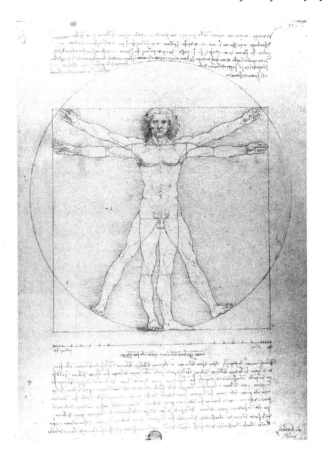

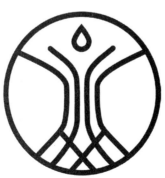

El Hombre de Vitruvio de Leonardo da Vinci (arriba)
y el logotipo del Ellison Institute (abajo).

Más tarde, Leonardo se centró en la anatomía artística y creó 240 dibujos detallados, que incluyen dos estudios impresionantemente precisos del feto en el útero. En la notable biografía de Leonardo da Vinci, Walter Isaacson escribió que el centenario fallecido y sus primeras investigaciones llevaron a Leonardo a documentar cuestiones del corazón, las cuales se convertirían en su legado médico más significativo. Determinó que el fallecimiento del anciano se había producido «por debilidad a causa de la insuficiencia de sangre y de la arteria que alimenta el corazón y las demás extremidades inferiores, que [él] encontró muy secas, encogidas y marchitas». El hombre había muerto de aterosclerosis, tal como la describió Leonardo, «producida por el estrechamiento continuo del paso de los vasos mesentéricos a causa del engrosamiento de las cubiertas de estos vasos».[1]

Como buen científico, Leonardo se basó en la comparación para sacar conclusiones. Un niño de dos años había muerto en el mismo hospital y llegó a manos de Leonardo, que descubrió que los vasos sanguíneos del niño tenían un aspecto muy diferente. A diferencia de las vías obstruidas del anciano, los vasos sanguíneos del niño eran flexibles y no estaban obstruidos. Leonardo no solo hizo una crónica de la enfermedad arterial coronaria y la ateroesclerosis, sino que también teorizó acertadamente que se trataba de un factor temporal: cuanto más viejo eres, más obstruidos e inflexibles se vuelven tus vasos. Su conclusión se basaba en una acertada analogía: «La red de vasos sanguíneos se comporta en el hombre igual que en las naranjas, en las que la cáscara se vuelve más dura y la pulpa disminuye cuanto más envejecen».[2] A Leonardo le gustaba utilizar analogías sencillas y memorables, empleando escenas de la naturaleza o máquinas para describir sus descubrimientos. Por ejemplo, en uno de sus dibujos que mostraba el corazón y las arterias junto a una semilla germinada, etiquetó la semilla como «nuez» y dibujó las ramas extendiéndose hacia arriba y las raíces extendiéndose hacia la tierra. Escribió: «El corazón es la nuez que genera el árbol de las venas».[3]

Leonardo acertó en muchas cosas de forma preternatural, desacreditando el pensamiento establecido en su época. Aunque nunca llegó a comprender del todo cómo circula la sangre en el cuerpo y se adhirió a la errónea teoría de que el corazón calienta la sangre —una noción que existía desde el siglo II, ideada por el médico griego Galeno—, demostró que el corazón es simplemente un músculo situado en el centro del sistema sanguíneo, que la sangre no se genera, como se creía, en el hígado. Leonardo describió que el corazón humano tiene cuatro cavidades y que el pulso palpable en la muñeca coincide con la contracción del ventrículo izquierdo del corazón. Luego vinculó los flujos sanguíneos del cuerpo con la apertura de las válvulas cardiacas y su cierre. Y más tarde percibió que las arterias que desarrollan placa con el tiempo pueden entrañar riesgos para la salud. Son muchas observaciones acertadas hechas por un hombre único en la historia del estudio de esta enfermedad.[4] Siglos más tarde, en las autopsias que realizo sigue sorprendiéndome la enorme prevalencia de la aterosclerosis. La mayoría de la gente la padece, aunque no todas presenten síntomas ni les cause problemas, lo que nos da pistas para explorar más a fondo y entender quién desarrolla enfermedades cardiacas y por qué.*

Lo sorprendente es que estas observaciones cruciales de Leonardo, incluidos sus dibujos, no salieron a la luz hasta después de su muerte, y sus notas no se estudiaron hasta más de doscientos cincuenta años después de su fallecimiento. Si se hubieran publicado antes, sin duda habrían supuesto una importante contribución a la ciencia médica y habríamos avanzado más rápido en nuestro desarrollo tecnológico. Los anatomistas tardaron cientos de años en aceptar las ideas de Leonardo sobre el funcionamiento de la válvula aórtica del corazón, que se cierra y se abre para permitir que la sangre fluya alrededor del

---

*He escrito antes sobre el pueblo masái de Kenia y Tanzania, que vive principalmente de leche y sangre crudas y, ocasionalmente, comen carne de su ganado. Tienen una baja incidencia de las enfermedades típicamente atribuidas a una dieta rica en grasas saturadas y colesterol, como las cardiopatías y el cáncer. Aunque tienen aterosclerosis visible en la autopsia, presentan un ensanchamiento compensatorio de las arterias, por lo que la enfermedad no les afecta.

corazón. A Leonardo no se le dio el reconocimiento que se merecía desde hace siglos hasta el año 2014, gracias al trabajo de unos investigadores de la Universidad de Oxford que realizaron experimentos con tecnología de resonancia magnética en seres humanos vivos.[5]

Otro reconocimiento reciente a la espectacular obra de Leonardo se produjo en 2020 cuando un equipo internacional de investigadores, dirigido por el Cold Spring Harbor Laboratory de Nueva York y científicos del Reino Unido, resolvió por fin otra cuestión que Leonardo había planteado hacía siglos, esta vez sobre la compleja malla de fibras musculares que revisten el interior del corazón, las trabéculas.[6] El primero en dibujar las trabéculas fue Leonardo y su representación las mostraba como «patrones fractales similares a copos de nieve». Aunque las trabéculas constituyen el 13% de la masa del ventrículo izquierdo del corazón, durante mucho tiempo se pensó que solo eran un remate del desarrollo embrionario. En el siglo XVI, Leonardo conjeturó que la finalidad de la red de trabéculas era calentar la sangre cuando circulaba por el corazón.[7]

Hoy en día sabemos que eso no es así: los científicos del Cold Spring Harbor Laboratory llevaron el estudio de las trabéculas a otro nivel. Examinaron 25.000 resonancias magnéticas cardiacas de los datos del Biobanco del Reino Unido y demostraron que las trabéculas afectan a la función cardiaca y, con el paso del tiempo, al riesgo de insuficiencia cardiaca.[8] Los informes del Instituto Europeo de Bioinformática, que participó en el estudio, utilizaron una inteligente analogía visual: al igual que los hoyuelos de una pelota de golf reducen la resistencia del aire y ayudan a que la pelota viaje más lejos, en el corazón, las trabéculas facilitan una propulsión ideal de la sangre rica en oxígeno. El estudio también detalla seis regiones de nuestro ADN que afectan al modo en que se desarrollan los patrones únicos de estas fibras musculares; diferentes patrones pueden afectar al riesgo de que una persona desarrolle una enfermedad cardiaca. Es más, los investigadores descubrieron que dos de estas regiones genéticas también regulan la ramificación de las células nerviosas, lo que sugiere que «un mecanismo similar puede estar actuando en el desarrollo del cerebro».[9] La investigación continúa.

Muchas de las conclusiones de Leonardo siguen siendo difíciles de entender para la mayoría de la gente, médicos y cardiólogos incluidos. Podemos enviar a personas al espacio exterior, pero seguimos sin comprender algunos de nuestros propios espacios internos. Si a diferentes transeúntes de la calle les explicaras que el corazón calienta la sangre, probablemente te sorprendería el número de personas que te creerían si lo argumentaras de forma convincente; palabras como *conmovedor* y *afectuoso* pueden inducir al error. A menos personas podrías engañar argumentándoles sobre los efectos de la microgravedad en el espacio exterior. Estos dos fenómenos, el sistema cardiovascular y nuestro propio sistema solar, comparten una historia jamás contada. Y puede ser —pero solo es una posibilidad— que en el futuro nos ayude a saber cómo tratar las enfermedades cardiacas.

Aún seguimos aprendiendo cómo funcionan el corazón y el flujo sanguíneo, y todavía desconocemos muchas más cosas que nos permitirán comprenderlo mejor y abordar futuros tratamientos. Hoy, más de medio milenio después de la muerte de Leonardo, las enfermedades cardiacas siguen siendo la primera causa de muerte en todo el mundo.* Y en nuestra búsqueda de soluciones y nuevas formas de pensar sobre la enfermedad haríamos bien en mirar hacia arriba, hacia el cielo, hacia el espacio, pero también a unas criaturas muy imponentes que se encuentran en la tierra: las jirafas.

Al corazón del asunto

En las dos últimas décadas, las cardiopatías y los accidentes cerebrovasculares han seguido siendo las principales causas de muerte en el mundo. Aunque muchas veces la gente no distingue entre un infarto

---

*Leonardo puede que muriese de una serie de derrames cerebrales, un destino irónico dadas sus propias meditaciones sobre la vejez y la salud vascular.

de miocardio y un paro cardiaco, son dos enfermedades distintas con una fisiología muy diferente. Un infarto se produce cuando una arteria coronaria es obstruida por un coágulo sanguíneo, de modo que el músculo que normalmente recibe sangre de la arteria afectada empieza a morir; el corazón no deja de latir, pero cuanto más tiempo permanezca obstruida la arteria, mayor será el daño, lo que puede conducir rápidamente a la muerte del individuo. Durante un paro cardiaco, el corazón sufre un fallo de señal eléctrica que provoca un latido irregular (arritmia), lo que interrumpe el bombeo adecuado hasta el punto de que deja de latir por completo. La Asociación Americana del Corazón (AHA) nos da una forma fácil para recordar esa diferencia: «un infarto es un problema "circulatorio" y un paro cardiaco súbito es un problema "eléctrico"». Puede que un paro cardiaco se deba a un infarto, ya que el tejido cardiaco moribundo puede causar alteraciones eléctricas en el corazón. Cuando el corazón deja de bombear sangre adecuadamente al cerebro, a los pulmones y a los otros órganos, la muerte es inminente. Mientras que los síntomas de un ataque al corazón pueden aparecer lentamente, días o semanas antes de que se produzca, la parada cardiaca ocurre repentinamente, y a menudo sin previo aviso. En cuestión de segundos, una persona puede perder el conocimiento, el pulso y la vida.

Los accidentes cerebrovasculares son como los infartos de miocardio, pero en el cerebro; se producen cuando hay una pérdida de sangre en una parte del cerebro debida a un coágulo sanguíneo (bloqueo) o a la rotura de vasos sanguíneos cerebrales. Y, al igual que el corazón, cuando el cerebro carece de sangre que le da vida, se daña y empieza a morir. Estos tres problemas potencialmente mortales comparten bastantes factores de riesgo; entre otros, hipertensión arterial, tabaquismo, diabetes, colesterol alto y aterosclerosis —acumulación de material graso y placa en el interior de las arterias coronarias—. La edad avanzada y los antecedentes familiares también influyen, pero sabemos que el estilo de vida tiene mucho que ver con que un corazón falle antes de lo debido. El término *insuficiencia cardíaca* se utiliza para describir un estado general caracterizado por la incapacidad del corazón para bombear de forma eficiente sangre rica en oxígeno para satisfacer las necesidades del organismo. El corazón no ha dejado de funcionar por completo, pero no bombea como debería. Varias circunstancias pueden causar insuficiencia cardíaca, desde infecciones y enfermedades renales hasta afecciones que dañan el músculo cardíaco, como un infarto de miocardio o una arteriopatía coronaria.

Cada año hay más personas que necesitan nuevos corazones que donantes (fallecidos) que los suministren. Como las medidas de salud pública han reducido el número de muertes violentas y, sobre todo, el de accidentes de coche mortales —gracias a las leyes del cinturón de seguridad y a la mejora de los airbags—, hay menos corazones para repartir. Durante la pandemia, cuando las órdenes de permanecer en casa mantuvieron a la gente a salvo fuera de las carreteras, los trasplantes de órganos en todo el país disminuyeron drásticamente. Por otro lado, los vehículos autónomos deberían reducir aún más los trasplantes de órganos, ya que se calcula que el 94 % de los accidentes automovilísticos implican algún tipo de error del conductor.[10] Aun así, queda por ver si los errores informáticos en los vehículos autónomos pueden convertirse en una nueva fuente de accidentes, aunque es probable que causen muchos menos que los provocados por errores humanos.

Las enfermedades cardiacas han atormentado a la gente durante milenios. Aunque durante mucho tiempo se supuso que era una dolencia de los humanos modernos atribuida a los estilos de vida contemporáneos, no es tan nueva como se pensaba. Un artículo de 2013 publicado en la revista *The Lancet* utilizó escáneres de cuerpo entero de momias de cuatro sociedades antiguas —Egipto, Perú y aborígenes del pueblo del suroeste de EE. UU. y de las islas Aleutianas— para demostrar que la aterosclerosis ya existía en aquellos tiempos.[11] La tecnología permitió a los investigadores ver las arterias coronarias de las momias sin utilizar bisturíes ni tijeras. Los científicos hallaron aterosclerosis, probable o definitiva, en más de un tercio de las 137 momias escaneadas, cuyo periodo de tiempo abarcaba más de cuatro mil años.

Aunque no sabemos de qué murieron realmente esas personas ni si la culpa fue de sus arterias, los autores pudieron concluir que la aterosclerosis era común en los humanos premodernos eones antes del acceso a la comida rápida, de los estilos de vida sedentarios y de los problemas de obesidad.

Pero no estaba tan extendida como en el siglo xx. En 1900, las cardiopatías fueron la cuarta causa de muerte, por detrás de enfermedades infecciosas, como la neumonía y la tuberculosis. Tres décadas más tarde, las cardiopatías se convirtieron en la principal causa de muerte y siguieron aumentando hasta mediados de los años sesenta. Este aumento a principios del siglo xx se ha achacado a una confluencia de factores. Un estudio de 2014 del *American Journal of Medicine* señalaba que «los estadounidenses vivían más tiempo debido a una disminución de las muertes por enfermedades infecciosas». Además, se produjeron cambios en nuestras dietas, incluido un mayor consumo de alimentos procesados que contienen más grasas saturadas, azúcar añadido y harina refinada. El estudio también observó un descenso general de la actividad física de los estadounidenses, en parte debido al mayor acceso a los automóviles como medio de transporte. Y en 1965, el 42% de los estadounidenses eran fumadores, frente a menos del 5% en 1900.[12]

Puede que la relación entre el tabaquismo y las enfermedades cardíacas no parezca evidente, pero el humo del cigarrillo contiene sustancias químicas que hacen que la sangre se espese y se formen coágulos. La nicotina por sí sola daña el revestimiento de los vasos sanguíneos, aumenta la tensión arterial y la frecuencia cardiaca, y hace que llegue menos oxígeno al corazón, un problema agravado por la inhalación de monóxido de carbono al fumar, que también bloquea el suministro de oxígeno. Con el tiempo, la constante constricción de los vasos sanguíneos por la nicotina provoca la rigidez de los vasos. Los vasos sanguíneos constreñidos y rígidos provocan una disminución de la cantidad de oxígeno y de nutrientes que reciben las células. El tabaco sigue siendo un problema importante en Estados Unidos, ya que el 20% de las muertes cardiacas están directamente relacionadas con el tabaquismo. Aproximadamente, treinta y cinco mil no fumadores mueren cada año de enfermedades cardiacas como consecuencia de la exposición al humo de tabaco ajeno.[13]

Sin embargo, a finales de siglo estábamos preparados para otro cambio de hábitos, pues había una mayor concienciación sobre los efectos adversos del tabaco y del colesterol alto. Los historiadores han sugerido que la muerte de Franklin Delano Roosevelt a causa de un derrame cerebral en abril de 1945 estimuló la concienciación pública sobre las enfermedades cardiovasculares.* Las muertes por enfermedad coronaria disminuyeron de 466 por cada 100.000 habitantes en 1965 a 345 en 1980, una disminución relativa del 26%. De 1980 a 2008, el descenso fue de un increíble 64%: de 345 a 123 por cada 100.000 individuos. En ese periodo de tiempo mejoramos no solo en el tratamiento del corazón, sino también en la prevención total de las enfermedades cardiacas, a medida que aprendíamos más sobre las causas de esta afección.

Mi corazón hace «pum pum»

El trabajo que realiza un corazón a lo largo de toda una vida es extraordinario: 100.000 latidos diarios —más o menos— para bombear 7.500 litros de sangre cada veinticuatro horas. La sangre de tu cuerpo recorre unos 19.000 kilómetros en un día, cuatro veces la distancia de Estados Unidos de costa a costa. Sorprendentemente, la sangre tarda menos de un minuto —cincuenta segundos— en hacer un recorrido completo por el cuerpo.

Situado a unos ciento veinte centímetros por encima de los pies, el corazón tiene que superar los efectos de la gravedad para hacer que suba

---

*En la Conferencia de Yalta, en Crimea, dos meses antes de su muerte, ya se encontraba claramente indispuesto, jadeando y sin poder completar las frases. Se reunió con Joseph Stalin y Winston Churchill para discutir cómo debía organizarse la Europa posterior a la Segunda Guerra Mundial. Veinte años después de esa conferencia, los tres habían muerto de accidentes cerebrovasculares.

la sangre, una y otra vez, con cada latido por segundo, más o menos. Un apretón de una pelota de tenis equivale aproximadamente a la cantidad de energía que gasta tu corazón en un bombeo de sangre a través de tu cuerpo (en términos concretos, se trata de unos 2 vatios de energía).[14] El corazón es la primera señal de vida del feto, ya que es el primer órgano funcional que se desarrolla. Empieza a latir espontáneamente a las cuatro o cinco semanas después de la concepción, cuando el médico aún puede referirse al feto como un embrión. En la décima semana, el corazón está completamente desarrollado y seguirá latiendo sin parar durante muchas décadas.

Las dos fases principales del latido del corazón se correlacionan con el flujo sangre que entra y sale de las cavidades cardiacas a través de las válvulas, que se abren y se cierran. Cuando el corazón se contrae para expulsar la sangre al cuerpo, se llama *sístole* (de la antigua palabra griega que significa «contraer»): la presión en las arterias cuando late el corazón. Cuando el corazón se relaja para volver a llenarse, se llama de *diástole* (de la antigua palabra griega que significa «dilatar»): la presión en las arterias cuando el corazón descansa entre latidos. La diferencia entre las dos fases es la tensión arterial, y los números asociados a una lectura de tensión arterial (por ejemplo, 120/80) reflejan la presión más alta y la más baja que experimentan tus vasos sanguíneos con cada latido. La cifra superior (120 en el ejemplo) es la presión sistólica, y la inferior (80) es la diastólica. Técnicamente, las cifras miden cuántos milímetros de mercurio suben por un tubo calibrado (así que, también técnicamente, la tensión arterial se registra como «mmHg»).

No todos apreciamos la constante tarea de mantener la sangre equilibrada en todo el cuerpo para servir a cada sistema de tejidos y órganos. Piensa en las fuerzas que intervienen para sostener y contrarrestar tus acciones: andar, correr, estar de pie, ponerte en cuclillas, bailar, hacer una voltereta o hacer el pino, si te apetece. En cada maniobra, la gravedad tira de ti —y de tu sangre—. La gravedad es más que una fuerza; también es «una señal que indica al cuerpo cómo actuar». Los músculos empleados para luchar contra la gravedad activándose (flexionándose), como los de las pantorrillas y la columna vertebral, te ayudan a mantener la postura. Si no utilizas estos músculos, fácilmente pueden perder alrededor del 20% de su masa, otra razón para que te muevas con frecuencia (la masa muscular puede desvanecerse o atrofiarse a un ritmo de hasta el 5% a la semana cuando no se utiliza).[15]

El cuerpo gestiona la distribución de la sangre frente a la gravedad con válvulas flexibles tipo aletas en tus venas que impiden que la sangre fluya hacia atrás; sin la acción de estas válvulas unidireccionales, la sangre no volvería a subir hacia el corazón. Los músculos de tus piernas también actúan como bombas cuando se contraen, facilitando el retorno de la sangre al corazón. Los movimientos musculares se producen de forma natural cuando caminas, estás de pie y te mueves —otra razón para que te mantengas en movimiento y promover una circulación sana—, y cuando no te mueves las demandas sobre el sistema circulatorio se reducen considerablemente, pero puedes ver que el sedentarismo prolongado aumenta el riesgo de un flujo sanguíneo insuficiente y la acumulación de sangre en las extremidades inferiores («insuficiencia venosa», que afecta a más de cuarenta millones de personas en Estados Unidos).

La tensión arterial varía en todo el cuerpo a lo largo del día, según lo que estés haciendo, y se estabiliza por la noche cuando duermes. Una de las razones por las que los infartos de miocardio alcanzan su máxima incidencia durante las primeras horas de la mañana está relacionada con nuestra menor presión arterial durante ese tiempo, lo que significa que pueden formarse coágulos o placas. Cuando estás tumbado, la presión sanguínea es la misma (unos 90 mmHg) en todo el cuerpo. Pero, cuando te pones de pie, la presión sanguínea disminuye por encima del corazón y aumenta por debajo debido a la fuerza de la gravedad. Si estás sano, hay una diferencia de menos del 20% entre la presión sanguínea de tus hombros y la de tus tobillos.

Durante mucho tiempo, hasta muy adentrado el siglo pasado, pensamos que la presión arterial alta (hipertensión) era ventajosa porque indica un flujo sanguíneo fuerte, y se creía que un flujo sanguíneo fuerte reflejaba un corazón fuerte. Pero ahora sabemos que no es así: una tensión arterial perpetuamente alta aumenta el riesgo de problemas cardiovasculares, incluidos el infarto de miocardio y el ictus. Hoy en día, la tensión arterial normal es inferior a 120/80 mmHg; la elevada es de 120-129/80; y la hipertensión arterial (hipertensión de grado 1) es de 130-139/80-89 mmHg. La hipertensión arterial requiere tratamiento si se mantiene en el grado 1 o superior, y es necesaria una atención médica inmediata si supera los 180/120 mmHg. Los principales factores que contribuyen a la hipertensión son la mala alimentación —demasiada sal, poca fruta y verdura—, el sobrepeso, el tabaquismo, la falta de ejercicio, el consumo excesivo de alcohol, y en algunos casos de cafeína, y la falta de sueño reparador. La edad también es un factor importante, ya que tener más de sesenta y cinco años aumenta el riesgo de forma bastante significativa. De hecho, a los setenta años, más de tres cuartas partes de la población adulta estadounidense padece hipertensión. A medida que envejecemos, se reduce el tejido elástico de las arterias, que se vuelven más rígidas y menos flexibles, lo que provoca un aumento de la tensión arterial. En la mayoría de los casos, esto no es «culpa» del individuo, pero las intervenciones con medicamentos pueden ofrecer beneficios significativos para la salud a largo plazo, incluida la ralentización del deterioro cognitivo.

La hipertensión es un asesino silencioso y la principal causa de discapacidad en todo el mundo; así sucede en el caso que seas una persona y no una jirafa. Aquí entra en juego la paradoja de la jirafa.

Cabezas y presión arterial por las nubes

En el safari al que fui en 2014 con mi familia, una de las mejores experiencias la vivimos en Kenia, cuando fuimos a montar a caballo al lado de las jirafas, que con sus elegantes zancadas avanzaban juguetonamente por la sabana. En 1758, el zoólogo sueco Carl Linnaeus denominó a todas las jirafas como una sola especie, *Giraffa camelopardalais*. *Giraffa* procede del árabe *zarafah* (que significa «el que camina rápido») y *camelopardalais* se debe a que los antiguos griegos creían que se parecía a un camello *(kamelos)* con manchas de leopardo *(pardalis* significa «leopardo» en griego). Estos majestuosos animales, de aspecto un tanto disparatado, son los mamíferos más altos del mundo. De ojos graciosos y porte apacible, resultan tan amables y tranquilas como el oscilante follaje del que se alimentan. Las jirafas se comunican entre sí en una frecuencia por debajo de nuestra capacidad de detección, como una especie de zumbido, un sonido infrasónico.[16] Ocasionalmente, emiten algún silbido, sobre todo cuando una madre está llamando a las jirafas jóvenes. También se comunican a través de sus ojos, que entre los mamíferos terrestres son de los más grandes. Su asombrosa visión les ayuda a sobrevivir en las llanuras salvajes.* No solo pueden ver en color y a distancias lo suficientemente grandes como para distinguir a un humano moviéndose a un kilómetro y medio de distancia, sino que además su visión periférica es tan amplia que básicamente pueden ver por detrás de sí mismas.[17] Su sentido del tacto tampoco está nada mal. ¿Y su lengua negra azulada? Se debe al pigmento de melanina que les protege la lengua de la radiación ultravioleta del sol mientras extraen su alimentación de las ramas altas.

La próxima vez que puedas observar de cerca a una jirafa, fíjate en su ajustada piel, admira la belleza y la singularidad de su pelaje ocre con parches oscuros. Al igual que nuestras huellas dactilares, no hay dos series de manchas poligonales iguales. Los polígonos de su cuerpo son más grandes que los de la cara y las extremidades, y la parte inferior del vientre no suele tener ningún patrón. Cada jirafa

---

*Los ojos no son solo las ventanas poéticas al alma; también son ventanas abiertas a la salud de los vasos sanguíneos. Cuando el oftalmólogo te apunta con esa luz tan potente, está evaluando el estado de los vasos sanguíneos de tu retina, lo que puede mostrar afecciones vasculares y signos de problemas, desde la diabetes hasta problemas de tensión arterial. De hecho, los oftalmólogos a menudo pueden detectar signos precoces de ataques cardíacos, derrames cerebrales u otros problemas de salud graves mucho antes de que aparezcan otros síntomas evidentes.

tiene su propio patrón, que le ayuda a camuflarse de los depredadores en los árboles y los bosques.

Se ha hablado de las jirafas como de «la megafauna olvidada», poco estudiadas y menospreciadas, sobre todo en comparación con sus homólogos africanos más famosos: elefantes, chimpancés, rinocerontes y gorilas. Pero eso está cambiando ahora que los científicos de campo se están centrando en este maravilloso animal, que nos brinda la oportunidad de aprender de algunas de sus extraordinarias astucias fisiológicas. Las jirafas tienen la tensión arterial más alta conocida entre todos los animales —el doble de nuestra media (280/180 mmHg)—, pero ello no les causa ninguna consecuencia negativa. No desarrollan cardiopatías ni otros daños orgánicos que suelen afectar a los hipertensos, y nunca se acumulan líquidos en sus largas y enjutas patas. Ni siquiera podemos ver signos de esa presión sanguínea elevada en sus grandes ojos, mientras que nosotros experimentamos trastornos visuales cuando nos sube la tensión. ¿Cuál es su secreto?

Le pregunté a Alan Hargens en su cuadrada y compacta oficina, repleta de recuerdos de una larga e ilustre carrera. Es un pionero en el estudio de los efectos de la gravedad sobre los sistemas cardiovascular y musculoesquelético de los seres humanos y los animales. Antes de trasladarse a la UC San Diego, donde es director del Orthopedic Clinical Physiology Lab, fue jefe de la Subdivisión de Fisiología Espacial y científico de la Estación Espacial y de proyectos en el Centro de Investigación Ames de la NASA. Traducción: fue médico espacial durante la cúspide de los programas de la NASA en los años ochenta y noventa, cuando la era del transbordador espacial estaba en pleno apogeo. Su trabajo en la NASA, que se centró en los dispositivos para realizar ejercicio y mantener la salud de los astronautas en el espacio, a la larga ofreció ideas para ayudar a la rehabilitación posquirúrgica de los pacientes ortopédicos y para mejorar el rendimiento de los atletas.

El espacio es un entorno sin igual. En gravedad cero, los músculos se atrofian rápidamente porque el cuerpo percibe que no los necesita.

De hecho, la falta de gravedad también hace que la presión arterial sea la misma en todo el cuerpo: aproximadamente 100 mmHg, sin gradiente de la cabeza a los pies. Sin un gradiente de presión sanguínea en el espacio, las caras pueden hincharse y las piernas de los astronautas adelgazan al cambiar la distribución de los fluidos.[18] El espacio modifica nuestros sentidos del gusto y el olfato, ya que la retención de fluidos en la cabeza puede tener el mismo efecto que la congestión de un resfriado.[19] Las naves espaciales son vehículos ruidosos, con niveles de ruido de 65 dB a 75 dB, entre un aire acondicionado y una aspiradora.[20] La presencia de sonidos fuertes suprime la forma en que percibimos el sabor salado y dulce de los alimentos. Probablemente hayas experimentado una versión de esto en un avión, donde el ruido del motor de la nave aturde a tu cerebro y, en consecuencia, a tu sentido del gusto. Sin embargo, si en el avión llevas auriculares con cancelación activa del ruido, saborearás mejor y te inclinarás por los tentempiés salados. Pruébalo, es bastante sorprendente lo bien que funciona.[21]

La ingravidez remodela el cerebro y los ojos a medida que el fluido se desplaza por el cuerpo de forma diferente, cambiando la presión en los ojos y alrededor del cerebro. Aumenta el flujo sanguíneo en ausencia de gravedad antagonista. Y, si pusiéramos crías de animales y plantas en la Luna, probablemente crecerían seis veces más que en la Tierra, porque se adaptarían a una sexta parte de la atracción gravitatoria que, de otro modo, limitaría la expansión de la longitud de la columna vertebral. Sin embargo, el problema de la igualación de la presión arterial en todo el cuerpo es que el cerebro cree que hay demasiada sangre. En la Tierra, la presión sanguínea en el cerebro es de 60 a 80 mmHg, no de 100 mmHg. En el espacio, los astronautas pueden perder más del 20% de su volumen sanguíneo en pocos días debido a mensajes erróneos del cerebro. Con menos sangre que bombear, el corazón también puede atrofiarse.[22] Esto no es un problema mientras los astronautas están en el espacio, pero tienen que reajustarse durante unos días o semanas —dependiendo del tiempo que hayan estado en el espacio— cuando regresan a la Tierra y a sus fuerzas gravitatorias.

A mediados de los años ochenta, Hargens observó a las jirafas para comprender sus mecanismos de adaptación a los cambios de presión gravitatoria. Son un modelo animal excelente para proporcionar información a la medicina espacial y, a su vez, a todos los tipos de medicina que nos atañen. La principal causa de enfermedad e insuficiencia renal en los seres humanos es la hipertensión, que hace que las arterias que rodean los riñones se estrechen, endurezcan y debiliten. Al final, las arterias dañadas no filtran bien la sangre y no pueden suministrar suficiente sangre al tejido renal. Pero los riñones de las jirafas salen indemnes a pesar de tener una presión arterial radicalmente alta. Su cápsula renal, una resistente capa de tejido fibroso que envuelve los riñones, es lo bastante fuerte como para soportarla. Sin embargo, lo más interesante es que las jirafas no nacen con hipertensión. La desarrollan a medida que crecen y sus cuellos empiezan a extenderse. Esa es la razón por la que las jirafas evolucionaron para tener esa presión tan alta en primer lugar: para que la sangre recorriera todo el camino por sus largos cuellos.*

Dado que el cuello de una jirafa mide unos dos metros de largo, se ha supuesto que era necesario un corazón muy grande para bombear la sangre hacia la cabeza y mantener su alta presión sanguínea. Pero el corazón de la jirafa no es tan grande como se pensaba. Un corazón del tamaño necesario —si lo comparamos con la potencia de bombeo de un corazón humano— no cabría en el pecho de una jirafa. El corazón de la jirafa mide algo más de 0,5 metros y suele pesar más de 9 kilos; comparado con nuestro corazón es enorme, pero comparado

---

*¿Cómo consiguió la jirafa ese cuello tan largo? Tal vez, como yo, leíste en la escuela que los antílopes podrían haber evolucionado hasta convertirse en jirafas al estirar el cuello para alcanzar las hojas más altas de los árboles, y que las jirafas más «estiradas» transmitieron cuellos ligeramente más largos a sus crías. Pero otros posibles orígenes siguen siendo tema de debate. Otra idea es que los cuellos ayudan a las jirafas macho a utilizar la cabeza para golpear a sus rivales, lo que sugiere que los machos de cuello largo son seleccionados sexualmente. Y luego está la idea de la termorregulación, de 2017, que ha despertado mucha curiosidad: tal vez los cuellos de las jirafas evolucionaron para poder mantenerse frescas, pueden orientar sus cabezas y cuellos hacia el sol y exponer menos su piel, que queda en la sombra.

con el tamaño de la jirafa, en realidad es bastante pequeño. La jirafa compensa el tamaño relativamente pequeño de su corazón con el grosor de su ventrículo izquierdo, la principal bomba sanguínea del corazón, que tiene casi el doble de volumen que el de un humano medio.[23] Existe una proporción calculada entre la longitud del cuello de una jirafa y el grosor del ventrículo izquierdo: por cada 15 centímetros de longitud del cuello, el ventrículo izquierdo es medio centímetro más grueso.

Este es el punto clave: en los seres humanos, el engrosamiento de los músculos del corazón provoca una rigidez, o fibrosis, que puede acabar causando una insuficiencia cardíaca, pero el corazón de una jirafa puede soportar el engrosamiento sin fibrosis debido a unas mutaciones en su genoma que nosotros no tenemos.[24] Los investigadores que en 2016 analizaron el genoma de la jirafa encontraron distintas variantes genéticas específicas de la jirafa relacionadas con el desarrollo cardiovascular y el mantenimiento de la presión arterial y la circulación.[25] En 2021, un grupo de investigación dirigido por la cardióloga de la UCLA Barbara Natterson-Horowitz también informó de variantes específicas de las jirafas en genes implicados en la fibrosis.[26] Dichas variantes les confieren la ventaja de poder mantener la presión arterial alta sin que ello perjudique su salud cardiovascular.

¿Qué conclusiones sacamos de esto? No podemos cambiar nuestros genes para que sean como los de una jirafa, pero ya que son un modelo de perfección para el bienestar cardiovascular, cuanto más comprendamos la magia genética y molecular que subyace a sus distintos rasgos, más capaces serán los científicos biomédicos de encontrar nuevas vías para tratar las enfermedades del corazón. Los científicos ya han empezado a realizar experimentos de edición genética en ratones para hacer que los roedores adquieran rasgos genéticos propios de las jirafas que los hacen impresionantemente resistentes a la hipertensión —también adquieren una mayor densidad mineral ósea, otra adaptación genética de la jirafa que contribuye a su elevada estatura—. Así que sí, no es ciencia ficción imaginar que un día podremos modificar nuestros genes para vencer la hipertensión o que los científicos desarrollarán fármacos para que el cuerpo humano pueda imitar los genes de la jirafa. Está claro que aún no hemos evolucionado para vivir con hipertensión arterial crónica y, hasta que lo hagamos, debemos evitarla a toda costa. Esto quiere decir que regularmente has de tomarte la tensión arterial y llevar un registro de ello; sobre todo, si la has tenido anormalmente alta o baja en el pasado. Es algo que puedes hacer fácilmente en casa con un kit que te venden a través de internet o en la farmacia. Empieza por comprobarla durante varios días seguidos a distintas horas para anotar las subidas y las bajadas relacionadas con tus actividades; encuentra patrones, y luego contrólala mensual o bimensualmente. Además, debes evitar los desencadenantes de la hipertensión: fumar, sobrepeso, sedentarismo, dormir mal, exceso de alcohol, exceso de sodio y de azúcares refinados en la dieta, e incluso tener demasiado estrés.

También puedes reducir tus riesgos cardiovasculares manteniendo una higiene bucal excelente, debido a la conexión entre la salud de las encías y el riesgo de cardiopatías. Aunque parezca que no existe relación alguna entre ambas cosas, los científicos creen que el corazón puede verse afectado negativamente por las proteínas de la sangre que responden a la inflamación, y la enfermedad crónica de las encías produce inflamación. De todos modos, no es deseable que ciertas bacterias que habitan en tu boca —sobre todo, si tienes enfermedades de las encías— se abran camino hasta el torrente sanguíneo y lleguen al corazón. Las jirafas tienen a sus propios higienistas dentales: a los pequeños picabueyes les encanta alimentarse de los trozos de comida que se quedan entre los dientes de las jirafas, como si les hicieran una limpieza profunda y les pasaran el hilo dental. Haríamos bien siguiendo su ejemplo dental (no te olvides de usar el hilo dental a diario).

Hay una adaptación única que la jirafa ha perfeccionado y que nosotros podemos imitar fácilmente, y tiene que ver con cómo una jirafa sedienta evita marearse cuando se inclina hacia un charco de agua fresca. Para saciar la sed, la jirafa despliega sus patas delanteras y baja la cabeza, pero su alta presión sanguínea podría hacer que la sangre le llegara repentinamente al cerebro y sufriera un derrame cerebral. El camino inverso también podría ser peligroso, ya que al levantar la cabeza la presión caería precipitadamente y la jirafa se desmayaría —el desmayo ocurre cuando se reduce la circulación sanguínea en el cerebro, lo que provoca la pérdida de conciencia—.[27] En 2020, Christian Aalkjær, fisiólogo cardiovascular de la Universidad de Aarhus (Dinamarca), informó sobre los resultados de un estudio que había realizado para investigar el flujo sanguíneo de las jirafas a la cabeza. Anestesió a jirafas y fabricó un artilugio que les subía y bajaba la cabeza con cuerdas y poleas mientras dormían.[28] Demostró que la sangre se acumula en las grandes venas del cuello cuando la cabeza está abajo, lo que reduce la cantidad de sangre que vuelve al corazón; así, el corazón genera menos presión con cada latido, ya que hay menos volumen de sangre. Al volver a levantar la cabeza, toda la sangre de las venas del cuello *regresa* repentinamente al corazón, que entonces se acelera con un fuerte bombeo de alta presión para impulsar la sangre de vuelta a la cabeza levantada. Es una interacción exquisitamente coreografiada, como una centralita analógica totalmente digitalizada gracias a la evolución.

Toda esta amortiguación refleja de los cambios en la presión sanguínea se controla sin que la jirafa piense conscientemente en ello. Las gruesas paredes de los vasos sanguíneos detienen las fugas y se contraen y relajan continuamente a medida que el volumen de sangre cambia según las acciones de la jirafa. Este sistema regula la correcta distribución circulatoria. Las resistentes fibras de colágeno también ayudan a mantener la sangre en el lugar adecuado, ya que estas fibras son inflexibles y no se estiran ni se filtran con el aumento del flujo sanguíneo, de forma similar a cómo funcionan las medias de compresión en los humanos para ayudar al flujo sanguíneo cuando la sangre trabaja contra la gravedad. Estas fibras se engrosan con la edad y a medida que el cuello de la jirafa sigue creciendo. Son ajustes que les ayudan continuamente a mantener su presión sanguínea sin los efectos nocivos que vemos en los humanos que tienen una alta presión sanguínea.[29]

¿Y qué pasa con esas piernas tan delgadas? ¿Cómo se mantienen tan ágiles? En los humanos, a medida que aumenta nuestra presión sanguínea y cuando estamos de pie todo el día, la sangre se nos acumula en las piernas y podemos tener hinchazón en los tobillos. Dada la altura y la presión sanguínea de las jirafas, cabría esperar que se les notara en los tobillos, pero no es así. Su *biohacking* comparte de nuevo paralelismos con la medicina espacial. Resulta útil «llevar» pantalones ajustados antigravedad, por así decirlo.

Pantalones ajustados

La hipertensión puede hacer que los tejidos retengan líquidos en un intento de mantener un volumen sanguíneo adecuado —lo que se denomina *edema*—, ya que la hipertensión expulsa el agua de los vasos sanguíneos a los tejidos circundantes. Esto suele ocurrir primero en las partes inferiores del cuerpo; ya que la gravedad lleva el agua al punto más bajo, la hinchazón se observa primero en los tobillos —muchos lo notan por primera vez cuando ven marcas de los calcetines en los tobillos—. Nunca se ven jirafas con los tobillos hinchados —tan anchos y gruesos que no se distinguen de la parte inferior de la pantorrilla—, ya que sus cuerpos tienen un par de trucos para resolver este problema. Las arterias que están más cerca de sus tobillos tienen unas paredes muy gruesas y la piel de esta parte del cuerpo está muy tensa, por lo que no hay espacio para que se acumule líquido.[30] La piel que cubre sus patas también es extremadamente dura y, si les tocas las patas, verás que están firmemente unidas, nada sueltas, porque una capa interna de fascia (como un pegamento) se adhiere a los músculos sin dejar espacio para que se acumule la sangre. «Tienen trajes antigravedad naturales en las piernas», me dice Hargens. Estar sin gravedad puede plantear problemas al sistema circulatorio del astronauta con el tiempo. Como ese sistema no se utiliza para luchar contra la gravedad y devolver la sangre al corazón (como en la Tierra), los vasos sanguíneos y la musculatura circundante se debilitan considerablemente. Si el astronauta pasa mucho tiempo en el espacio, puede tener problemas al volver a la gravedad.

Las jirafas han desarrollado una solución a este problema. La asombrosa visión de una jirafa recién nacida de más de doscientos kilos poniéndose de pie al cabo de una hora de nacer —ayudada en parte por las venas de sus patas que de inmediato se inflan elásticamente— dio una idea al equipo médico y científico de la NASA. Desarrollaron un dispositivo que crea presión negativa en la mitad inferior del cuerpo del astronauta, con un cierre hermético y presión de vacío. Los trajes de gravedad espacial de la NASA, que se llevan de seis a ocho horas al día —el mismo tiempo aproximado que pasamos de pie—, combaten la gravedad reducida de la ingravidez en el espacio. La activación por intervalos de este dispositivo mantiene en forma las venas de las extremidades inferiores de los astronautas mientras están en gravedad cero.

Aunque la mayoría de nosotros no tenemos acceso a trajes espaciales que se asemejen a la piel de la jirafa, podemos utilizar las medias antiembolismo T.E.D., unas medias de presión graduada —que van a medida y las puedes obtener en farmacias— que favorecen el aumento de la velocidad del flujo sanguíneo y también disminuyen la formación de coágulos de sangre en las piernas, que se producen cuando la sangre se acumula o durante largos periodos de inactividad. Yo las llevo en los vuelos largos para prevenir las complicaciones de los coágulos sanguíneos; me las pongo justo antes del vuelo y me las quito cuando hemos aterrizado.

Limpia tu cerebro mientras estás tumbado boca arriba

No es muy probable que sorprendas a una jirafa durmiendo. Las jirafas en estado salvaje no duermen mucho, y la mayor parte del tiempo su descanso se produce mientras están de pie.[31] Aunque conozco a algunas personas que afirman que pueden dormir sentadas erguidas —nada menos que en sus escritorios—, esto no es lo ideal. Tenemos posturas óptimas para dormir bien: nuestro corazón y nuestro cerebro deben descansar casi al mismo nivel físico para conseguir un sueño profundo, de ahí la necesidad de tumbarse en posición horizontal.

En relación con el resto del cuerpo, inclinar la cabeza unos pocos grados hacia arriba o hacia abajo puede tener efectos sorprendentemente importantes en nuestra fisiología. Por ejemplo, tumbarse en una posición en la que la cabeza está inclinada hacia atrás seis grados por debajo del cuerpo —lo que se denomina posición de inclinación cabeza abajo (HDT), que imita los efectos de la ingravidez— reduce el flujo sanguíneo (perfusión) al cerebro y provoca una congestión de la vena yugular. Este reflujo significa que el sistema glinfático, por el que el cerebro elimina los productos de desecho metabólicos, se detiene. Como vimos en el capítulo 2, este sistema se encarga de eliminar los residuos metabólicos tóxicos que se acumulan durante las horas de vigilia como parte del metabolismo normal del cerebro, incluida la peligrosa proteína beta amiloide, que se ha asociado a la enfermedad de Alzheimer. Hoy en día, los médicos aeroespaciales en el laboratorio utilizan la HDT en personas para imitar los vuelos espaciales y estudiar los retos del sueño ingrávido, ya que el sueño de los astronautas suele verse alterado.

También se ha demostrado que dormir con la cabeza elevada disminuye significativamente la acción glinfática en el cerebro, lo que puede tener implicaciones a largo plazo para el deterioro cognitivo y el riesgo de padecer alzhéimer. Pero que no cunda el pánico si te gustan dormir con muchas almohadas por la noche: no vas a comprometer la limpieza interna de tu cerebro por una ligera elevación. La falta de sueño y dormir mal harán minarán en mayor medida tu sistema glinfático que unas cuantas plumas de más. Pero lo ideal es el decúbito supino. El sueño es medicina, pero la posición importa.

El corazón como órgano endocrino

Con la prevalencia actual de la hipertensión alcanzando proporciones epidémicas y con más de mil millones de personas en todo el mundo caminando con la tensión arterial elevada, solo cabe esperar que los humanos no tengamos que evolucionar hasta convertirnos en jirafas. Aproximadamente el 20% de la población estadounidense es hipertensa en un momento dado, y la mayoría de la población desarrolla algún grado de hipertensión con el aumento de la edad. Dados los efectos secundarios que la elevación de la presión sanguínea provoca en el organismo, sigue siendo la principal causa de muerte en el mundo, con 10,4 millones de fallecimientos al año, medio millón de ellos en Estados Unidos. No estamos tan ingeniosamente diseñados como la noble jirafa.

Tras el prematuro fallecimiento de Roosevelt y hasta bien entrado el siglo xx, a medida que aumentaba la concienciación sobre la hipertensión, también lo hacía nuestra comprensión sobre cómo tratar la enfermedad con medicamentos que tuvieran en cuenta la importancia de las hormonas. Aunque la base hormonal del desarrollo de la hipertensión dista mucho de ser sencilla, poco a poco se va descifrando. Los últimos avances han ayudado a establecer firmemente que el corazón es un órgano endocrino (hormonal), y probablemente esto no sea exclusivo en los humanos. Los científicos están descubriendo que el corazón de los mamíferos, incluidas las jirafas, está vinculado a una serie de hormonas que desempeñan un papel importante en su salud, en el control de la tensión arterial e incluso en la función renal. Pero las jirafas siguen siendo la excepción que confirma la regla de que la hipertensión es mala. Una diferencia importante entre la fisiología de la jirafa y la nuestra es que las jirafas evolucionaron para tener la tensión arterial alta a fin de acomodar sus cuellos alargados y sobrevivir, mientras que nosotros no obtenemos ningún beneficio de supervivencia por ello. Más bien al contrario, nuestra hipertensión es peligrosa. Ya que no somos jirafas, debemos proteger nuestro corazón y nuestro sistema circulatorio para evitar sufrir infartos.

Sinopsis

A lo largo de la vida, cuanto más limpias mantengas tus arterias, mejor. No necesitas que las jirafas, ni los médicos aeroespaciales, ni siquiera el maestro de la *Mona Lisa* te lo demuestren. Controla regularmente tu tensión arterial —más o menos una vez al mes, a distintas horas del día— y procura mantenerla en 120/80 mmHg o menos. Puedes encontrar patrones en tus niveles si los controlas más de cerca a lo largo del día y haces coincidir tus cifras con tus actividades —y niveles de estrés—. Esto puede darte una buena información sobre cómo tu comportamiento y tu mentalidad influyen en tu estado físico. Si no consigues tener una tensión arterial saludable, la medicación te ayudará y reducirá significativamente el riesgo de padecer afecciones graves relacionadas con la hipertensión crónica, incluido el envejecimiento prematuro y la muerte.

Las claves para mantener la tensión arterial bajo control están claras: mantén buena forma física cardiovascular, evita la obesidad y no fumes, duerme profundamente en una posición lo más plana posible, mantén una buena higiene dental y muévete a menudo durante el día, elevando tu frecuencia cardiaca un 50% por encima de tu valor basal en reposo durante al menos quince minutos al día. Cuando no puedas levantarte durante largos periodos de tiempo, por ejemplo, al atravesar un océano en avión, imita la tecnología incorporada de la jirafa y ponte unas mallas de compresión, aunque no creas tener un problema circulatorio —y acuérdate de los auriculares con cancelación activa del ruido para disfrutar del viaje y de tus comidas—. Para quienes padecen hipertensión arterial crónica, los fármacos son fundamentales para equilibrar mejor esas cifras. Y la próxima vez que se te nuble la vista, pide cita con el oftalmólogo. Una buena revisión podría ser justo lo que te recetaría el médico.

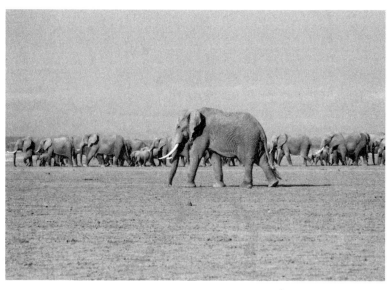

Una manada de elefantes marchando por África.

5

«¡Eh, hombre elefante!»

Una cura para el cáncer y un llamamiento para proteger nuestro ADN

*La gran obra maestra de la naturaleza, un elefante; la única
gran cosa inofensiva.*

JOHN DONNE

Días antes de la toma de posesión del presidente Donald
Trump, en enero de 2017, me encontraba en Davos, Suiza, para asistir
al Foro Económico Mundial, cuando el vicepresidente Joe Biden me
llamó en medio una entrada llena de gente: «¡Eh, hombre elefante!».
Contrariamente a lo que puedas estar pensando, no se trataba de un
insulto —aunque él había olvidado mi nombre—. Biden no estaba alu-
diendo a la desafortunada historia del inglés Joseph Merrick que nació
en siglo XIX con un raro trastorno genético que desde los cinco años
fue desfigurándole grave y progresivamente, lo que dio lugar a ese
cruel apodo. Soy «el hombre elefante» porque el año anterior había
contado una historia real sobre elefantes en el mismo acto; precipitadamente se organizó una reunión sobre la Misión Contra el Cáncer
(Cancer Moonshot) a instancias del presidente Obama, que días antes
había puesto a Biden al frente de tal iniciativa en el Discurso del Estado de la Unión. Biden no era el único en la sala intrigado por mi
historia. El caso es que los elefantes tienen una rareza genética innata:

rara vez desarrollan cáncer. Pero antes de llegar a la historia del cáncer, vamos a familiarizarnos con estos amables gigantes que deambulan por el planeta desde hace unos cincuenta y seis millones de años, cuando se originaron en África a partir de sus antepasados, de tamaño similar al de los cerdos.

Los elefantes pertenecen al orden *Proboscidea* (en griego, «que tiene trompa»), en referencia a su trompa. El nombre *elefante* procede de la palabra griega *elephas*, que hacía referencia al marfil, y no al animal, y más tarde se convirtió en el nombre del animal. Los elefantes son los mamíferos terrestres más grandes del mundo y no tienen depredadores naturales, pero les aterrorizan las hormigas y las abejas. Y por una buena razón: si tuvieras una trompa muy sensible y llena de terminaciones nerviosas, imagínate que se te metiera dentro un enjambre de hormigas o de abejas. Al igual que los humanos, los elefantes pueden vivir más de setenta e incluso ochenta años.* Para mantener su tamaño, pueden comer hasta cien kilos de comida al día, y a veces pasan entre dieciséis y dieciocho horas masticando hierba, plantas pequeñas, fruta, ramitas, corteza de árboles y arbustos (son herbívoros y no demasiado exigentes con la comida).

Los elefantes son una especie clave, lo que significa que crean y mantienen sus propios ecosistemas. Las especies clave ayudan a definir todo un ecosistema y muy a menudo garantizan la supervivencia de otras especies en el mismo entorno. De hecho, muchas especies vegetales y animales dependen de los elefantes para permanecer en su hábitat y, si no fuera por la presencia y las acciones de los elefantes, estos otros

---

*Los paquidermos pueden evitar el cáncer, pero no el tener los dientes en mal estado. Su vida puede depender de su salud dental. Los elefantes mueren sobre todo de viejos, cuando se les desgastan los dientes y no pueden comer. Lo mismo ocurre con muchos animales salvajes. Según la agencia estadounidense CDC (Centros para el Control y Prevención de Enfermedades), casi uno de cada cinco adultos de sesenta y cinco años o más en Estados Unidos ha perdido todos los dientes, lo que puede afectar a su nutrición. Los que no tienen dientes o llevan dentadura postiza tienden a preferir alimentos blandos y fáciles de masticar, y pueden perderse bombas de nutrientes, como las frutas y verduras frescas.

seres vivos dejarían de existir. Una forma en que los elefantes contribuyen al ecosistema es durante los periodos de sequía, cavando abrevaderos que ayudan a los animales más pequeños a hidratarse. Además, los elefantes transportan plántulas en sus excrementos que impulsan el crecimiento de nuevas plantas, aparte de ayudar a controlar la población arbórea para que se mantengan las hierbas que los alimentan. Al recorrer el terreno, ralean los árboles jóvenes pisándolos o comiéndoselos.[1] Las especies clave viven en todas partes, desde las profundidades del mar hasta las montañas más altas, e incluyen hongos, bacterias y otros microbios, además de especies de plantas y animales.

Cuando estaba de safari en África con mi familia, nos llamó la atención un elefante adolescente que parecía estar tan entretenido con nosotros como nosotros con él. Se acercaba a nuestro todoterreno, alejándose de su manada familiar, levantaba la trompa y barritaba, comunicándose juguetonamente con nosotros antes de volver con sus parientes. Es asombroso ver cómo estas gigantescas criaturas se mueven, comen, juegan y atienden a sus crías. Una de las cosas que más admiro de ellos es que en el abrevadero se comportan respetuosamente con los demás animales, una lección que los humanos deberíamos aprender. Estos animales, pensativos y muy inteligentes, encarnan la compasión, la lealtad, el trabajo en equipo, la bondad, el concepto de familia y la individualidad. Y se parecen a nosotros más de lo que probablemente creas. No es de extrañar que algunos de nuestros personajes de ficción más queridos sean elefantes: Dumbo de Disney, Horton del Dr. Seuss y Babar de Jean de Brunhoff, de la serie de libros de los años treinta.

Empatía, memoria y respeto

El San Diego Zoo Safari Park es una de las mayores atracciones turísticas del condado de San Diego y un lugar estupendo para ver elefantes. El parque se instaló en 1962 como criadero de animales salvajes y en peligro de extinción, pero su popularidad acabó obligando a las autoridades del condado a abrirlo al público. En la actualidad, más de dos millones de personas visitan anualmente el parque, que alberga a más de dos mil seiscientos animales de más de trescientas especies de los seis continentes, así como tres mil quinientas variedades de plantas. El parque cuenta con la mayor clínica veterinaria del mundo y con fieles seguidores: allí conocí a algunas personas que llevaban más de tres décadas trabajando en el zoo. Los animales forman parte de su familia.

Mindy Albright, una de las principales cuidadoras de elefantes, nos explicó las delicias de trabajar con un animal que llega a conocer a sus cuidadores, uno de los indicios de la increíble memoria de los elefantes. No solo se acuerdan de las personas y de otros elefantes aunque hayan pasado años sin verse, sino también de los caminos hacia la comida y el agua que visitaron en el pasado.[2]

Los elefantes son muy inteligentes. Están a la altura de los delfines, los simios y nosotros. La mayoría de los mamíferos nacen con cerebros que pesan alrededor del 90 % de lo que será el peso final de su cerebro. Sin embargo, los cerebros de los elefantes y de los humanos se desarrollan considerablemente después de nacer. Venimos al mundo con aproximadamente el 25 % del peso de nuestro cerebro adulto, mientras que los elefantes nacen con aproximadamente el 35 %.[3] Este crecimiento continuo del cerebro fuera del útero hace que los humanos y los elefantes adultos tengamos el cerebro más grande —en proporción al tamaño total del cuerpo— que otros mamíferos, incluidos otros primates, lo que podría explicar nuestra inteligencia.

En 2006, investigadores de la Universidad Emory de Atlanta expusieron que los elefantes pertenecen a un grupo exclusivo de animales que pueden reconocerse a sí mismos en un espejo.[4] Eso ya dice mucho de ellos. El hecho de que los elefantes tengan la capacidad de identificarse en un espejo significa que se reconocen como individuos y no solo como parte de la manada. Debido a esta «autoconciencia», los elefantes parecen mostrar empatía y apoyo mutuo, trabajando colaborativa y cooperativamente con sus compañeros paquidermos. Sabemos, a partir de estudios humanos, que tener una mayor conciencia de uno mismo aumenta la empatía cognitiva, por lo que no es difícil detectar similitudes con los elefantes. Aunque es complejo demostrar que las observaciones anecdóticas de la empatía de los elefantes sean, en efecto, ejemplos reales de muestras de empatía equiparables a las de los humanos, los investigadores que han pasado mucho tiempo observando manadas de elefantes en libertad han descubierto que se ayudan mutuamente de forma rutinaria cuando lo necesitan. Esto se hace especialmente visible entre las hembras cuando hay un bebé en apuros. Si un bebé se cae, todas las hembras correrán hacia él para ver si está bien. Las respuestas a las llamadas de socorro de las crías son comunes en muchas especies del reino de los mamíferos, pero la reacción de los elefantes ante las llamadas de auxilio está a un nivel superior.[5] Al parecer, sí que se necesita a un pueblo —o a una manada, en este caso— para criar a un niño. Cynthia Moss, una investigadora de elefantes cuyo libro de 1988 *Los elefantes* fue nominado para el Premio Nacional del Libro (uno de los premios literarios más prestigiosos en Estados Unidos) vio una vez a una cría de elefante caer en un abrevadero. La madre y su hermana no podían sacarla, así que otros elefantes de la manada cavaron una rampa para sacar a la cría del agujero.

En 2014, el investigador de la inteligencia de los elefantes Joshua Plotnick, del Hunter College, y el primatólogo Frans de Waal, que estudia el comportamiento animal en la Universidad de Emory, donde trabajaba Plotnick, publicaron la primera prueba empírica de que los elefantes consuelan a otros elefantes en apuros mediante vocalizaciones y toques físicos con la trompa.[6] Su estudio observacional se centró en un grupo de veintiséis elefantes asiáticos cautivos repartidos en unas treinta hectáreas de un campamento de elefantes al norte de Tailandia durante casi un año. Otras investigaciones han revelado que los elefantes pueden incluso mostrar interés por los huesos de sus difuntos, quizá como señal de duelo. En 2016, una estudiante que investigaba a los elefantes en África captó este comportamiento con una cámara; mientras observaba, tres familias diferentes de elefantes acudieron a rendir homenaje a la matriarca muerta y pasearon repetidamente por delante del cuerpo.[7]

Los elefantes tienen fuertes vínculos familiares que mantienen de por vida. Viajan en grupos familiares matriarcales llamados *manadas*, liderados por la hembra más anciana —y normalmente la más grande—. Se respeta su experiencia, ya que las cosas que la matriarca aprendió muchos años antes pueden ser útiles para la supervivencia de la manada. Si hay sequía, la matriarca puede llevar a la manada a un abrevadero que visitó en el pasado, aunque hayan pasado muchos años, o puede alejar a su familia de una zona que muestre signos de declive —algo muy distinto a lo que sucede en nuestra sociedad, donde muy a menudo no se valora la sabiduría de los ancianos—. En estudios humanos que se remontan a la década de 1980, los científicos demostraron una y otra vez que la necesidad de sentirse valorado —de sentirse relevante y de pertenecer a un grupo— es básica en todas las edades y, en particular, entre los ancianos, que son los que tienen más probabilidades de sufrir marginación en nuestra sociedad.[8] Los elefantes nos demuestran que el respeto a los ancianos contribuye en gran medida a proteger al grupo, proporcionándoles una ventaja de supervivencia.

Un ejemplo de este beneficio matriarcal procede de un estudio realizado en 2008 por la Wildlife Conservation Society y la Sociedad Zoológica de Londres.[9] El estudio analizó tres manadas de elefantes en 1993, durante la peor sequía de los últimos treinta y cinco años en el parque nacional de Tarangire, en Tanzania. En un periodo de nueve meses murieron dieciséis de las ochenta y una crías de elefante del estudio, una tasa de mortalidad del 20%, mucho mayor que la tasa de mortalidad típica del 2% de las crías durante los años sin sequía. Los investigadores documentaron una diferencia sorprendente entre las crías que perecieron y las que sobrevivieron: la edad de la madre líder. Dos de los grupos abandonaron el parque, presumiblemente porque sus respectivas matriarcas —de cuarenta y cinco y treinta y ocho años— recordaban las señales de advertencia de sequías pasadas e intuían el peligro que se avecinaba. Y sufrieron tasas de mortalidad inferiores a las del grupo que se permaneció en el parque, que sufrió el 63% de la mortalidad del año. Entre las conclusiones, los investigadores señalaron que las matriarcas de las manadas que se trasladaron fuera del parque probablemente recordaban la sequía de 1958-1961, cuando ellas mismas eran pequeñas, mientras que en el grupo que permaneció en Tarangire no había individuos lo bastante viejos como para recordar ese acontecimiento histórico. Otros estudios han descubierto que las manadas dirigidas por matriarcas de más de treinta y cinco años tienen mejores tasas de supervivencia.[10]

Es asombroso entender que los elefantes sean tan sabios y empáticos sin que tengan un lenguaje palpable. De todos modos, tienen su propia forma de comunicarse, que a los humanos nos resulta difícil oír, detectar e interpretar —utilizan sonidos distintos en frecuencias altas y bajas, así como señales táctiles—. Si pudiera sintonizar ese canal, les haría algunas preguntas a los elefantes. La principal: ¿Cómo habéis conseguido libraros del cáncer?

Cómo no contraer cáncer

El gigantesco cuerpo de los elefantes contiene hasta cien veces más células que el nuestro, por lo que sería lógico pensar que son mucho más propensos al cáncer que nosotros. El cáncer es una división celular no regulada que comienza en una célula que muta en un gen involucrado en el crecimiento celular. Cuantas más células tengas, más probable es que una de ellas se vuelva rebelde y se convierta en un tumor. En términos generales, las personas más altas tienen un riesgo estadísticamente mayor de desarrollar cáncer, y algunos estudios demuestran que el riesgo aumenta aproximadamente un 10 % por cada diez centímetros más de altura.[11]* Sin embargo, hay abundantes

---

*Entonces, ¿significa eso que las personas con más peso también son más propensas al cáncer? Sí, pero no tanto porque el sobrepeso, o la obesidad, signifique que haya órganos más grandes con más células. La obesidad es un factor de riesgo de cáncer por toda una serie de razones; por ejemplo, por el exceso de tejido adiposo que influye en el metabolismo y la señalización hormonal que, a su vez, afectan a cómo y cuándo mueren las células, además de a cómo esa grasa visceral que se encuentra alrededor de órganos vitales aumenta la inflamación.

Paradoja de Peto

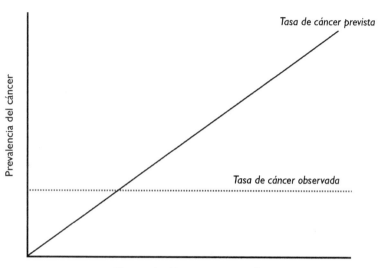

El cáncer se define como una enfermedad de crecimiento y división celular incontrolados, y teóricamente el riesgo de desarrollar un cáncer debería aumentar con el número de divisiones celulares durante la vida de un organismo. Por lo tanto, la tasa de cáncer prevista para las especies más grandes o longevas debería ser mucho mayor que para las más pequeñas y efímeras. La línea negra continua es la relación lineal esperada entre la tasa de cáncer y el tiempo de vida x masa corporal. La línea de puntos representa la observación en la naturaleza de que no existe relación entre el riesgo de cáncer y el tiempo de vida x masa corporal. Por ejemplo, el riesgo de cáncer a lo largo de la vida en las personas (39,5% de desarrollar cáncer, 19,5% de morir de cáncer) no es muy diferente del de los ratones (vida de solo 2-3 años y peso medio de menos de un gramo). En cambio, el riesgo de cáncer que se estima en elefantes es de menos del 5% (vida de 50-70 años y peso de hasta 6.800 kilos). No se conocen las tasas de cáncer en las ballenas (vida de la ballena azul de 80-90 años y peso medio de 130.000 a 150.000 kilos), pero estos modelos predicen que el 100% de las ballenas azules deberían tener cáncer a los noventa años, lo que no se ha visto en la naturaleza. Adaptado de M. Tollis, A. M. Boddy, y C. C. Maley, «Peto's Paradox: How Has Evolution Solved the Problem of Cancer Prevention?», *BMC Biology* 15, n.º 1 (julio 2017): 60.

variaciones y variables, y el riesgo de algunos cánceres, como el de páncreas, esófago, estómago y boca, no parece aumentar con la estatura. Ten en cuenta que, aunque seas muy alto y por ello tu un riesgo de padecer determinados cánceres sea ligeramente mayor, tus genes, el medioambiente y otros factores de tu estilo de vida tendrán mucho mayor peso en tu riesgo global a lo largo de los años.

De alguna manera, los elefantes se han saltado por completo estas estadísticas, lo que se ha convertido en uno de los grandes enigmas del cáncer, «la paradoja de Peto». Sir Richard Peto es un estadístico médico y epidemiólogo de la Universidad de Oxford cuyo trabajo en la década de 1970 señaló la relación entre el tabaquismo y el cáncer. En 1975 escribió por primera vez sobre la paradoja que hoy lleva su nombre cuando observó que, célula por célula, los seres humanos son mucho menos susceptibles al cáncer que los ratones: «Una persona tiene 1.000 veces más células que un ratón... y solemos vivir al menos 30 veces más que los ratones».[12] Teniendo en cuenta la mera diferencia entre el número de células de un ratón y las de un humano, podríamos pensar que somos más vulnerables al cáncer —y, por extensión, a la muerte prematura—, pero no es así. Aunque el concepto de «a más células, más cáncer» tiene sentido, los datos no lo respaldan en todas las especies. La mayor incidencia del cáncer en los ratones en comparación con los humanos claramente indica que en el cáncer interviene algo más que el número de células de un organismo. Peto llegó a sugerir que las consideraciones evolutivas eran probablemente las responsables de las distintas tasas de carcinogénesis (formación de cáncer) por célula en las distintas especies. En relación con los elefantes, somos como los ratones: propensos al cáncer, aunque tengamos muchas menos células.

Las crías de elefante salen del útero pesando la friolera de 300 kilos y crecen hasta pesar más de 10.000 kilos en menos de diez años. Semejante ritmo de división celular explosiva los haría aparentemente muy vulnerables a la enfermedad desde el nacimiento. Si los elefantes no estuvieran preparados para afrontar el cáncer, se extinguirían. Pero la naturaleza les ha resuelto este problema. Casi el 25% de nosotros morirá de cáncer. El riesgo de cáncer a lo largo de la vida de un ser humano oscila entre el 33% y el 50% —un 43% para los hombres y un 38% para las mujeres—, pero en la actualidad sobreviven entre el 75% y el 89% de las personas diagnosticadas de cáncer. Cuando el ser humano llega a la edad adulta, sus células se habrán dividido y el ADN se habrá duplicado unos treinta billones de veces, y cada uno de estos acontecimientos podría dar lugar a una mutación cancerígena. La división celular es un proceso cuidadosamente controlado en el que intervienen cientos de genes, algunos que fomentan la proliferación celular y otros que la suprimen. Otros genes señalan cuándo las células dañadas deben someterse a la apoptosis, o muerte celular programada. Cuando una célula normal se vuelve cancerosa, se han acumulado suficientes mutaciones en los genes que controlan el crecimiento celular como para que la célula dañada ya no sea capaz de autodestruirse. Según algunas valoraciones, la mayoría de las células cancerosas tienen sesenta o más mutaciones, incluso en ambas copias de los genes de una célula normalmente responsables de la apoptosis (también conocidos como *genes supresores de tumores*). Estas células se dividen más rápidamente que sus «progenitoras» sanas, volviéndose menos dependientes de las señales de otras células que podrían ayudar a controlar su crecimiento y su muerte. Así pues, aunque las células cancerosas presentan múltiples anomalías que las convertirían en objetivos principales de la apoptosis, son lo bastante inteligentes como para evitar la muerte celular programada. Se vuelven rebeldes.

Aunque algunas mutaciones genéticas que pueden provocar cáncer pueden heredarse de un espermatozoide o de un óvulo, en lo que se denomina *mutación de la línea germinal*, la mayoría de las mutaciones se adquieren a lo largo de la vida por factores como el consumo de tabaco, la exposición a la radiación, los virus o simplemente la edad. Algunas personas piensan erróneamente que las vitaminas y los suplementos adicionales llenarán los vacíos de nuestra dieta y nos pondrán más a salvo de desarrollar un cáncer a medida que envejezcamos. Sin embargo, esos nutrientes adicionales pueden actuar en nuestra contra, alterando nuestros sistemas y aumentando el riesgo de enfermedades, incluido el cáncer y las cardiopatías. Demasiado de cualquier cosa puede ser peligroso y, cuando se trata de vitaminas y suplementos, muchos de sus ingredientes activos tienen fuertes efectos sobre el organismo que, en grandes dosis, pueden ser perjudiciales y conllevar graves efectos secundarios, sin ningún beneficio. Entonces, ¿qué debes hacer? Sigue el consejo que ya te he dado antes: obtén tus vitaminas y tus minerales de los alimentos reales. Nada de megadosis. Los animales salvajes no se suplementan, e incluso el tamaño de un elefante puede mantenerse con comida natural.

Las células de los elefantes rara vez se rebelan, y por eso su riesgo de cáncer es una fracción del nuestro. El riesgo de cáncer a lo largo de la vida de un elefante es inferior al 5%, y menos del 5% de los elefantes morirán de esta enfermedad. Los científicos lo saben desde hace décadas, desde que Sir Richard Peto inició sus investigaciones en la década de los setenta, pero solo recientemente hemos empezado a descifrar el código, por así decirlo, para comprender el perfil anticancerígeno del elefante.

Los elefantes tienen un robusto sistema de defensa contra el cáncer que se basa en una proteína llamada p53 («53» es la masa molecular de la proteína, medida en kilodaltons). En los últimos treinta años, se ha prestado mucha atención a esta molécula anticancerígena y al gen supresor de tumores que la codifica, TP (proteína tumoral) 53; especialmente, desde que en diciembre de 1993 la revista *Science* la designó «molécula del año».[13] Cuando se descubrió en 1979, inicialmente se pensó que era un oncogén, un gen que *activaba* el cáncer. No fue hasta una década más tarde cuando empezamos a descubrir sus efectos anticancerígenos. Como un sheriff del condado, la proteína p53 es llamada o activada dentro de los núcleos de las células cuando hay problemas: ADN dañado. La proteína activada se adhiere directamente al ADN, esencialmente arrestando a la célula para determinar si el ADN va a ser reparado o si la célula va a sufrir apoptosis. Si el ADN es reparable, la p53 activa otros genes para reparar el daño antes de que la célula pueda dividirse de nuevo. Y, si el ADN no es reparable —lo que puede ocurrir cuando hay demasiadas mutaciones o estas son demasiado complejas—, la p53 impide que la célula se divida y le ordena —da la señal— que se autodestruya. Más recientemente, los investigadores han descubierto que otro elemento clave de esta maquinaria anticancerosa es el denominado *gen zombi*, que normalmente no funciona en los mamíferos, pero que se activa en los elefantes por la p53 cuando hay células dañadas que podrían ser precursoras de células cancerosas. El gen, llamado LIF6, se activa para producir una proteína que se dirige a las mitocondrias de las células dañadas, o generadores de energía, y las asesina agujereándolas.

La proteína tumoral 53 (TP53) es el gen más estudiado hoy en día.[14] De media, cada día se publican unos dos artículos que describen nuevos detalles de su biología básica. El gen de la p53 (el gen se llama TP53, y la proteína que codifica es la p53) reside en el cromosoma 17. Este gen se encuentra mutado en aproximadamente la mitad de los cánceres humanos. Paciente tras paciente, el informe patológico del cáncer que recibo dice que el TP53 está mutado. Existe un síndrome (lo describiré en breve) en el que el gen defectuoso no solo está en el tumor, sino también en la secuencia genómica subyacente del individuo (denominada *ADN de la línea germinal*) que se transmite a la siguiente generación. Los niños que heredan las copias defectuosas del gen TP53 de uno de sus progenitores tienen una alta probabilidad de desarrollar un cáncer: aproximadamente el 73% en los hombres y cerca del 100% en las mujeres.[15] Por otro lado, los seres humanos solo tenemos dos copias del gen TP53, una de mamá y otra de papá. Muchos animales que consiguen evitar el cáncer por completo tienen más copias funcionales del TP53, como si llevarán pares extra de zapatillas, por si las que están gastando se estropean antes de terminar la carrera. Los elefantes tienen al menos veinte copias de TP53, y esa

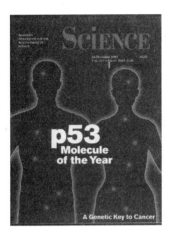

Portada de la revista *Science*, 24 de diciembre de 1993,
declarando a la p53 «molécula del año».

bonificación biológica es el secreto de que no tengan cáncer. Poseen un poder supresor de tumores mucho mayor que el de los humanos, y resulta que el p53 de los elefantes solo mata las células malas; ni siquiera permite que se reparen.

Curiosamente, los estudios han descubierto que la mayoría de los genes TP53 de los elefantes son retrogenes, lo que significa que los elefantes originalmente solo tenían dos genes TP53 y que estos genes adicionales se seleccionaron durante un largo periodo de la evolución de los elefantes. Se cree que los elefantes adquirieron más genes TP53 de forma casual al evolucionar a partir de antepasados más pequeños.

¿En qué nos ayuda el saber esto? La próxima vez que estés en un zoo observando a un elefante, fíjate en las venas de sus orejas caídas. Algún día, esa sangre granate que circula por ellas puede ser una fuente para generar nuevas terapias contra el cáncer. Por desgracia, la solución lógica —forzar una mayor producción de p53 en humanos— no ha funcionado. Arnold J. Levine, uno de los descubridores del p53 en la Universidad de Princeton, me contó que una vez intentó sobreexpresar el gen introduciendo copias adicionales en el genoma de un ratón en el laboratorio, pero los animales murieron antes de nacer. Y forzar una mayor actividad del gen puede desencadenar otros problemas, porque en los humanos el gen también está vinculado a enfermedades neurodegenerativas. Aquí hay que tener en cuenta su complejidad, que probablemente variará en función de la fisiología propia de cada especie. Debe alcanzarse un equilibrio en su regulación: cuándo debe activarse y cuándo debe desactivarse.

Sin embargo, hay una pista que debemos explorar más a fondo. El descubrimiento del LIF6 ha despertado el interés por desarrollar fármacos que hagan que las células cancerosas activen sus copias de genes zombis LIF. Un científico apasionado ya cree que podría estar dando con algo.

A por sangre de elefante

El cáncer es algo muy personal para Joshua Schiffman. Criado en Providence, Rhode Island, tenía quince años cuando su padre, oncólogo de la Universidad de Brown, palpó los ganglios linfáticos del cuello de Schiffman y supo lo que le esperaba. La enfermedad de Schiffman fue diagnosticada como enfermedad de Hodgkin en estadio 2, un tipo de cáncer de sangre, no muy diferente del cáncer que había afectado al perro de la familia, Frank, un pastor alemán. El verano de 1989 fue de «R y R», como él dice: reposo y radiación. Después de trabajar por la mañana, el padre de Schiffman lo recogía a la hora de comer y conducía ochenta kilómetros hasta el Hospital Infantil de Boston para que recibiera la radiación; después, regresaban a casa y Schiffman se pasaba la noche vomitando —la radiación afectaba a una zona del cerebro donde se desencadenan las náuseas—, y al día siguiente volvían a repetir el mismo proceso.[16]

Sin duda alguna, esa época creó unos fuertes vínculos entre padre e hijo; pero Schiffman, como padre que es, bromea hoy en día diciendo que a su padre debían de molestarle las veinte preguntas por hora que su hijo le hacía. Schiffman se curó, y desde entonces la medicina oncológica ha sido su especialidad. Aunque en algún un momento pensó en hacerse guionista de Hollywood, su padre lo persuadió para que bastante pronto se matriculara en la Universidad de Brown para estudiar la carrera de Medicina, de ocho años de duración. No se trataba de un programa común. El programa de educación médica liberal de Brown hace hincapié en un enfoque humanista de la medicina, con clases impartidas por poetas y dramaturgos.

Tras graduarse, Schiffman decidió mudarse a la costa oeste y entró en la Universidad de Stanford, donde se interesó por los cuidados paliativos para niños, atendiéndolos al final de sus vidas. Un fin de semana, una niña de cuatro años ingresó en el hospital donde él estaba de guardia. Dos años antes, había sobrevivido a un tumor cerebral con cirugía. Ahora, su padre acababa de morir de cáncer cerebral, y su tío (hermano del padre) también había muerto de la misma enfermedad. Esto era una gran pista de que había alguna causa genética subyacente en juego, y la curiosidad de Schiffman se despertó.[17]

La primera vez que hablé con Schiffman fue hace años, cuando empezaba a diseñar una nueva terapia contra el cáncer basada en la resistencia natural de los elefantes a esta enfermedad. En aquel entonces se había trasladado a Salt Lake City, donde había aceptado un puesto en la Universidad de Utah para continuar su trabajo en oncología pediátrica. Quería saber por qué algunos niños parecían nacer con una predisposición a desarrollar un cáncer, como si hubieran heredado algún gen nefasto. Centró cada vez más sus conocimientos en el síndrome de Li-Fraumeni, un raro trastorno genético (que hemos mencionado unas páginas atrás) en el que una persona solo tiene una copia normal del gen TP53. De todas las predisposiciones genéticas al cáncer que se pueden estudiar, podría decirse que ninguna es tan extrema como el síndrome de Li-Fraumeni, que da a las personas que lo padecen una probabilidad de desarrollar un cáncer tan cercana al 100%. Utah era un destino ideal, en parte porque a Schiffman le encantaban los «espacios abiertos y la apertura a nuevas ideas», pero sobre todo porque la cultura genealógica de la comunidad mormona le proporcionaba un grupo para estudiar. Una familia en particular, los Thompson, transmitió la mutación a través de múltiples generaciones, viviendo con diagnósticos de cáncer mortales o bajo su amenaza.[18] Puedo imaginarme la agonía de albergar un fuerte deseo de tener hijos sabiendo que cualquiera de tus descendientes puede convertirse en una víctima segura del cáncer.

Schiffman es padre de tres hijos y tan activo como astuto es el cáncer. Su despacho, desordenado y poco glamuroso, es testimonio de su dedicación: detrás de él hay montones de papeles desordenados por leer, y dos dibujos de niños que parecen haber sido pegados apresuradamente en la pared. Voluble e intenso, con una pasión infantil, es el tipo de persona que ve el vaso medio lleno, o está inmerso en su investigación, enseñando, colaborando y atendiendo a niños enfermos, o llevando a su propia prole al zoo a ver a los elefantes. Su admiración por los elefantes se produjo en el verano de 2012, veintitrés años después de que él mismo rozara la muerte. Estaba en Bar Harbor, Maine, en una conferencia sobre medicina evolutiva y oncología comparada, el estudio del cáncer en distintas especies. Esperaba aprender a trasladar lo que sabemos sobre el cáncer en perros al cáncer en humanos. No tenía ni idea de lo que le esperaba.

Uno de los ponentes fue Carlo C. Maley, que por aquel entonces era profesor asociado en la Universidad Estatal de Arizona e investigaba los tipos de cáncer y su evolución (ahora es director del Arizona Cancer Evolution Center). Cuando Maley se levantó para dar su conferencia y anunció que iba a hablar de elefantes, Schiffman casi sale corriendo hacia la puerta. ¿Qué podía enseñarle un elefante sobre el cáncer? Resultó que mucho. Fue allí donde Schiffman oyó hablar por primera vez de la paradoja de Peto. Los elefantes pasan unos veintidós meses en el vientre materno, un tiempo prolongado debido a su necesidad de un mayor desarrollo cerebral para adquirir habilidades cognitivas complejas que al nacer utilizarán inmediatamente para sobrevivir en su entorno. Y las hembras pueden seguir reproduciéndose hasta la vejez, después de los cincuenta años. Como me explicó

Schiffman, los elefantes capaces de combatir el cáncer pueden seguir teniendo hijos hasta una edad avanzada y transmitir esta capacidad a la siguiente generación. La mayoría de los humanos desarrollan cáncer al final de la mediana edad, casi siempre después de haber tenido hijos, cuando con el tiempo las mutaciones causantes del cáncer se han acumulado y superan a los genes supresores de tumores. Por eso, en palabras de Schiffman, «el cáncer es una enfermedad asociada al envejecimiento».[19] La madre naturaleza no es tan protectora contigo una vez que has cumplido sus deseos de que procrees y aportes tu descendencia.

Tras la charla de Maley, Schiffman le preguntó sobre las perspectivas de conseguir sangre de elefante para estudiarla en el laboratorio. La respuesta de Maley: «Josh, si la consigues, te prometo una cosa: saldrá tu nombre en el artículo». Pasaron unos cuantos años antes de que se publicara el artículo de Schiffman.

Unas semanas después del suceso de Bar Harbor, Schiffman fue con sus tres hijos pequeños al zoo de Hogle, en las afueras de Salt Lake City. En un primer momento, atendieron a su petición de obtener sangre de elefante con la amenaza de llamar a seguridad, pero al final se hizo amigo de los cuidadores de los elefantes y obtuvo su aprobación. Desde el punto de vista del encargado del zoo, si la gente supiera que los elefantes tienen la clave para prevenir el cáncer, se preocuparían más por salvarlos (se calcula que cada día cien elefantes africanos mueren a manos de cazadores furtivos que buscan marfil, carne y algunas partes del cuerpo como trofeo).[20] Desde 2012, el procedimiento es siempre el mismo: un cuidador del zoo de Hogle extrae sangre de los elefantes de una vena grande y prominente que tienen detrás de las orejas y la introduce en grandes tubos de ensayo, que luego recorren una corta distancia en neveras portátiles hasta el laboratorio de Schiffman. Los elefantes, al igual que sus cuidadores, se han acostumbrado a ello, pues durante la extracción de sangre los acarician y les dan golosinas como premio. Una vez que las muestras de sangre llegan al laboratorio, los investigadores de Schiffman realizan una serie de acciones bioquímicas con reactivos y centrifugadoras para separar las células, intentando comprender qué es lo que hace que los elefantes sean resistentes al cáncer bajo la magia de sus genes p53. Schiffman también se ha asociado con el centro para la conservación de elefantes Ringling Bros. and Barnum & Bailey de Polk City, Florida, que alberga la mayor manada de elefantes asiáticos de Norteamérica, lo que le aportará un tesoro de nuevos datos genéticos.

Schiffman cree que, con el tiempo, la medicina podría llegar a crear un compuesto que reproduzca la naturaleza rica en p53 de los elefantes o incluso encontrar una forma de insertar el p53 de los elefantes en las personas. Para trasladar sus hallazgos en el laboratorio a los pacientes, cofundó la empresa PEEL Therapeutics (no resulta extraño que *peel* signifique elefante en hebreo) con un equipo de nanotecnología que tiene la sede en Israel, con el fin de encontrar sistemas adecuados de administración de fármacos para su p53 sintético de elefante, conocido como eP53. ¿Se podría crear un sistema de administración de anticancerígenos mediante una píldora o una inyección? Hasta ahora, el eP53 se ha encapsulado con éxito en nanopartículas diminutas y ultrafinas que tienen una milésima parte del tamaño de un cabello humano; en placas de Petri, se ha demostrado que el compuesto mata las células cancerosas en veinticuatro horas. ¿Funcionará en las personas? ¿Mezclaremos algún día nanopartículas en el batido matutino de nuestro desayuno anticancerígeno? ¿Les pondremos a nuestros perros nanopartículas en el pienso?

Los estudios sobre elefantes hacen hincapié en que el inicio del cáncer requiere un cambio en el ADN. Por tanto, mientras no dispongamos de estos nuevos medicamentos, debemos esforzarnos por reducir cualquier posibilidad de alteración del ADN que pueda causarnos problemas. Esto incluye hábitos palpables para combatir el cáncer: protégete del sol durante las horas punta del día, ya que los rayos UV de más alto nivel de energía suelen tener la suficiente para eliminar electrones y moléculas de los átomos de la piel, lo que daña el ADN y desencadena mutaciones. Evita las inflamaciones. Cuando se inicia un proceso inflamatorio en el organismo, el tejido dañado libera sustancias químicas —como citocinas (o citoquinas), histamina y prostaglandinas— para estimular el proceso de curación. Si se prolonga demasiado, estas moléculas altamente reactivas pueden dañar el ADN. La propia inflamación también estimula la división celular. Por eso, por ejemplo, las personas con enfermedades inflamatorias crónicas, como la colitis ulcerosa y la enfermedad de Crohn, tienen un mayor riesgo de cáncer de colon. Las personas con sobrepeso también viven con mayor riesgo de cáncer porque el exceso de tejido adiposo es en sí mismo inflamatorio, ya que el tejido adiposo contiene adipoquinas, un tipo especial de citocinas. De hecho, cualquier trastorno metabólico, independientemente del peso —desde la hipertensión arterial o el colesterol hasta la resistencia a la insulina y la diabetes—, aumentará el riesgo de cáncer debido a la mayor inflamación que se produce cuando el estado metabólico del organismo es anormal. En un entorno no saludable, las células empiezan a comportarse de forma diferente. Incluso los niveles tóxicos de estrés psicológico pueden causar daños por el aumento de la producción de hormonas como el cortisol. Entonces sí, cómo *piensas*, y cómo respondes a los factores estresantes de tu vida, influye en el riesgo de que tengas cáncer. Aunque es difícil considerar que los pensamientos intangibles se concreten en cáncer, por fin estamos documentando este rastro de lo invisible a lo visible. Nuestro comportamiento *sí* importa.

Un elefante tiene tolerancia a los fallos gracias a sus duplicaciones de TP53, lo que garantiza que, aunque una o dos copias de TP53 resulten dañadas, el animal tenga las suficientes para compensarlas. *La tolerancia a fallos*, término tomado del mundo de la informática y la electrónica, se refiere a las redundancias incorporadas a un sistema; de modo que, si falla una pieza, el sistema puede seguir funcionando correctamente. Un solo fallo no hará que todo el sistema se venga abajo. El sistema inmunitario humano es un gran actor en nuestra propia tolerancia biológica a los fallos, capaz de prevenir infecciones de aproximadamente 10.000.000.000.000.000 (10^{16}) fuentes extrañas.

Eso son diez cuatrillones de amenazas potenciales. Por desgracia, el cáncer también es extremadamente tolerante a los fallos. Cada vez que trato un caso de cáncer metastásico, las células tumorales se las ingenian para eludir la vía a la que estoy intentando atacar. Ninguna de las terapias dirigidas desarrolladas hasta ahora es curativa en el contexto metastásico (y esto es una afirmación aterradora en toda regla).

Sin embargo, me reconforta saber que investigadores como Joshua Schiffman están buscando formas ingeniosas de ayudarnos a protegernos. En 2021, un grupo de científicos del Wellcome Sanger Institute en Cambridge (Inglaterra) expuso unos cautivadores estudios genéticos en los que se observaba cómo las células sanas normales del esófago con la edad sufren mutaciones que podrían provocar cáncer.[21] A mediana edad, más de la mitad de las células que recubren el esófago contienen mutaciones, un porcentaje alarmantemente alto, pero el cáncer de esófago sigue siendo raro; solo es el decimocuarto cáncer más común en adultos de entre más de cien tipos. Resulta que las células portadoras de estas mutaciones (conocidas como *clones mutantes*) en realidad superan a los tumores tempranos, de modo que nunca llegan a convertirse en cáncer. La alta densidad de clones mutantes en el esófago crea un entorno competitivo en el que las células cancerosas no encuentran espacio para sobrevivir. En otras palabras, los clones de células con mutaciones «ventajosas» actúan como policías; ejercen la función supresora de tumores en el entorno que es independiente del sistema inmunitario del organismo. Esta investigación demuestra que la supervivencia de los tumores tempranos puede no depender únicamente de las mutaciones que portan, sino también de las mutaciones en el tejido normal vecino.[22] Una vez más, esto refuerza el poder del entorno para sustentar, frenar o detener el desarrollo de cánceres malignos. Es asombroso pensar que podemos obtener protección contra el cáncer, una enfermedad de mutaciones, de otras mutaciones. Algún día, este hallazgo podría permitirnos utilizar clones mutantes en la lucha contra el cáncer, además de los medicamentos que podríamos desarrollar a partir de la sangre de elefantes.

La sangre que Schiffman extrajo de los elefantes estuvo a punto de no aparecer en los titulares. Cuando él y Carlo Maley, que siguen colaborando estrechamente, presentaron su artículo seminal con un consorcio de científicos para describir cómo funciona el TP53 en los elefantes, fue rechazado por algunas de las publicaciones más prestigiosas antes de que finalmente fuera aceptado y publicado en el *Journal of the American Medical Association* en 2015.**[23] A pesar de todos esos rechazos, Schiffman nunca dudó del propósito de su misión. Schiffman declaró *a Newsweek*: «La naturaleza ya lo ha descubierto. Los elefantes ya lo han hecho. Las ballenas ya lo han hecho».[24] Las ballenas de Groenlandia también cumplen con la paradoja de Peto, pues a veces viven en aguas árticas durante doscientos años, sin cáncer. Como dijo Schiffman, «¿por qué nosotros no podemos hacerlo?».[25]

Inteligencia espacial y olvido

Puede que tardemos años en saber cómo convertir la amplia tolerancia a los fallos y la biología anticancerígena de un elefante en medicamentos que podamos utilizar, pero no deberíamos tardar años en aprender de las habilidades memorísticas de los elefantes. No conozco a nadie a quien no le preocupe perder la cabeza por lo que ahora es la forma más común de demencia en los ancianos, la enfermedad de Alzheimer, que rivaliza con el cáncer como dolencia más temida. Volveremos sobre esta dolencia en el capítulo 9, cuando abordemos la inteligencia a través de los ojos de algunas criaturas marinas, pero aquí cabe destacar que los elefantes tienen mucho que enseñarnos sobre un aspecto concreto de la memoria: la conciencia espacial.

*Es habitual que los artículos académicos sometidos a revisión por pares se enfrenten a múltiples rondas de comentarios y escepticismo editorial antes de ser aceptados por una prestigiosa revista médica. Y puede pasar tiempo antes de que una nueva idea en los círculos científicos gane suficiente tracción y apoyo para seguir inspirando investigaciones y más estudios. En palabras de uno de los grandes investigadores del p53, Moshe Oren, «Hoy en día, el p53 es como un avión Dreamliner, surcando los altos cielos de la investigación del cáncer con dignidad y orgullo».

La conciencia espacial no tiene que ver con la agudeza visual *per se*; si así fuera, los elefantes no serían buenos referentes porque su visión no es demasiado aguda. En 2015, los científicos descubrieron que la excelente memoria espacial de los elefantes es lo que les permite localizar recursos hídricos a grandes distancias en la sabana; pueden elegir los trayectos más cortos para saciar su sed aunque se encuentren a cincuenta kilómetros de distancia.[26] La conciencia espacial es ser consciente de los objetos de nuestro entorno y de nuestra relación con ellos; por ejemplo, en Estados Unidos se conduce por el lado derecho de la carretera y hacer lo contrario resulta incómodo. ¿Somos conscientes del espacio personal de los otros para no acercarnos a ellos incomodándoles? ¿Tenemos una buena coordinación para coger objetos con facilidad? ¿Podemos andar y conducir sin ayuda de aplicaciones? ¿Tenemos dificultades con la lectura, la escritura y las matemáticas básicas? En realidad, estas tres habilidades requieren mucha conciencia espacial para comprender la estructura de las frases, la gramática, la geometría y la disposición de los números.

Aunque en nuestra conciencia espacial intervienen múltiples áreas del cerebro, predomina el lado derecho, que controla nuestras actividades artísticas, la creatividad y la imaginación. Esto también significa que hay muchas maneras divertidas de mejorar nuestra inteligencia espacial: busca una nueva afición creativa, como dibujar, pintar, fotografiar o aprender a tocar algún instrumento musical; juega a juegos que te hagan pensar de forma creativa o que tengan un componente de memoria visual —por ejemplo, puzles, ajedrez, incluso algunos videojuegos que implican mover objetos—; y practica actividades físicas que obliguen a tu cuerpo a moverse por el espacio y situarse debidamente, desde el yoga vinyasa hasta el footing o el ciclismo.

Y no olvidemos olvidar. Quizá esa sea otra de las razones por las que los elefantes tienen tan buena memoria: no intentan recordarlo todo como nosotros. El cerebro no está modelado para manejar una gran cantidad de datos. Las personas que ganan concursos de memoria suelen atribuir su extraordinaria capacidad para recordar el olvido; es decir, para descartar datos innecesarios y así poder retener lo importante. Aunque solíamos pensar que el olvido era un proceso pasivo que no servía para nada, las investigaciones de las últimas décadas demuestran todo lo contrario: es un mecanismo activo del cerebro que funciona constantemente para mantenerlo preparado para aprender cosas nuevas y almacenar más recuerdos. Como declaró una vez el novelista Henry Miller: «Mi "olvido" ha sido tan importante para mi éxito como mi memoria».

Entrenar a nuestro cerebro para que olvide empieza por no prestar atención a aquello que no nos sirva o que se interponga en nuestros objetivos. Podemos decidir conscientemente no lamentarnos por las decepciones del pasado, debilitando las conexiones neuronales en torno a esos recuerdos, y en cambio vivir la vida con entusiasmo. Cuando mantenemos altos niveles de interacción social, nuestro cerebro pierde de vista los recuerdos que nos hacen sentir solos y deprimidos, porque estamos muy ocupados creando nuevos recuerdos. Una vez más, nuestros amigos los elefantes, con su sociabilidad y sus interacciones dinámicas dentro de la manada, nos muestran el camino.

Hay muchos datos científicos que respaldan la importancia del olvido no solo para la salud mental, sino también para fortalecer nuestras habilidades memorísticas y potenciar nuestra flexibilidad mental, necesaria para el pensamiento creativo y la imaginación. Incluso hay un grupo de neuronas en el cerebro que se ocupan específicamente de ayudarnos a olvidar. Se llaman *neuronas de la hormona concentradora de melanina* (MCH) y están más activas por la noche, durante el sueño REM, cuando el cerebro se está reorganizando para simplificar los recuerdos y prepararse para la llegada de datos del día siguiente. Estas neuronas MCH empiezan a emitir señales eléctricas en el centro neurálgico de la memoria, el hipocampo, para interrumpir a otras neuronas que ayudan a consolidar la memoria. Parte de la razón por la que muchos de nosotros no recordamos nuestros sueños puede deberse a la acción de estas neuronas MCH. El descubrimiento de cómo actúan estas neuronas únicas que vigilan la memoria no se produjo hasta 2019 en Japón, gracias a un equipo de neurocientíficos que documentaron este fenómeno en ratones.[27] Se supone que estas neuronas funcionan de forma similar en muchas especies del reino animal. Sin duda, también intervienen otras reacciones neuronales en nuestros recuerdos. Sabemos, por ejemplo, que la dopamina como neurotransmisor interviene en la formación y el olvido de los recuerdos. Tal vez estos conocimientos algún día serán la base para emprender tratamientos contra la demencia, la ansiedad o incluso para borrar recuerdos traumáticos.

Seguro que Jane Goodall no quiere recordar su primer encuentro de un chimpancé devorando cerebros de cría de mono. Para una vegetariana como Jane —que pronto conocerás— los chimpancés carnívoros son el proverbial elefante en la habitación. Pero, de alimentación de nuestros parientes homínidos, podemos aprender mucho y llegar a entender cómo comer mejor.

Sinopsis

Los elefantes son un modelo para nosotros en muchos aspectos, desde cómo interactúan positivamente entre sí y trabajan juntos por el bien colectivo —especialmente, en momentos de apuro— hasta cómo valoran a sus ancianos, por su sabiduría para sobrevivir basada en conocimientos del pasado. También aprovechan su inteligencia espacial para ayudar a codificar esos importantes recuerdos. Y es posible que su sangre, a prueba de cáncer, algún día nos ayude a encontrar nuevas soluciones para comprender mejor esta enfermedad y vencerla. Mientras no tengamos nuestro propio sistema anticancerígeno incorporado como los elefantes, debemos hacer todo lo posible para proteger nuestro ADN de las mutaciones: evitar riesgos dañinos —por ejemplo, la radiación UV, incluida la del sol, el exceso de vitaminas y otros suplementos— y mantener una inflamación bajo control, un concepto clave que exploraremos más adelante: el elefante en la habitación en todo lo relacionado con la longevidad. Y, cuando se trata de conservar recuerdos, no pierdas de vista el poder del olvido. Olvidar es abrir la puerta a nuevas posibilidades.

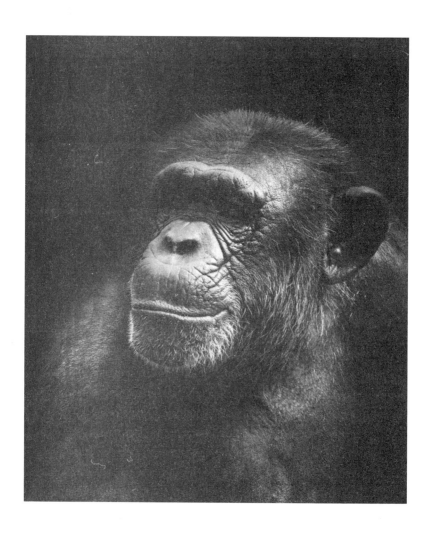

6

Machos carnívoros y madres permisivas

Algunas pistas que nos dan nuestros primos sobre consumir carne, colaborar y atender a los niños

> *Uno de mis mejores días fue... cuando [al chimpancé David Greybeard] le ofrecí fruta en mi mano extendida y él apartó la cabeza. Acerqué la mano, él cogió la fruta, la dejó caer y me apretó suavemente la mano, que es un gesto de reafirmación de los chimpancés. [...] Nos comunicábamos perfectamente en un lenguaje que precede a las palabras.*
>
> JANE GOODALL

Cada semana recibo sin falta una petición para leer un libro de próxima aparición y otra para promocionar una dieta concreta u otra novedad pasajera. En la última década, a todos nos ha llegado una desconcertante variedad de dietas que nos prometen que adelgazar, ser más felices y más sanos: paleo, baja en grasas, baja en carbohidratos, vegana, cetogénica, ayuno intermitente, flexitariana, carnívora, cruda, macrobiótica, ancestral o del pastor, por nombrar algunas. Y luego están las dietas atribuidas a una persona o marca, como WW (antes Weight Watchers), Dubrow, Gundry, South Beach, Atkins, Noom, Dukan, Whole30, Dieta DASH (régimen para personas que padecen de hipertensión), MIND (una mezcla de dieta mediterránea y DASH para el retraso neurodegenerativo), OPTAVIA... y la lista continúa. A menudo, me preguntan cuál es la mejor dieta. Quizá te sorprenda mi respuesta: «La que te funcione a ti y a tu cuerpo, y te permita disfrutar de una variedad diversa pero constante de alimentos sanos». ¿Es tóxico el azúcar? No cuando se consume con moderación. ¿Están demostrados los beneficios de la dieta cetogénica? No para todo el mundo. ¿Es tan perjudicial para la salud la carne roja que deberíamos hacernos vegetarianos para no contraer cáncer y enfermedades cardiacas y morir jóvenes? Responderé a eso compartiendo que de vez en cuando me encanta disfrutar de una jugosa hamburguesa y que me como un chuletón de ternera —de pasto, eso sí— más o menos una vez a la semana.

Realmente, no se pueden hacer estudios aleatorios a largo plazo sobre dietas, ya que una dieta es difícil de imponer. Hace tiempo que se ha demostrado que la dieta mediterránea es una opción saludable, pero no es más que un marco básico de alimentación que puede adaptarse a la mayoría de las cocinas culturales. Casi todos los grandes estudios se han basado en encuestas, lo que tiene sus propios inconvenientes —confiar en que los participantes respondan con precisión—. Por eso es fácil elegir la teoría científica que más convenga para hacer afirmaciones llamativas, algunas de las cuales pueden llegar a ser absurdas. Los defensores del vegetarianismo citan estudios que demuestran que los platos elaborados con productos de origen vegetal mejoran la virilidad; los carnívoros hacen referencia a estudios que revelan que las dietas sin carne ralentizan el metabolismo y duplican el riesgo de fracturas óseas. Es una guerra interminable.

La verdad es que hemos evolucionado para metabolizar proteínas animales, a diferencia de todos los primates no humanos, como los chimpancés, que mayoritariamente son frugívoros, lo que significa que sobre todo comen frutas crudas, suculentas verduras parecidas a la fruta, raíces, brotes, frutos secos y semillas (pero ahora verás qué ocurre cuando los machos adultos se encuentran con un árbol lleno de monos). Nuestra relativamente reciente adaptación a comer carne ha tenido unos resultados asombrosos: nos ha permitido desarrollar cerebros más grandes, superar intelectualmente a nuestros parientes homínidos e incluso moldear el comportamiento social humano. Va en serio: comer carne ha sido más beneficioso para nuestra evolución y nuestro perfeccionamiento que comer pan.

Buscando más información sobre nuestra dieta en relación con uno de nuestros parientes más cercanos, y su menor riesgo de enfermedad, me llevó a conocer a un primatólogo que ha pasado la mayor parte de su carrera observando a estos mamíferos en su hábitat original. Pronto aprendí que esta compleja historia va mucho más allá que la guerra entre el tofu y el solomillo.

Encuentro entre un oncólogo y un primatólogo

A unos veinte minutos en coche al este de mi antiguo laboratorio en el campus de la USC, cerca del centro de Los Ángeles, se encuentra South Pasadena. Tiene el aspecto de pueblo tranquilo, con un ordenado centro comercial cuyo cruce principal comparte las idas y venidas de un moderno sistema de tren ligero. Tiendas familiares y cafés al aire libre salpican las calles, bordeadas de hermosos árboles autóctonos de California en los que la gente apoya sus bicicletas cuando se reúnen con amigos para tomar un café o almorzar. No es de extrañar que South Pasadena sea un típico escenario para simular los pueblos del medio oeste y del noreste en las películas; algunas escenas de películas tan diversas como *American Pie*, *Halloween* y *Lo que el viento se llevó* se rodaron en esta zona. Parte de la Ruta 66 original atraviesa la ciudad, desembocando finalmente en el Pacífico, varios kilómetros al oeste. Es un territorio cargado de historia: sirvió de puerta de entrada a los viajes y el comercio de los pueblos aborígenes y fue el lugar donde terminó el dominio colonial mexicano en California en 1847. Se convirtió en uno de los primeros barrios residenciales de la extensa ciudad de Los Ángeles. Es en este lugar donde un día típico del sur de California, soleado y luminoso, quedé con Craig Stanford para comer y hacerle unas cuantas preguntas que me inquietaban.

A finales de los años ochenta, Stanford estaba en Bangladesh terminando su doctorado sobre un grupo de monos langur capuchinos, y vivía en una especie de cabaña en el borde de un arrozal. En aquellos tiempos, empezó plantearse qué opciones de estudio postdoctoral tenía. Un compañero le propuso que escribiera a la famosa Jane Goodall, que estaba en la cima de su carrera. Stanford lo hizo sin esperar respuesta alguna, y se llevó una grata sorpresa al recibir una invitación para trabajar con ella en el Parque Nacional Gombe y estudiar la dinámica depredador-presa de los chimpancés y de los animales a los que en ocasiones cazan si se les presenta la oportunidad. Stanford congenió con Jane gracias al carnívoro que hay en él. Una cacería típica de chimpancés salvajes es brutal y salvaje por naturaleza, pero a Stanford no le importaba ver a chimpancés comiendo carne, mientras que para Jane, una ferviente vegetariana, se hacía insufrible realizar el trabajo de campo necesario para documentar la dieta de los chimpancés. Como ha escrito Jane: «Los animales de granja son mucho más conscientes e inteligentes de lo que nos imaginamos y, a pesar de haber sido criados como esclavos domésticos, son seres individuales por derecho propio. Como tales, merecen nuestro respeto. Y nuestra ayuda. ¿Quién abogará por ellos si nos tapamos la boca?».[1]

En la actualidad, Stanford es profesor de ciencias biológicas y antropología en la USC. También es investigador asociado en la sección de herpetología (reptiles y anfibios) del Museo de Historia Natural del Condado de Los Ángeles. Conectamos de inmediato, como si fuéramos viejos amigos, y tras la inicial charla informal, fui al grano con las preguntas que quería hacerle: ¿Por qué los chimpancés no tienen cáncer? Genéticamente, somos un 99 % idénticos y, sin embargo, no padecen las mismas enfermedades que nosotros. ¿Y por qué tampoco hay registros de demencia?

Entablamos una animada conversación de dos horas que me asombró y me hizo cambiar de perspectiva. Yo tiendo a mirar las cosas desde una perspectiva molecular, finita y diminuta, acercándome a las células y a su dinámica en el entorno tisular cercano. Stanford observa a los animales a distancia, en espacios abiertos cuya extensión tridimensional es prácticamente infinita. En cuanto ves a Stanford, te das cuenta de que es una persona que trabaja al aire libre: alto y ancho de hombros, con una espesa mata pelo oscuro y cierto aire a Indiana Jones. No me lo imagino confinado en un laboratorio.

Me sorprendió que no me pudiera dar una respuesta pertinente a por qué los chimpancés no tienen cáncer ni se les ha detectado demencia. Al parecer, son temas que no se estudian. De hecho, en general, los chimpancés en libertad no se estudian a fondo; en total, quizá haya menos de cien científicos dedicándose activamente a la observación en campo de los chimpancés. Pero, cuando surgen nuevos estudios a partir de este trabajo suelen ser noticia de primera página, porque aportan pistas sobre nuestra propia humanidad. Stanford y su equipo se han interesado históricamente por la naturaleza de la agresión y la comunicación, incluidos los juegos de poder sexual y violencia.

Puede que la invitación de Stanford para unirse a Jane en África surgiera de forma fortuita, pero también se debía a algo más que a la necesidad de trabajar con un investigador carnívoro. En aquel momento, Jane tenía un terreno en Tanzania, en el Parque Nacional del Arroyo Gombe, que había estado vedado a los visitantes durante más de una década. Quería restablecer allí un campamento para estudiar las interacciones depredador-presa entre los chimpancés y los monos colobos rojos, cuya carne devoraban cuando se les presentaba la ocasión. Situada en una antigua reserva de caza colonial británica, Gombe es una pequeña mancha oblonga de selva y colinas, de unos quince kilómetros de largo y tres de ancho. Situada a orillas del lago Tanganica, solo se puede llegar al campamento en barco desde la ciudad portuaria de Kigoma.[2] Aquí fue donde, a partir de la década de 1960, el equipo de Jane llevó a cabo su trabajo pionero, pero en esta historia hay un oscuro episodio.

En la primavera de 1975, cuarenta milicianos rebeldes armados del vecino Zaire (actual República Democrática del Congo) atravesaron el lago Tanganica y secuestraron a cuatro miembros del campamento de Jane en una intensa redada a medianoche. Jane pudo escapar a la captura, pero tres estudiantes de la Universidad de Stanford y su ayudante de investigación holandesa no corrieron la misma suerte. Los cogieron a punta de pistola, los sacaron de sus chozas, los golpearon y los ataron. Una semana después de la terrible experiencia, uno de los rehenes fue liberado a cambio de un rescate de casi medio millón de dólares, un alijo de armas y la liberación de sus compañeros rebeldes de las cárceles tanzanas. El gobierno tanzano rechazó las exigencias, y ni la Universidad de Stanford ni el gobierno estadounidense pagaron el rescate. Los familiares tuvieron que reunir el dinero suficiente para poner fin a su pesadilla.*

Un año después de que Craig Stanford escribiera a Jane, llegó a Gombe con un permiso del gobierno tanzano y un reducido presupuesto. Cuando empezó a trabajar allí a finales de la década de los ochenta, no sabía demasiado sobre los chimpancés, aparte de que cada miembro de un matrilinaje tenía un nombre que empezaba por la misma letra. Al sumergirse en su vida cotidiana, pronto llegaría a saber mucho sobre estos animales; y sobre Fifi, Frodo, Gremlin y Goblin. No nos gusta aceptar que la agresividad —sobre todo, cuando es extrema, como la de esos milicianos asaltantes — sea un rasgo humano natural. Pero, cuando observas cómo se comportan los chimpancés —cómo cazan, utilizan la carne como moneda social y participan en juegos de poder—, resulta inevitable encontrar paralelismos. Primero hablaremos de nuestras inclinaciones carnívoras, que compartimos con los chimpancés, y luego veremos cómo nuestros parientes pueden enseñarnos a ser buenos modelos para nuestros hijos; lo que, por supuesto, significa enseñarles a compartir, a relacionarse con los demás y a controlar sus emociones.

---

*Esta historia nunca llegó a ser noticia de primera página en Estados Unidos, y los propios estudiantes temían exponerse demasiado como para hacerlo público, por lo que pactaron para no decir nada sobre su secuestro. Rompieron su silencio en 1997, cuando su captor, Laurent Kabila, se hizo con el control de Zaire, con la esperanza de que Estados Unidos le exigiera responsabilidades por el terrorismo que había cometido. Pero sus súplicas cayeron en saco roto. Gran parte de la política de la época iba en torno a la Guerra Fría. Cuando a Jane se le pregunta hoy sobre ello, recuerda el suceso de los rehenes bajo su vigilancia como uno de los momentos más duros de su brillante carrera.

Masticar mejor

La próxima vez que estés cortando un filete —o tu alternativa cárnica preferida—, intenta pensar en lo que debía de ser adquirir, preparar y degustar una comida así hace miles de años, antes de que la cocina se convirtiera en algo habitual. Hoy damos por sentado el uso de tenedores, cuchillos y sartenes, pero para muchos animales el acto de masticar es una de las tareas más tediosas. Nuestros primos primates, los chimpancés, pasan hasta seis horas al día triturando frutas y, ocasionalmente, tienen algún que otro mono entre los dientes. Esto es posible gracias a sus grandes dientes y a unas grandes mandíbulas, similares a las que tenían nuestros primeros antepasados. Entonces, ¿qué ocurrió en nuestra evolución?

En primer lugar, los utensilios de cocina tuvieron que abrirse camino en nuestra historia. Los nuevos descubrimientos científicos apuntan al desarrollo de utensilios de cocina primitivos entre nuestros antepasados primitivos mucho antes de que aprendiéramos a asar la carne, hace más de 2,5 millones de años.[3] Es decir, unos dos millones de años antes de que se generalizara la cocina. *Dos millones.** Estos primeros antepasados, simios erguidos llamados *homínidos*, fabricaron herramientas sencillas de piedra para cortar carne y machacar tubérculos, como el boniato, la remolacha y la patata; lo que les facilitó la obtención de las calorías que necesitaban para sobrevivir.

Una nota rápida sobre terminología: los *homínidos* son todos los grandes simios, modernos y extintos: humanos, chimpancés, bonobos, gorilas y orangutanes; los *homininos* son cualquier especie de humano primitivo que esté más emparentada con los humanos que los chimpancés. Lo que separa a los grandes simios de otros primates,

---

*Las pruebas arqueológicas demuestran que la cocina apareció por primera vez hace un millón de años y que estaba muy extendida hace unos 500.000 años. Hay pruebas claras del uso habitual del fuego en cuevas de Israel que datan de hace entre 400.000 y 300.000 años e incluyen el uso repetido de un único fogón en la cueva de Qesem e indicios de asar carne.

incluidos los monos, es que tenemos cerebros más grandes, cuerpos más grandes y no tenemos cola. Es importante recordar que no evolucionamos a partir de los chimpancés, pero compartimos con ellos un antepasado común reciente; los chimpancés poseen aproximadamente el 98,6% de nuestro ADN. Volvamos ahora a nuestros primeros antepasados, que descubrieron cómo cortar la carne cruda.

En 2016, un equipo de investigadores de Harvard dirigido por Daniel Lieberman y su colega Katherine Zink realizó un experimento que puede parecer absurdo a primera vista.[4] Evaluaron el empeño de masticar carne cruda, para ello convocaron a docenas de voluntarios a una especie de «concurso de masticación».

Para realizar el experimento colocaron electrodos en la parte externa de las mandíbulas de los participantes en el estudio para medir el tiempo y la fuerza necesarios para masticar ciertos alimentos, como carne y verduras. Se utilizó carne de cabra porque se parecía más a la carne salvaje de la época —actualmente, se cría a las vacas para que su carne sea más blanda—. Lo que descubrieron fue que la carne de cabra era extraordinariamente difícil de comer. Lieberman también intentó comer carne de cabra y comentó en un artículo de *Science*: «Comer cabra cruda no es agradable, masticas y masticas y masticas y masticas y no pasa nada».

El estudio llegó a calcular que cortar la carne en rodajas y machacar las verduras, que facilitan la trituración de los alimentos, reduciría el número de masticaciones en un 17%, lo que puede no parecer mucho, ¡pero en el transcurso de un año equivale a 2,5 millones de masticaciones! Esto permitió a los homínidos que otros de sus rasgos faciales evolucionaran, ya que antes solo estaban optimizados para masticar. Ese momento de la evolución propiciaba bocas y labios más maniobrables para el habla, y cabezas equilibradas para ayudar en movimientos como correr y cazar.[5]

En un artículo publicado en *Nature*, afirman que una reducción tan drástica del número de masticaciones al año facilitó que los primeros miembros de nuestro género *Homo* desarrollaran dientes y mandíbulas más pequeños y aptos para el desarrollo del habla y el lenguaje. Nuestra delicada estructura ósea oral y nuestros morros más pequeños, que dejaban espacio para unos labios flexibles, son exclusivos de los humanos y facilitan la pronunciación de unas dieciséis mil palabras al día. En comparación, realizamos una media de novecientos movimientos de masticación mientras comemos, por lo que hablar es una habilidad mucho más exigente. Tener una ligera sobremordida —con los dientes superiores descendiendo sobre la mandíbula inferior—, en lugar de una mordida de borde a borde, permite sonidos complejos como los de las letras *f* y *v*. Narices más pequeñas y respingonas en una cara más vertical también hicieron que nuestras cabezas estuvieran mejor equilibradas para correr y, por extensión, para cazar, lo que nos llevó a añadir aún más carne a nuestra dieta.[6]

Pero, para entender nuestros metabolismos carnívoros, tenemos que viajar aún más atrás en el tiempo, ya que el consumo de carne allanó el camino para asombrosos desarrollos en nuestra evolución.

Cerebros de mono

Observar a un grupo de chimpancés yendo de caza es una experiencia inolvidable, una clase magistral del comportamiento primitivo en estado puro. Es un acto bien calculado, similar al derribo de un objetivo militar. Como cazadores oportunistas, los chimpancés macho empiezan de forma bastante inocente, buscando frutas y verduras, hasta que se topan con un árbol lleno de monos. Aunque los chimpancés comen otras carnes, como las de cerdos salvajes y babuinos, los monos son su manjar preferido, especialmente las crías y los adolescentes de los colobos rojos. Aunque los colobos son primates como los chimpancés y los humanos, son parientes lejanos. Por eso, el que un chimpancé se coma a un mono no es una forma de canibalismo, pero sí que es algo violento.

«Es un combate cuerpo a cuerpo entre monos», me dice Stanford. Su tasa de éxito es de aproximadamente el 50 %, alta en comparación con la de otros animales y probablemente atribuible a la astucia de los chimpancés. La caza puede durar hasta una hora; examinan a su presa, atacan y se desata el caos. Una vez capturado el mono, lo bajan del árbol. La carne la controla el macho alfa, que se sienta y muerde el cadáver, empezando normalmente por el cerebro y la médula ósea. Se cree que el cerebro se engulle primero porque es rico en nutrientes, con grasa y ácidos grasos de cadena larga. Luego se mastica la grasa.

Este comportamiento carnívoro ocurre predominantemente durante la estación húmeda, cuando la comida es abundante y, por tanto, está bien arriesgarse y cazar, ya que hay otras fuentes de calorías más fácilmente disponibles si la caza fracasa. Durante la estación seca, cuando la comida escasea, los chimpancés evitan el gasto innecesario de energía. Stanford señala que ha observado mejoras significativas en la capacidad cognitiva de los chimpancés cuando han ingerido carne. También me comentó que las hembras promueven el darse atracones de carne cuando están en celo. Por lo visto, cortejar a una hembra con una comida especial no es un acto exclusivo de los humanos: los chimpancés macho que comparten la carne de mono que han cazado con las hembras pueden duplicar sus posibilidades de tener relaciones sexuales con sus compañeras de cena, según *National Geographic*.[7] Entre los chimpancés, la carne es una mercancía, una moneda social de control y manipulación. Los chimpancés son casi maquiavélicos a la hora de compartir. Pueden pelearse, robar e incluso intercambiar sexo por un trozo de carne de una fracción del tamaño de un filete. A veces, pasan largas temporadas de caza —diez semanas— en las que los chimpancés matan al 10 % de todos los monos de la selva.

La carne es un alimento denso en nutrientes, mucho más denso que la fruta y la verdura. También es más difícil de conseguir —las frutas y verduras no huyen—. Entre los primates, los humanos somos poco comunes en cuanto a la cantidad de carne que comemos: de media, diez veces más carne que los chimpancés, que son los que más carne comen entre los simios salvajes. Y, a diferencia de otros primates, a lo largo de la evolución los humanos nos hemos especializado en comer animales de caza mayor —más grandes que nosotros—, como renos y mamuts. Stanford ha estudiado nuestros genes adaptados a la carne y cómo ralentizaron nuestro proceso de envejecimiento en comparación con otros homínidos. La vida de un chimpancé es más corta que la de un ser humano. Los chimpancés envejecen más deprisa y son más propensos a la acumulación de colesterol en los vasos sanguíneos y a las enfermedades vasculares, sobre todo cuando están en cautividad, y son más sedentarios que sus congéneres salvajes. La insuficiencia cardiaca es la principal causa de muerte en los simios cautivos. Sin embargo, debo señalar que, aunque los problemas cardiacos son comunes tanto en humanos como en chimpancés, las causas principales de la dolencia son diferentes entre las dos especies. Nosotros somos más propensos a desarrollar aterosclerosis, una acumulación de placas de grasa en nuestras estrechas arterias que provoca infartos, mientras que nuestros parientes más cercanos sufren una cicatrización del tejido cardiaco que da lugar a ritmos cardiacos irregulares y, finalmente, a paros cardiacos repentinos. Los científicos siguen intentando averiguar por qué los corazones de los chimpancés acumulan colágeno, fuente de la cicatrización, en una enfermedad llamada fibrosis miocárdica*. Aunque estos animales experimentan problemas cardiacos de forma algo diferente a la nuestra, no dejan de ser un modelo crucial para comprender la evolución de la longevidad humana.

La dieta ha cambiado notablemente durante nuestra evolución. Se cree que todos los antepasados humanos directos eran mayoritariamente herbívoros. Pero, cuando empezamos a evolucionar para comer tejidos animales grasos, nuestros genes cambiaron para hacernos más resistentes a los riesgos de enfermedades relacionadas con el consumo

---

*Es la misma enfermedad que mata repentinamente a jóvenes atletas en el campo. Cuando oímos trágicas noticias sobre una estrella de fútbol o atletismo adolescente y sano que se desploma y muere en cuestión de minutos durante una actividad extenuante, la causa suele ser la miocardiopatía arritmogénica del ventrículo derecho (MAVD), que se caracteriza por la misma acumulación de tejido cicatricial graso y fibroso en el corazón.

de carne. La carne no solo tiene un alto contenido en grasa y colesterol, sino que también puede contener los parásitos que provocan la enfermedad de las vacas locas, causada por proteínas infecciosas anormales (priones, derivados de las palabras *proteína* e *infección*) que destruyen el tejido cerebral y nervioso. La enfermedad de las vacas locas se remonta probablemente a hace millones de años y podría haber acabado con nuestra especie en el planeta si no hubiéramos desarrollado o buscado genes para combatirla.[8] A su vez, esta resistencia a la enfermedad facilitó el que tuviéramos una vida más larga y fomentó una serie de comportamientos que aprovecharon el poder de nuestros cerebros en crecimiento, y sentó las bases para vivir más tiempo en sociedades complejas.

Un gen en particular que surgió durante el cambio de nuestra dieta hacia el consumo de carne es la apolipoproteína E (APOE), concretamente la variante E2, o alelo, que tiene la capacidad de reducir los riesgos de enfermedades vasculares, así como del alzhéimer. En pocas palabras, algunos genes tienen diversas formas localizadas en la misma posición en un cromosoma; en el caso de la APOE, existen tres formas: E2, E3 y E4. Heredamos una forma de cada progenitor, y esta combinación determina nuestro genotipo APOE. El gen de la APOE es importante para controlar nuestro colesterol, ya que la apolipoproteína E, la proteína producida por el gen APOE, ayuda a transportar la molécula.* El colesterol suele tener mala fama, pero en cierta cantidad lo necesitamos para sobrevivir; desempeña muchas funciones en el cuerpo, desde formar las membranas celulares hasta producir ciertas moléculas, como hormonas, vitaminas liposolubles y ácidos biliares para la digestión. En la sangre, la apolipoproteína E moviliza diferentes proteínas que contienen colesterol hacia el hígado. En el cerebro, actúa como transportador de colesterol entre las neuronas. Otros genes evolucionaron para que metabolizáramos la grasa.

---

*El gen APOE también interviene en la probabilidad del riesgo de padecer la enfermedad de Alzheimer que tenemos de por vida (dependiendo de la combinación de genes APOE que heredemos de cada uno de nuestros padres).

Entonces, ¿cómo podemos explicar el problema moderno de las enfermedades cardiovasculares, que siguen siendo una de las principales causas de muerte, si supuestamente evolucionamos para evitarlas? El profesor de la USC Caleb Finch, titular de la Cátedra ARCO-William F. Kieschnick de Neurobiología del Envejecimiento, ha afirmado que «el cambio a una dieta rica en carne y grasa se produjo en una época en la que la población humana estaba dominada por cazadores y recolectores. El nivel de actividad física de estos antepasados era muy superior al que la mayoría de nosotros hemos conocido... Nuestros antepasados solo comían huevos de ave en primavera, cuando estaban disponibles, ahora los tomamos todo el año. Puede que cazaran un ciervo por temporada y se lo fueran comiendo durante varios meses».[9]

Los argumentos en contra de una dieta rica en carne han sido reforzados por un estudio de 2019 publicado en la revista científica *Proceedings of the National Academy of Sciences* que demuestra que la pérdida funcional de un único gen en nuestra evolución hace unos dos o tres millones de años podría ser una de las razones por las que demasiada carne puede provocar aterosclerosis y enfermedades cardiovasculares.[10] Los investigadores, de la Facultad de Medicina de la Universidad de California en San Diego, se animaron a investigar por qué los infartos de miocardio de origen natural debidos a la aterosclerosis son prácticamente inexistentes en otros mamíferos y por qué incluso las personas vegetarianas que no tienen ningún otro factor de riesgo cardiovascular obvio —por ejemplo, tabaquismo, hipertensión, inactividad física— siguen siendo muy propensos a sufrir infartos de miocardio y accidentes cerebrovasculares. El gen único era el gen CMAH (o más exactamente descrito como el gen que codifica la hidroxilasa citidina monofosfato-ácido siálico), cuya función principal es ayudar al cuerpo a producir la molécula de azúcar Neu5Gc (ácido N-glicolilneuramínico). Los humanos no pueden fabricar Neu5Gc porque el gen que lo codifica está mutado, pero la mayoría de los demás mamíferos sí pueden fabricarlo. Parece que su función es reducir significativamente la acumulación de placa aterosclerótica en las arterias. Los científicos evolucionistas plantean la hipótesis de que millones de años atrás un parásito de la malaria reconoció el Neu5Gc y, al eliminarlo, nos salvamos del parásito —al parásito se le cerró esa proverbial puerta de entrada—, pero el inconveniente es que nos volvimos más susceptibles a la placa aterosclerótica inductora del infarto, el depósito de grasa en las arterias.[11] Utilizando ratones modificados genéticamente con el gen CMAH desactivado, el equipo de investigación obtuvo unos resultados asombrosos: los ratones modificados para carecer de CMAH (igual que los humanos) tenían casi el doble de carga aterosclerótica que los ratones con CMAH. Y, cuando los ratones mutantes fueron alimentados con carne roja (que contiene Neu5Gc), la carga aterosclerótica aumentó aún más. El equipo de la UCSD planteó la hipótesis de que, quizá en nuestra dieta, el contacto con el Neu5Gc en alimentos como la carne roja desencadena una reacción inmunitaria que puede conducir a una inflamación continua de los vasos sanguíneos y, con el tiempo, a una aterosclerosis progresiva en quienes tienen una dieta rica en Neu5Gc.[12]

Tras esto se esconde una lección: comer carne no está mal en sí, pero con moderación y realizando mucho ejercicio. Si tienes antecedentes familiares con enfermedades cardiacas, vigila muy de cerca tus niveles de colesterol y otras grasas en la sangre, tu tensión arterial y los marcadores de inflamación, como la proteína C reactiva, y considera la posibilidad de tomar estatinas y aspirina infantil si eres de mediana edad o mayor, ya que pueden ayudar a controlar la inflamación. No todo el mundo debería tomar estos medicamentos, pero sí que todo el mundo debería consultar con su médico si tiene un alto riesgo de sufrir alguna cardiopatía.

La dieta del chimpancé solo contiene entre un 1% y un 3% de carne. Díselo a los que llevan una dieta paleo que comen carne a diario. Y, para los que prefieren un estilo de vida vegano, ten en cuenta que las frutas que encontraban nuestros antepasados distaban mucho de las que encontramos hoy en el supermercado. Es probable que fueran sorprendentemente amargas y fibrosas, como las que comen hoy los chimpancés en estado salvaje. Una vez, Stanford intentó comerse una fruta típica «de la naturaleza» de la que tanto disfrutan los chimpancés, y le dieron arcadas. Por desgracia, muchos vegetarianos y veganos de hoy en día creen que llevan una dieta sana, sin darse cuenta de que no solo pueden estar perdiendo nutrientes y ciertas vitaminas y minerales (como vitamina B12, calcio y hierro), sino que también es posible que acaben consumiendo más alimentos procesados ricos en azúcar y grasas inferiores. Además, los complementos no son una buena solución: los nutrientes de los alimentos son muy superiores a los de los suplementos. Del mismo modo que no puedes poner brócoli en un bote de pastillas, no puedes suplementar una mala dieta. Ya sé que estoy repitiendo los consejos que he dado en el capítulo anterior, pero los casos de sobredosis de suplementos siguen aumentando. Haríamos bien en nutrirnos con alimentos reales, independientemente de la dieta que sigamos. Recuerda algo que también dije en el primer capítulo: deberíamos comer de la forma más similar posible a cómo se come en la naturaleza, lo que nos lleva al significado de una dieta variada.

Diversidad sin buffet libre

Como te puedes imaginar, la selva es un enorme supermercado, aunque sin envasados ni la sección de congelados. Los chimpancés consumen una dieta extremadamente diversa: cientos de especies de plantas, insectos, frutos secos y, ocasionalmente, carne. Al ir cambiando de una planta a otra, reducen el riesgo de ingerir demasiada cantidad de una toxina concreta. Pasan gran parte del día buscando comida y recorriendo largas distancias, a veces hasta el equivalente a media maratón. Lo que hay exactamente en su menú depende de la época del año —estación húmeda o seca—. Pero, según Stanford, parecen buscar la variedad por sí misma; al igual que nosotros, los humanos, a veces en detrimento de nuestra cintura, ya que, a diferencia de nuestros primos, no tenemos que viajar mucho para comer. Nuestros hábitos alimentarios forman parte de nuestra cultura. Pero muchas costumbres de nuestros parientes pueden ayudarnos a tomar mejores decisiones, sobre todo si entendemos nuestros impulsos y deseos. Desde el punto de vista cognitivo, los chimpancés cautivos tienen la misma incapacidad que nosotros para controlar sus impulsos cuando están en un buffet libre. La ciencia nos explica tal fenómeno con elegancia.

Por ejemplo, los estudios demuestran que, cuanto mayor es la variedad de alimentos y opciones que tenemos ante nosotros, más tardamos en sentirnos llenos, lo que se conoce como *saciedad sensorial específica*.[13] Como declaró Herman Pontzer, antropólogo evolutivo de Duke, en el *New York Times*: «Es la razón por la que siempre te queda un hueco para el postre en un restaurante, aunque estés lleno. Aunque hayas tomado un plato principal y no le puedas dar ni un bocado más al filete, esa tarta de queso sigue apeteciéndote, porque es dulce y ese botón aún no se ha apagado en tu cerebro».[14] En los primates, incluidos los humanos, la actividad de las neuronas de una zona del cerebro llamada *corteza orbitofrontal* está relacionada con la saciedad sensorial específica. Estas neuronas reducen sus respuestas a la comida ya ingerida hasta la saciedad, pero sus respuestas disminuyen mucho menos frente a otros alimentos. A lo largo de nuestra evolución, esto habría sido ventajoso para los humanos, ya que una dieta variada ayudaría a garantizar la ingesta de al menos algunos de todos los nutrientes necesarios para un rendimiento óptimo[15] —de ahí los estudios que demuestran lo insatisfechos que podemos sentirnos ante una amplia variedad de alimentos deliciosos—. Lo más probable es que consumas hasta un 60% más si te sirven varios platos con diferentes cualidades sensoriales, en lugar de un único plato que desvirtúe los sentidos. Esto es cierto tanto si estás delgado como si tienes sobrepeso, ya que los estudios también demuestran que el índice de masa corporal (IMC) no afecta a la saciedad sensorial específica.

Los chimpancés en libertad pueden comer una gran variedad de alimentos, pero no se vuelven obesos como nosotros. ¿El motivo? Cocinar o procesar. Procesamos los alimentos hasta el punto de que eluden el circuito sensorial de nuestro cerebro que nos dice que no necesitamos seguir comiendo. Hace unos años, leí el libro de Mark Schatzker *The Dorito Effect: The Surprising New Truth about Food and Flavor*, en el que describe cómo hemos engañado a nuestro cerebro para que anhele ciertas combinaciones de sabor que activan los centros del placer y embotan los centros de la saciedad. Estos alimentos se denominan «hiperpalatables», y un estudio de 2019 demostró que más de la mitad de los alimentos que componen la dieta estadounidense cumplen algún requisito de esta irresistibilidad.[16] Estos alimentos contienen la alquimia perfecta de dulzor, salado y consistencia que nos hace la boca agua y avería nuestro regulador del apetito natural. Estos alimentos pueden estimular la liberación de hormonas metabólicas, del estrés y del apetito, como la insulina, el cortisol, la dopamina, la leptina y la grelina... todas las que intervienen en estos antojos.

En la era de los Doritos y sus potentes saborizantes antinaturales, producidos en un laboratorio alimentario que parece un laboratorio químico, los alimentos frescos y la comida con un mínimo de condimentos añadidos han caído totalmente fuera de la curva de la palatabilidad; una pena, porque el verdadero secreto de una dieta sana es bastante sencillo: comer aquello para lo que hemos evolucionado. Esto incluye fruta y verdura —que hemos modificado drásticamente en los últimos cientos de años—, añadiendo proteína animal con moderación. Los alimentos también deben comerse en el contexto en el que hemos evolucionado para comerlos. Por ejemplo, hemos evolucionado para masticar una manzana y absorber los nutrientes de la fruta entera y de su piel fibrosa, tragando y absorbiendo lentamente la comida a medida que viaja desde el estómago a través de los intestinos, y no absorbiéndola toda de golpe en el estómago, como puede ocurrir cuando la comida se procesa con una batidora. Y, aunque pienses que el salami, el tocino, las salchichas o la carne industrial para hamburguesas son naturales, busca carnes menos procesadas, sin mucha sal ni otros aditivos, y, cuando sea posible, opta por la carne de vacuno real alimentado con pasto.

La energía en el reino animal

Los humanos tenemos otras ventajas sobre nuestros parientes primates, como que nuestro cerebro es tres veces mayor que el de un chimpancé. En 2016, los científicos descubrieron por fin que también tenemos una tasa metabólica más alta, quemando calorías a un ritmo mucho más rápido —un 27% más rápido, para ser precisos— para mantener el ritmo de nuestros voraces cerebros.[17] También confirmaron que estamos más gordos que otros primates, lo que nos proporciona reservas de energía adicionales para los momentos de escasez; si vas a quemar combustible más rápido, necesitas un mayor suministro de reserva. Este estudio ha sido revelador para aquellos a quienes les gusta descubrir pistas sobre nuestra evolución; por ejemplo, por qué realizamos actividades que consumen mucha energía, como seguir manteniendo cerebros grandes y tener más hijos en intervalos más cortos que nuestros parientes simios.

Durante mucho tiempo, creíamos que no había diferencias en el ritmo al que las distintas especies quemaban calorías. Pero ahora sabemos mucho más sobre las compensaciones entre las demandas energéticas de las distintas partes del cuerpo. La antropóloga evolucionista y profesora emérita del University College de Londres Leslie Aiello y su compañera «propusieron que, cuando nuestro cerebro empezó a expandirse significativamente hace unos 1,6 millones de años, nuestro antepasado directo, el *Homo erectus*, evolucionó hasta tener un intestino más pequeño que absorbía menos energía».[18] La energía que se habría destinado a mantener un intestino más grande estimuló la evolución de nuestros antepasados de cerebro más grande. Otros investigadores sugirieron que «los humanos redujeron la masa muscular para ahorrar energía, caminaron y corrieron de forma más eficiente u obtuvieron calorías extra más rápidamente comiendo una dieta de mayor calidad, cocinando los alimentos para reducir la energía gastada en la digestión y compartiendo la comida».[19] Sin embargo, sea como sea lo que hayamos logrado, parece apropiado que entre las mejores cosas de la vida que nuestro gran cerebro nos ha permitido disfrutar se encuentre el saborear los placeres de una buena comida. Añade unos cuantos amigos para compartir la mesa y tendrás la combinación perfecta de una buena medicina para una vida más larga.

¿Una cura para la menopausia?

Aunque los chimpancés siguen siendo fértiles hasta una edad avanzada y experimentan pocos de los cambios neurodegenerativos asociados a la vejez que tienen las personas, pagan esa ventaja con una vida más corta en general. Las hembras ni siquiera llegan a la menopausia, lo que plantea la cuestión de por qué las hembras humanas evolucionaron para frenar su fertilidad décadas de antes de la muerte. El aparato reproductor femenino humano no envejece al mismo ritmo que el resto del cuerpo. Las mujeres dejan de menstruar cuando aún les quedan treinta o más años de vida. Las únicas otras criaturas que conocemos que pueden vivir décadas después de su vida reproductiva son algunas especies de ballenas, como las belugas, las ballenas piloto de aleta corta, los narvales y las orcas.

Aunque la fertilidad de los chimpancés disminuye entre los cuarenta y cinco y los cincuenta años, se sabe de chimpancés hembras de hasta sesenta años que han dado a luz. Además, los chimpancés macho prefieren a las hembras mayores, incluso a aquellas que han perdido el pelo. El hecho de que los machos siempre prefieran sexualmente a las hembras más maduras podría deberse a que la edad avanzada es un signo de aptitud genética o, simplemente, de mayor experiencia vital —y, por tanto, más sabiduría— para garantizar la supervivencia de su progenie. Sin embargo, para los animales que viven en unidades sociales en las que los hijos permanecen cerca y no se aparean fuera de su grupo, resultaría arriesgado que una madre pudiera reproducirse hasta su muerte, ya que con el tiempo el grupo se va ampliando con sus propios descendientes. Esta teoría explica por qué las orcas hembras pasan por la menopausia, pero no por qué lo hacen los humanos. Algunos han teorizado que la menopausia permite a las mujeres cuidar de sus nietos —lo que se denomina la «hipótesis de la abuela»—, pero esto sigue siendo objeto de acalorado debate, pues aún no existe una forma clara de estudiarlo y confirmarlo.

¿Podría ser la menopausia una casualidad de la naturaleza, un rasgo evolutivo que nos ha acompañado sin proporcionarnos ningún beneficio adaptativo? Quizá no hayamos evolucionado todavía para adaptarnos a lo mucho que vivimos ahora en comparación con hace milenios. Al fin y al cabo, las mujeres viven una media de treinta años más que hace tan solo un siglo. Y otra cosa a tener en cuenta y que sin duda nos separa de otras especies es que se tarda mucho tiempo en criar a un humano. No solo tenemos largos periodos posmenopáusicos, sino también largas infancias y adolescencias, porque tardamos mucho tiempo en madurar, fisiológica y mentalmente, hasta el punto de ser capaces de ser independientes. Ni siquiera podemos andar hasta aproximadamente el año de edad —o más—, y nuestros cerebros no están plenamente desarrollados hasta mediados de la veintena, aunque crecen a un ritmo bastante espectacular. Un tubo neural de tres milímetros (la décima parte de un centímetro) en un feto acabará siendo un cerebro con más de cien mil millones de neuronas en el momento del nacimiento, lo que significa que debe crecer a un ritmo medio de unas 250.000 células nerviosas por minuto durante todo el embarazo. Y eso es solo el principio. Nuevas investigaciones señalan que el número de neuronas de nuestra corteza cerebral —la parte del cerebro más asociada a la cognición superior— no alcanza su máximo exponente hasta los veinticinco años.[20] Así que las madres tienen que estar cerca para supervisar a sus hijos cuando se van a trabajar o a la universidad, cuando van a votan, incluso hasta que se casen y tengan su propia familia, si se da el caso. No pueden estar ocupadas teniendo más hijos.

Solo por esta razón es posible que la naturaleza nunca acabe con la menopausia, para que algún día las mujeres puedan dar a luz de forma natural siendo octogenarias. Pero tenemos que profundizar en el estudio de la menopausia, ya que surgen bastantes riesgos para la salud una vez que las mujeres son posmenopáusicas. La drástica disminución de los estrógenos tiene consecuencias para la salud durante varias décadas, desde un aumento del riesgo de cáncer hasta mayores probabilidades de desarrollar alzhéimer, cardiopatías, osteoporosis y accidentes cerebrovasculares, por lo que la menopausia y la etapa posterior merecen una atención especial.

Más arriba he bromeado sobre la necesidad de que la evolución mantenga a las madres vigilando a sus hijos veinteañeros, pero la responsabilidad de criar a hijos que se adapten bien al mundo no debe recaer enteramente en las mujeres. Todos conocemos este dicho: «Hace falta un pueblo para criar a un niño». Como estás a punto de descubrir, en la crianza de nuestros hijos también podemos aplicar algunas normas de los chimpancés.

Sé permisivo con los niños y respeta a tus mayores

A principios de los noventa, un brote de meningitis dio a Craig Stanford la oportunidad de pasar tiempo en la selva de Gombe a solas con los chimpancés; ya que era el único que cumplía ciertos requisitos de vacunación. Recuerda que, mirando a los ojos de los chimpancés, pensó que estaba observando la mente de seres muy inteligentes, como si fueran extraterrestres. «¿Qué demonios estarán pensando?», se preguntaba. Le gusta creer que es capaz de leer sus emociones. Para él, muestran hambre, miedo, culpa, vergüenza e incluso humillación. Se ríen, pero no lloran.* Especialmente, le llamó la atención dinámica de las hembras en la búsqueda de parejas y las relaciones con sus hijos. Contrariamente a lo que podría pensarse, son las hembras las que eligen a sus parejas. Son muy promiscuas y se emparejan con, digamos, dieciséis machos en un pequeño espacio de tiempo, guardando

---

*Las emociones de los animales son un tema de debate desde hace tiempo y son difíciles de estudiar, pero hay pruebas de que los chimpancés pueden mostrar dolor, miedo, angustia, diversión, empatía e incluso asco mediante sus expresiones faciales, su comportamiento y sus gruñidos u otras vocalizaciones. Pero no lloran —ni se ruborizan— como nosotros. No sabemos por qué no hay otros animales que derramen lágrimas emocionales como nosotros, ni por qué evolucionamos para llorar —para expulsar literalmente líquido por los ojos— como señal de angustia o dolor en lugar de otra reacción.

silencio durante el acto sexual para que no se enteren otras hembras y evitar así cualquier competencia no deseada. Por «pequeño espacio de tiempo» me refiero al intervalo durante el cual están en celo, que dura de seis a dieciocho días. Al igual que los humanos, los chimpancés se aparean durante todo el año, y las hembras se quedan embarazadas aproximadamente una vez cada cinco años (sus ciclos menstruales también son similares a los de las mujeres, un ciclo completo dura unos treinta y seis días).

En principio, esto parece ir en contra del modelo darwiniano de evolución, que afirma que la hembra elegirá como pareja al macho más atractivo y excepcional. Pero, en realidad, se cree que tener varias parejas masculinas es un comportamiento protector y estratégico: cada macho le ayudará a cuidar de su descendencia, no la atacará, ya que cada uno piensa que puede ser suya. Al principio suena un poco chocante, pero quizá los chimpancés puedan inspirarnos para abrirnos a una nueva perspectiva sobre el significado de la familia, menos dependiente de la sangre y más adecuada a nuestras tendencias modernas de familias mixtas e igualdad matrimonial. Los chimpancés nos dan ejemplo de ello, haciendo un gran uso del parentesco ampliado y de la coparentalidad dentro del grupo. Deberíamos aprender de ellos, dejar de prestar la máxima atención solo a nuestros hijos y, en vez de eso, compartir esa dedicación con todos los niños de nuestra comunidad. Sé padre o madre de otros niños cuando sea adecuado y necesario. Porque, no lo olvidemos, criar a los niños es una labor de todos.

La maternidad de los chimpancés es otra actividad de la que podemos aprender. A diferencia de los humanos actuales, sobreprotectores y helicópteros, las madres chimpancé son permisivas; dejan que sus crías jueguen y se caigan. Los investigadores pueden identificar qué crías de chimpancé se convertirán en líderes: aquellas cuyas madres les dejan jugar, brindándoles orientación. Una madre chimpancé intervendrá solo cuando sea necesario para enseñar una lección o evitar lesiones graves. Esa línea entre la crianza y la independencia marca la futura capacidad de un chimpancé para convertirse en un líder o en un seguidor. Lo mismo se ha observado en estudios humanos sobre los efectos que tienen a largo plazo los distintos estilos de crianza de los niños. Los padres sobreprotectores crían a niños menos seguros de sí mismos, que crecen con menos autoestima de la que habrían adquirido si se les hubiera dado cierta autonomía; esto se traduce en menos habilidades para resolver problemas y en una falta de desarrollo psicosocial adecuado, necesario para ser un buen líder. En algunos estudios realizados en adolescentes se ha llegado a la conclusión de que, cuanto más sobreprotectores han sido sus padres, a los demás también les cuesta percibir su potencial de liderazgo y tienen menos probabilidades de desempeñar funciones de liderazgo.[21]

El vínculo madre-hijo-hija en los chimpancés es excepcionalmente fuerte, especialmente en la díada madre e hijo. Los chimpancés macho mantienen una estrecha relación con sus madres incluso de adultos. Las cámaras trampa de los últimos años han captado a chimpancés madre enseñando a sus crías a fabricar herramientas primitivas para pescar termitas. Una cría de chimpancé tarda unos dos años en empezar a utilizar esas herramientas. Las crías de chimpancé imitan muy bien y se copian unas a otras en su curva de aprendizaje. Y, si una cría muere, la madre carga con su cría muerta durante días o meses. Como en el caso de los elefantes, aún no sabemos si se trata de una señal de duelo o de una falta de conciencia de la muerte del bebé.

Al igual que los elefantes, los chimpancés respetan a sus mayores. En general, se observa que los monos prestan más atención a las voces quienes son mayores que ellos. Se cree que esto forma parte de nuestra herencia primate: un intento de adquirir parte de la sabiduría de nuestros mayores. Como informa *New Scientist*: «Los monos mayores juegan un papel clave en la regulación de la red social [...] conocen mejor el bosque, son mejores para detectar a los depredadores y para encontrar nuevos alimentos».[22] Los monos mayores también ayudan a los jóvenes a forjar amistades y ascender en la escala social, tomando a los jóvenes bajo su protección en situaciones sociales. También deberíamos tener esto en cuenta al plantearnos nuestras propias redes sociales, que clásicamente están formadas por nuestros iguales. Haríamos bien en ampliar nuestras redes e incluir a personas que viven vidas considerablemente distintas a la nuestra. ¿Con cuántas personas te relacionas que tienen hábitos, conocimientos, costumbres o circunstancias diferentes? ¿Cuántos son mucho más jóvenes o, por el contrario, mayores que tú? Si tienes hijos, asegúrate de que pasen tiempo con los abuelos u otros miembros mayores de la comunidad.

Esa fue una de las grandes lecciones que me transmitió Craig Stanford: el papel de los líderes mayores. Nuestros ancianos viven cada vez más apartados y solos. Según algunas métricas, más de un tercio de las personas de cuarenta y cinco años o más se sienten solas, y casi una cuarta parte de las de sesenta y cinco o más se consideran socialmente aisladas, pues tienen pocas personas con las que relacionarse regularmente. Las principales causas no son únicamente el vivir solos o perder a seres queridos, sino también el padecer enfermedades crónicas, así como la pérdida de audición.

Puede que este último factor te sorprenda, pero un estudio del VU University Medical Center de Ámsterdam demostró que por cada disminución relevante de la percepción auditiva (los participantes tenían entre dieciocho y setenta años), las probabilidades de desarrollar una soledad crónica aumentan un 7%.[23] Puede que ese porcentaje no parezca muy alto, pero el problema de la pérdida de audición es que es gradual y sutil, y la inmensa mayoría de las personas que la padecen no saben que tienen un problema o simplemente no quieren saberlo. Y, sin embargo, las repercusiones de ello son enormes. A medida que la pérdida de audición se intensifica, las personas se van desvinculando y adoptan actitudes que favorecen el aislamiento. Las investigaciones demuestran que la soledad también está asociada a la hipertensión, el aumento de las hormonas del estrés y el debilitamiento del sistema inmunitario.[24] Un estudio de «salud, envejecimiento y composición corporal» de *JAMA Internal Medicine* demostró que los sentimientos de aislamiento aumentan de forma independiente el riesgo de demencia en un 40% y las probabilidades de muerte prematura en un 26%.

En este estudio no se abordó la pérdida de audición, pero ya se había demostrado anteriormente que la pérdida de audición no tratada aumentaba el riesgo de demencia en un asombroso 50% y el de depresión en un 40% a lo largo de una década.[25] La pérdida de audición no tratada también aumentaba el riesgo de caídas en un 30%.[26] Estas cifras han llevado a los científicos a declarar que la soledad es tan peligrosa como fumar quince cigarrillos al día. Mantén ocupados a tus mayores, ayúdalos y asegúrate de que se hagan las pruebas de audición. Es un remedio fácil con grandes resultados. Y puede que aprendas algo de ellos. Hoy en día, incluso los audífonos suelen estar subvencionados, así que no hay excusa.

En el capítulo anterior, mencioné en la sociedad moderna no se suele apreciar la sabiduría de los ancianos. Una de las excepciones es Japón, donde la población anciana goza de gran estima (uno de cada cuatro ciudadanos japoneses tiene sesenta y cinco años o más). Existe incluso una fiesta nacional en honor a sus mayores (el Día del Respeto a los Mayores, que se celebra el tercer lunes de septiembre de cada año), y esto podría ser un factor que explique el impresionante número de centenarios que tiene Japón en el mundo. Ojalá más países siguieran su ejemplo, sobre todo ahora que la población mundial está envejeciendo. En 2050, habrá aproximadamente noventa millones de personas de sesenta y cinco años o más viviendo en Estados Unidos, casi el doble de ancianos que hay en la actualidad, y abarcará cerca del 20% de la población total estadounidense. Esto no solo hace que sea esencial que consideremos la mejor forma de salvaguardar y mejorar la salud de nuestros ancianos, sino también que motivemos a las generaciones más jóvenes para que estén a la altura de las circunstancias. Podríamos empezar con un valorar y respetar más su sabiduría y su liderazgo, que con tanto esfuerzo han ganado, claves para la salud y la felicidad de todos a cualquier edad.

Sinopsis

Antes de pasar a los trucos que podemos extraer de los chimpancés, debo contar una breve historia sobre un viejo amigo cuyas enseñanzas te ayudarán a recordar las lecciones aquí expuestas. Si alguna vez hubo un anciano en mi vida que me influyó enormemente en mi forma de pensar y de ser, ese fue el querido y viejo Murray.

Conocí al ya difunto Murray Gell-Mann en una cena en julio de 2009 en el Aspen Ideas Festival. Murray era un reconocido físico que ganó el Premio Nobel de Física en 1969, por su trabajo sobre la teoría de las partículas elementales, incluida la postulación de la existencia del quark. También era un mentor excelente. «Fíjate siempre en la media de tus datos», me dijo una vez. «Presta atención a los valores atípicos». Solía recitar al público un poema que había visto en la pared de una tienda de donuts y que se conoce como «El credo del optimista»:

Mientras deambulas por la vida, hermano,
da igual con qué objetivo,
céntrate en el dónut,
y no en el agujero.

Murray te diría que no perdieras de vista el agujero. El agujero es el valor atípico que probablemente dejes pasar por alto, y esta línea de pensamiento me llevó a plantearme cuestiones nuevas e importantes, como por qué no construimos modelos en medicina, como se hacía en el mundo de Murray, para intentar comprender sistemas complejos y el porqué de la investigación del cáncer. ¿Por qué no intentamos controlar el cáncer?*

*Otra cosa que siempre me ha encantado de Murray y de la que me di cuenta una vez, cuando estuvimos juntos en el Aspen Ideas Festival para dar un charla, es que él, una de las personas más inteligentes de la Tierra, había escrito en mayúsculas en sus notas: ACUÉRDATE DE SONREÍR.

Los humanos somos tan atípicos en el reino animal como los chimpancés lo son entre los demás grandes simios y, genéticamente, compartimos más similitudes con estos parientes primates que con cualquier otra criatura de la Tierra. Acudiendo a nuestros congéneres atípicos, podemos encontrar secretos para vivir mejor, secretos que tienen mucho que ver con el poder de la moderación. Al igual que los chimpancés, podemos ser agresivos y depredadores, y a la vez moderar nuestro comportamiento; podemos seguir una dieta variada que incluya algunas proteínas animales, pero debemos tener cuidado de controlar nuestros impulsos; podemos disfrutar de las comidas con los demás como moneda de cambio para la conexión; podemos enseñar a nuestros hijos a que asuman riesgos sin dejar de vigilarlos; podemos admirar a nuestros mayores y aprender de ellos, manteniéndolos activos y conectados; y podemos disfrutar de un largo periodo posnatal ayudando a las generaciones más jóvenes, no solo a las de nuestra propia familia, sino también a las de nuestra comunidad.

Y, como estás a punto de descubrir, también es muy favorable tener buenos amigos que acudan en tu ayuda.

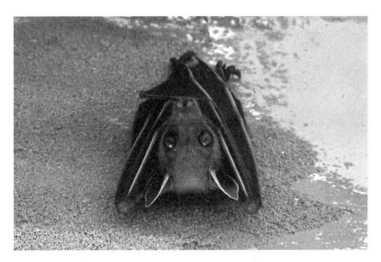

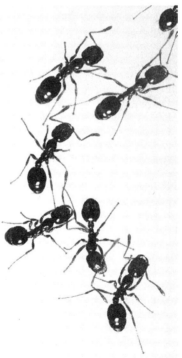

Un murciélago (arriba) y hormigas de fuego (abajo).

7

Trabajo en equipo e inmunidad social

Colabora y tómate un día de baja

> *Las hormigas son tan parecidas a los seres humanos que dan vergüenza. Cultivan hongos, crían pulgones como ganado, lanzan ejércitos a la guerra, utilizan aerosoles químicos para alarmar y confundir a los enemigos, capturan esclavos... Hacen de todo menos ver la televisión.*
>
> LEWIS THOMAS

Se dice que una mariposa que bate sus alas en el momento justo y en el lugar adecuado puede provocar una tormenta torrencial a miles de kilómetros de distancia. El concepto del «efecto mariposa» lo propuso el difunto Edward Norton Lorenz en 1969.[1] Lorenz había establecido la base teórica de la predictibilidad meteorológica y climática, pasando toda su carrera profesional en el MIT. Aunque en un principio pensó en emplear la imagen de las gaviotas, se decantó por la analogía de la mariposa para describir el hecho de que pequeños acontecimientos pueden tener grandes efectos. El nuevo virus que causó la pandemia de COVID-19 es un ejemplo consumado del efecto mariposa.

Me maravilla que los virus puedan ser tan astutos en su estructura y sus maniobras, tan simples y primitivos y a la vez tan poderosos en su impacto, capaces de infundir un miedo profundo en la gente y de paralizar naciones sin realizar el más mínimo esfuerzo. Un virus no tiene cerebro, ni ojos, ni boca, ni extremidades, ni pulmones, ni corazón (ni emociones), ni nada que podamos equiparar a la vida real. Es por este motivo por el que algunos sostienen que los virus no deberían llamarse *microbios*. Un virus no tiene pulso ni otros signos vitales típicos. Ni siquiera toma decisiones, y se empareja con nuestras células sin ningún intercambio de fluidos ni ningún intercambio celular. Utiliza proteínas especiales para adherirse a las células, transmite sus datos y se replica. Ni siquiera elige a quién infecta. Es una burda fotocopiadora microscópica. También podría ser una especie de robot.

A menudo pensamos en los virus como villanos; la palabra connota morbilidad y mortalidad, destrucción y muerte. Pero los virus, como muchas bacterias, pueden ser beneficiosos para la salud humana y la agricultura. No se sabe cuántas especies de virus existen en el mundo, pero se calcula que son billones.[2] Conocemos unos cientos de miles de tipos de virus; sin embargo, menos de siete mil virus tienen nombre y solo unos doscientos cincuenta pueden infectar a las células humanas.[3] Está claro que no somos su único objetivo, ya que los virus infectan a otros animales y plantas, desde las judías y las moras hasta las garrapatas y los perros. Un virus utiliza la maquinaria de las células diana para replicarse y hacer copias de sí mismo. Pero algunos virus, especialmente los retrovirus, pueden integrar su genoma en el cromosoma del huésped. El VIH, el retrovirus que causa el SIDA, es un ejemplo de ello. En la actualidad, nuestro ADN contiene restos de antiguos virus que se han introducido en el genoma humano a lo largo de millones de años. A muchos de esos virus antiguos les debemos nuestra capacidad de leer, escribir, pensar de forma abstracta y creativa, e incluso la de formar recuerdos. Por ejemplo, los genes de los mamíferos para la sincitina, una proteína esencial en el establecimiento de la placenta, se incorporaron a nuestro ADN en varias ocasiones diferentes a lo largo de nuestra evolución. Así es, gracias a antiguos virus podemos tener hijos.

Durante milenios, los virus han dado forma a nuestro ADN y, por ende, a nuestra existencia. Un hecho asombroso para mí y para cualquiera con quien lo comento es el siguiente: tenemos cuatro veces más material genético viral dentro de nuestro genoma que nuestros propios genes. Unos cuantos elegidos de estos parásitos genéticos nos han ayudado a construir nuestra inmunidad. Los virus de los mamíferos pueden proporcionar inmunidad contra los gérmenes bacterianos malos e incluso actuar como agentes anticancerosos. Por ejemplo, los herpesviridae no sintomáticos (latentes) arman a las células asesinas naturales, un tipo especial de glóbulos blancos encargados de matar tanto las células tumorales como las células infectadas con virus patógenos (causantes de enfermedades). Los herpesviridae latentes dotan a las células asesinas naturales de antígenos que les permiten identificar a las células problemáticas. En el reino vegetal, ciertos virus pueden hacer que las plantas sean resistentes a la sequía o ayudar a una planta a gestionar su ingesta de nitrógeno del suelo, por lo que muchos virus son clave en la agricultura.

Contrariamente a lo que puedas pensar, los virus están en todas partes. Prosperan en nuestros océanos donde, según el último recuento, se han encontrado casi doscientas mil poblaciones virales diferentes desde la superficie hasta más de trece mil pies de profundidad.[4] Y florecen en nuestro interior, recubriendo nuestro tracto gastrointestinal —entre otros muchos órganos—, donde desempeñan importantes funciones —algunas de las cuales aún no hemos empezado a descifrar científicamente—. Incluso nuestra piel alberga su propio viroma.

Algunos virus, como por desgracia ahora ya sabemos, pueden ser engañosamente promiscuos. Son como los villanos de las películas de James Bond que hay en la naturaleza: astutos secuestradores, oportunistas y asesinos. El genoma de la especie humana tardó unos ocho millones de años en evolucionar un 1%.[5] Muchos virus animales, como el ya no tan nuevo coronavirus, pueden evolucionar más de un 1% en el tiempo que tarda en cambiar el clima. Es su naturaleza evolucionar rápidamente, gracias a su simplicidad, mientras que nosotros somos mucho más complejos. Los coronavirus, moléculas de ARN monocatenario, acumulan mutaciones a un ritmo un millón de veces más rápido que el ADN humano. Ese asombroso ritmo de mutación confiere a estos virus la capacidad de sobrevivir frente a una respuesta inmunitaria: pueden cambiar rápidamente su apariencia, por así decirlo, para engañar al sistema inmunitario y penetrar en nuestras células. Algunos de nuestros agentes infecciosos más notorios son los virus ARN.* Además de los coronavirus que nos provocan resfriados y COVID, otros virus ARN transmiten la hepatitis C, el ébola, la gripe, la poliomielitis, el sarampión y el VIH. En 2022, los virólogos documentaron más de cinco mil nuevas especies virales de ARN flotando en nuestros océanos.[6] No todas ellas son infecciosas para los animales; de hecho, solo una pequeña fracción puede ser invasiva para la vida. Pero este hallazgo podría modificar nuestra visión de cómo estos agentes infecciosos submicroscópicos impulsan los procesos ecológicos en nuestros océanos.

Las enfermedades infecciosas matan prematuramente a más de diecisiete millones de personas cada año.[7] Uno de los informes más alarmantes de las Naciones Unidas afirma que, por término medio, emerge una nueva enfermedad infecciosa en los seres humanos *cada cuatro meses*.[8] Una característica de las pandemias de los últimos tiempos que las diferencia de las de siglos anteriores es que su procedencia es decididamente del mundo de los animales salvajes. Durante miles de años, hemos contraído la mayoría de las enfermedades infecciosas

---

*Si quieres entender la diferencia entre el ADN y el ARN, la pareja de fuerzas de todos los organismos vivos que sustentan la vida y portan la información hereditaria, aquí tienes una breve explicación. El ARN es monocatenario, mientras que el ADN es bicatenario y, por tanto, más estable. Su composición química o «ingredientes» tampoco son idénticos. Los nucleótidos del ARN contienen azúcares ribosa, mientras que el ADN contiene desoxirribosa; el ARN utiliza predominantemente uracilo en lugar de la timina presente en el ADN. Pero tanto el ADN como el ARN trabajan juntos de múltiples maneras. En la mayoría de los organismos, el ADN almacena la información genética en cada célula y la transmite a la descendencia, mientras que el ARN participa principalmente en la transferencia del código para fabricar proteínas desde el ADN a la maquinaria de la célula. El ADN reside clásicamente en el núcleo de las células, mientras que el ARN suele encontrarse en el citoplasma circundante.

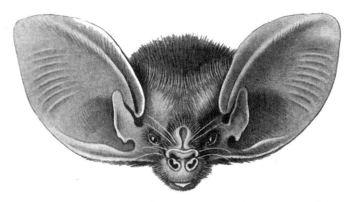

Una de las legendarias ilustraciones de Ernst Haeckel de sus murciélagos vampiro en *Kunstformen der Natur* (Formas artísticas de la naturaleza), que se publicó en 1904.

de animales domésticos. El resfriado común (*rinovirus*) parece haberse originado en los camellos, y muchas cepas de gripe se han originado en aves y en cerdos.[9] Ahora, sin embargo, nuestras pandemias surgen de estar cerca de animales salvajes. La proteína dominante del nuevo coronavirus tenía aproximadamente un 96% de similitud con la misma proteína de un virus aislado encontrado en un murciélago. Cómo y cuándo se produjo exactamente el salto del murciélago al ser humano y si hubo una criatura intermedia son las principales preguntas sin respuesta.[10] Pero de nuestros amigos los murciélagos podemos aprender mucho sobre cómo convivir con los virus.

Murciélagos locos

Los murciélagos —del orden *Chiroptera*, que deriva del griego y significa literalmente *ala de mano*— existen desde hace mucho más tiempo que nosotros: desde hace unos 65 millones de años, frente a los 6 millones de años de los humanos primitivos. A lo largo de esos 65 millones de años, los murciélagos han prosperado y se encuentran por toda la Tierra.[11] Uno de cada cuatro mamíferos del planeta es un murciélago, a veces también conocido como «zorro volador» —y el otro 50% de los mamíferos son nuestros amigos los roedores; aunque, para que quede claro, los murciélagos no son roedores—. En China, los murciélagos son tradicionalmente símbolos de buena suerte y felicidad. Según cuenta allí la leyenda, si un murciélago reside en un teatro y aparece durante los ensayos, la obra tendrá éxito. Sin embargo, los occidentales tendemos a difamar a los murciélagos. Los consideramos seres voladores amenazantes, chupadores de sangre y portadores de enfermedades, y los asociamos con historias de terror, muerte, vampiros y casas encantadas. Incluso nos apropiamos de su nombre para transmitir atributos negativos: en inglés, «estar loco» es estar como un murciélago. Esta notoriedad puede ser en parte la causa de que los murciélagos sean uno de los animales menos investigados de la historia. Sin embargo, tal vez encierren algunas pistas sobre la longevidad y la resistencia a las enfermedades.

Aunque los murciélagos pueden ser portadores de miles de virus, prácticamente no tienen enfermedades y, aparentemente, no les afectan los virus que portan. Hasta ahora, sabemos que los murciélagos son reservorios de más de sesenta virus que pueden infectar a las personas, incluidos el ébola y la rabia. Los murciélagos son uno de los principales actores en la transmisión de virus zoonóticos (infecciones que se transmiten de animales a humanos). Estas criaturas contienen cantidades ingentes de virus y, por tanto, materiales infecciosos que se propagan prolíficamente, en parte por la capacidad del murciélago para volar, así como por el hecho de que viven cerca de los seres humanos y del ganado en todo el mundo, salvo en la Antártida. Los virus que portan los murciélagos suelen transmitirse a través de sus heces en superficies donde pueden propagarse.[12] Pero quizá los murciélagos estén aprendiendo de sus «errores»: los pequeños murciélagos pardos, una de las especies más comunes en el noreste de Estados Unidos, solían hibernar en colonias muy pobladas. Cuando en 2006 empezó a extenderse un brote de una infección fúngica especialmente dañina para ellos, los murciélagos pardos que sobrevivieron cambiaron sus hábitos de hibernación. Este hongo en particular les ataca mientras duermen, por lo que dormir juntos en grupos para calentarse era buscarse problemas. Sorprendentemente, ahora el 75% de los murciélagos pardos hibernan solos. Los científicos también han documentado cambios adaptativos a nivel genético relacionados con su hibernación, una prueba clara de la evolución en acción.[13] El hongo ha diezmado las poblaciones de murciélagos pardos en toda Norteamérica, desde el sur de Texas hasta el extremo occidental de Terranova, pero a medida que algunos murciélagos adquieran resistencia genética al hongo, es posible que volvamos a verlos.

Me puedo hacer una idea de cuánta gente piensa que exterminar a los murciélagos nos ayudaría a prevenir más infecciones zoonóticas, pero resulta que los murciélagos desempeñan muchos roles fundamentales para el ecosistema. Son plaguicidas biológicos y económicos; los murciélagos mantienen bajo control nuestra población de insectos y también participan en la cadena alimentaria de la Tierra polinizando muchos árboles frutales. Para mí, saber que los murciélagos tienen muchos genes reparadores del ADN aparentemente redundantes que es muy probable que desempeñan un papel en la prevención de una enfermedad como el cáncer —no se ha detectado que los murciélagos padezcan cáncer— es una observación importante que requiere más estudio.[14] Seguramente, los genes que los protegen proceden de su evolución hasta que han podido volar, una capacidad que exige mucha energía y produce gran cantidad de radicales libres —moléculas tóxicas inestables que pueden dañar el ADN— que hay que controlar.

Nuevas investigaciones sugieren que la respuesta a cómo los murciélagos transportan y sobreviven a tantos virus puede estar también en cómo las adaptaciones evolutivas de los murciélagos al vuelo cambiaron sus sistemas inmunitarios.[15] En los mamíferos, la adaptación al vuelo realmente propulsado solo se ha observado en los murciélagos,[16] y eso es algo fácil de entender, pues las alas de los murciélagos son básicamente un brazo que sostiene una membrana.[17] La evolución permitió retoques aquí y allá en el brazo para facilitar un vuelo bastante impresionante.

Se cree que, mientras están en reposo, los murciélagos tienen una temperatura próxima a la de su entorno. Cuando están volando, la temperatura de los murciélagos puede elevarse hasta un rango de 37 a 41 °C, y aunque estas temperaturas en los mamíferos suelen ser un síntoma de infección, los estudios indican que el aumento de temperatura de los murciélagos durante el vuelo puede ser un factor importante para modular su sistema inmunitario y prevenir las infecciones —la fiebre activa determinados genes del sistema inmunitario—. Esto puede prevenir enfermedades, al tiempo que les permite transmitir virus e infecciones. Los virus de los murciélagos se adaptaron para ser más tolerantes a la respuesta febril de sus huéspedes, pero esta adaptación también los hizo menos virulentos para sus huéspedes.[18]

El vuelo de los murciélagos requiere una enorme cantidad de energía que provoca la descomposición de algunas de sus células, y fragmentos de ADN se desprenden a la circulación de su cuerpo.[19] Un hecho así podría desencadenar una respuesta inmunitaria, porque el ADN no está donde debería estar: en el núcleo de la célula. Los murciélagos —y otros mamíferos— han desarrollado un sistema para identificar estos pequeños trozos de ADN en el torrente sanguíneo y no considerarlos como parte de un organismo extraño, como un virus o una bacteria.[20] Se conoce como *sistema detector de ADN*. Precisamente gracias a esta parte amortiguada de su respuesta inmunitaria, pueden convivir con todos estos virus.

Esta es una gran pista para quienes estudiamos la salud humana. La inflamación está en el corazón del cáncer, en las enfermedades degenerativas, en el envejecimiento en general e incluso en cómo reacciona el sistema inmunitario ante una infección. La muerte por una infección es a menudo el resultado de una respuesta inflamatoria propia del organismo, un fuego amigo descontrolado. Este fue el caso de multitud de personas que sucumbieron al COVID-19. El germen fomenta un incendio letal en el sistema inmunitario, lo que se denomina una *tormenta de citocinas*. En el capítulo 5 mencioné brevemente las citocinas (o citoquinas) en el contexto del riesgo de cáncer; las citocinas son proteínas (moléculas mensajeras) segregadas por las células del organismo, una de cuyas principales funciones es controlar los procesos inflamatorios.

Pero, cuando se liberan demasiadas citocinas a toda velocidad, se produce una tormenta en el sistema inmunitario que puede desbordar al organismo y causarle importantes daños potencialmente mortales. El «Bat Pack» (un grupo de investigadores del Australian Centre for Disease Preparedness y el BGI Group) investigó los genes de un gran murciélago frugívoro (el zorro volador negro) y de un diminuto murciélago insectívoro (el murciélago ratonero de David) y, en conclusiones publicadas en 2012, descubrieron que ambas especies tienen un segmento genético que desencadena la respuesta de las citocinas a la infección.[21]

Esto nos plantea la siguiente pregunta: ¿Podemos jugar con nuestro propio sistema para suprimir nuestra respuesta de citocinas con nuevos fármacos que minimicen la inflamación? Estos medicamentos podrían ser antiinflamatorios para calmar el proceso inflamatorio bloqueando los efectos de las sustancias proinflamatorias, o podrían adoptar forma de terapia genética dirigida a determinados segmentos genéticos. Una de las formas en que tratamos actualmente las infecciones mortales, incluida la del COVID-19, es disminuir la tormenta de citoquinas con fármacos que se han utilizado clásicamente para enfermedades autoinmunes como la artritis reumatoide, y con esteroides inmunosupresores como la dexametasona. Esta fue una de las dramáticas lecciones aprendidas de la pandemia de COVID-19, una que deberíamos haber sabido antes por la forma en que el murciélago se enfrenta a estos virus. Una combinación de antiinflamatorios e inmunosupresores es el arma perfecta para combatir las infecciones.

Imitar la respuesta inmunitaria silenciada de los murciélagos también podría resultar crucial en el tratamiento de otras afecciones relacionadas con la inflamación, como el cáncer, las enfermedades degenerativas y el envejecimiento en general. Antes he denominado a la inflamación crónica como «el elefante en la habitación» porque se encuentra en el centro de prácticamente todas nuestras dolencias más perniciosas, desde la diabetes, la obesidad, las enfermedades vasculares y los problemas autoinmunes hasta las enfermedades mentales e incluso la depresión. Y aunque pueda resultar difícil comprender la conexión entre, por ejemplo, el cáncer o la depresión y la inflamación crónica, el denominador común es el entorno adverso que el proceso inflamatorio engendra para desencadenar el desarrollo de estas enfermedades. Como recordatorio, al igual que la inflamación crónica puede dañar el ADN —y, por tanto, aumentar el riesgo de cáncer—, también puede causar estragos en la química cerebral, que impulsa «cambios en los neurotransmisores y neurocircuitos que conducen a síntomas depresivos», según una revisión escrita en 2019 por la Dra. Jennifer Felger.[22] En el corazón, la inflamación crónica fomenta el crecimiento de placas peligrosas y, cuando la tormenta golpea la señalización hormonal, esa misma inflamación crónica interviene en todos los problemas metabólicos imaginables.

Cuando empezó la pandemia en 2020, cometimos errores. Buscamos modelos científicos para hacer predicciones y definir políticas, pero pronto nos dimos cuenta de que la mayoría de los modelos no eran precisos. Tuvimos que aprender sobre la marcha, recurriendo a tácticas anticuadas, como llevar mascarillas y permanecer separados al menos dos metros, en un intento de frenar el número de células humanas que el virus pudiera encontrar. Curiosamente, para saber cómo podemos controlar mejor la propagación de un germen y evitar nuevas pandemias, quizá no queramos fijarnos solo en pandemias pasadas, en los modelos generados por ordenador y en las lecciones que puede darnos la historia. Lo básico para el control de brotes y para el futuro de nuestra especie puede aprenderse de un insecto de seis patas que corretea a nuestros pies. Mira hacia abajo. Mira atentamente. Mira muy atentamente.

De hormigas y hombres

A menudo olvidamos que somos una especie joven en comparación con otros terrícolas. Muchos animales —y plantas— llevan lidiando con enfermedades infecciosas más tiempo que nosotros, porque han estado intentando sobrevivir en este planeta desde antes de que evolucionáramos. Las bacterias estuvieron entre los primeros habitantes de la Tierra, y han desarrollado formas inteligentes de protegerse, algunas de las cuales hemos sabido aprovecharlas. Por ejemplo, las bacterias crean antibióticos para protegerse de otras bacterias que compiten por los mismos nutrientes. Probablemente, las bacterias llevan miles de millones de años fabricando antibióticos, pero tardamos mucho tiempo en encontrarlos y en descubrir que hacían magia con nuestras propias infecciones bacterianas. Durante la edad de oro del descubrimiento de antibióticos, en la década de 1950, entre el 70% y el 80% de los antibióticos descubiertos procedían de un único género de bacterias, el *Streptomyces*. A nuestro alrededor, los animales están ideando formas de prevenir y tratar las infecciones, y tenemos a nuestros pies a algunos de los mejores maestros, esperando a que desde arriba les lancemos alguna migaja de pan.

Erik T. Frank es mirmecólogo: no puede matar a una hormiga (*murmēk* en griego significa «hormiga»). «Las hormigas se dedican sobre todo a limpiar lo que tú vas dejando», bromea. Si los murciélagos dominan la dinastía de los mamíferos en cuanto a número, las hormigas se llevan la palma en el mundo de los insectos. Constituyen dos tercios de la biomasa de todos los insectos.[23] Y ya que estamos, considera lo que David Attenborough destaca en su emblemático libro *Una vida en nuestro planeta*: «Por cada ser humano vivo hay más de mil millones de insectos. Juntos pesarían quizás setenta veces más que el ser humano medio. Las hormigas arrieras marchan en columnas por la campiña sudamericana en busca de presas. A veces, una columna está formada por 150.000 individuos».[24] En 2022, se reveló que la población de hormigas en la Tierra, de veinte cuatrillones, supera a la humana en 2,5 millones de veces. Dicho de otro modo, la masa total de hormigas del planeta supera a la de todas las aves y mamíferos salvajes del mundo juntos.

Aunque Frank originalmente estudió Relaciones Internacionales en la Universidad de Exeter, en el suroeste de Inglaterra, se pasó a la biología a raíz de su fascinación por las especies tropicales. Ahora es biólogo en la Universidad de Würzburg (Alemania), en el Departamento de Ecología Animal y Biología Tropical, donde estudia un peculiar tipo de rescate entre ciertos tipos de hormigas. Se había investigado mucho sobre el comportamiento de caza de las hormigas, pero no sobre su comportamiento médico, por lo que era un campo totalmente nuevo que explorar. Investigó de la forma la más divertida para un biólogo de campo: se sentó pacientemente frente a sus nidos y esperó a que comenzaran sus cacerías. Dado su aire juvenil y jovial, enseguida me lo imaginé, ahí fuera, tan contento él entre sus pequeños sujetos a investigar.

Entre las dieciséis mil especies de hormigas que hay, Frank se ha centrado en una en particular: las hormigas matabele, originarias del África subsahariana. Estas hormigas guerreras de combate son expertas en la selección en el campo de batalla. Después de asaltar una colonia de termitas para comérselas, se ponen en modo rescate y se llevan a sus heridas a casa, donde se turnan para cuidarlas. A las hormigas que están muy heridas las dan por muertas en el campo de batalla, y algunas se hacen las muertas para indicarles a las demás: *Seguid y dejadme morir en paz.* Frank explica este comportamiento de forma bastante mercenaria: «Las hormigas muy heridas, las que tienen muchos miembros amputados y no pueden levantarse por sí solas [...] probablemente no se recuperarán y no sirven de beneficio para la colonia». Compara este fenómeno con el de las células del cuerpo humano, que se autodestruyen cuando se vuelven inútiles o caducas, en un proceso que llamamos *apoptosis* (en griego, «caída»). Pero es extraordinario pensar que son las hormigas heridas de muerte las que inician este proceso.

Frank fue la primera persona que observó este fenómeno en 2017. Cuando lo documentó formalmente en un artículo académico de 2018, el trabajo se hizo viral en internet.[25] Era la primera vez que un científico veía a una estructura social de animales cuidar sistemáticamente a los soldados heridos para que se recuperaran. En un principio, Frank no estaba buscando este comportamiento en particular. Por aquel entonces, estaba realizando su doctorado y había viajado a Costa de Marfil con sus compañeros para observar colonias salvajes de hormigas matabele, las cuales atacan nidos de termitas hasta cuatro veces al día. Estas hormigas marchan en columnas que se extienden hasta unos 45 metros de radio alrededor de su nido, un poco menos de la mitad de la altura de la Estatua de la Libertad. Su proceso de ataque a una colonia de termitas empieza por neutralizar a las termitas soldado y por atacar a las obreras; luego roban el montón de huevos del interior de la colonia de termitas para llevárselos como alimento a su colonia. Aunque las hormigas y las termitas tienen un tamaño similar, las hormigas son más rápidas y sus mordeduras son más fuertes —con diez mordeduras pueden paralizar un brazo humano—. Sin embargo, esas incursiones no están exentas de pérdidas.

Frank, tras una incursión en su Land Cruiser sobre una de las columnas de hormigas, tuvo la oportunidad de ver la selección que hacían. Cuando se bajó del coche y retrocedió —con remordimientos— para ver la matanza que había originado, observó algo extraordinario: las hormigas sanas solo ayudaban a las que habían perdido una o dos de sus seis patas. Ignoraban a las hormigas que estaban en peores condiciones. Fue entonces cuando Frank se dio cuenta de que el sistema de triaje de las hormigas está controlado por el paciente, no por la enfermera. Las matabeles heridas liberan compuestos llamados *feromonas* para alertar a sus compañeras sanas de que necesitan ayuda y que vengan al rescate, pero las matabeles gravemente heridas no emiten esas señales. Es más, las hormigas heridas de extrema gravedad bloquean activamente cualquier señal de ser rescatadas por sus amigas. En uno de sus experimentos, Frank roció a las hormigas con estas feromonas de alarma, lo que las obligaba a enviar señales de auxilio, pero cuando llegaron las tropas para ayudarlas, aquellas hormigas no se dejaron ayudar. Se agitaban, dificultando que las que las rescatistas pudieran acercarse lo suficiente para ayudarlas. Al final, las rescatistas, confundidas por sus señales contradictorias, dejaron en paz a las hormigas recubiertas de feromonas.[26]

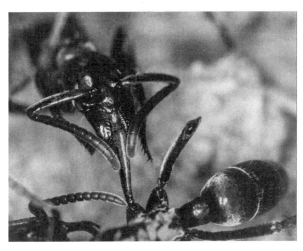

Una hormiga matabele ejerciendo de «enfermera»
para curar a su camarada herida.

Las hormigas que son rescatadas y llevadas de vuelta al nido reciben un tratamiento médico sorprendente, digno de una escena de urgencias. Frank colocó una cámara en el nido con luz infrarroja para observar cómo un grupo de hormigas rodeaba a una camarada herida: las «enfermeras» se turnaban para lamer la herida durante unos minutos cada una.[27] Al parecer, este tratamiento funciona: solo el 10% de las hormigas cuyas heridas fueron lamidas murieron, en comparación con el 80% de las que no recibieron este tratamiento. Muchas criaturas tienen compuestos antibacterianos y antifúngicos en su saliva como mecanismo de protección, así que tal vez nuestro próximo antibiótico o antifúngico humano provenga del estudio de estas hormigas.[28] Esperemos que estudios futuros averigüen si es posible y que podamos añadirlos a nuestro arsenal de antibióticos y antifúngicos.

En un mundo cada vez más resistente al cargamento de que disponemos en nuestro botiquín, necesitamos desesperadamente nuevos antimicrobianos. El comportamiento de las hormigas es asombroso, y en la voz de Frank percibí su emoción mientras estudiaba un sistema médico real dentro de una colonia de hormigas. Ante mi asombro, se apresuró a explicarme que esto no significa necesariamente que sean inteligentes; puede tratarse de un comportamiento arraigado para optimizar el tamaño de la colonia y propiciar su mejor funcionamiento.* Aunque las hormigas a las que les faltan una o dos patas quedan discapacitadas de por vida, en un solo día se acostumbran a andar con las que les quedan. Se cree que aproximadamente un tercio de las hormigas de una colonia han perdido alguna extremidad en algún momento.

Lo que estas hormigas nos muestran es el poder de un sistema sanitario establecido, con un protocolo de apoyo incorporado para compañeros lesionados o enfermos, utilizando un método único de clasificación de recursos, favoreciendo a los que más lo necesitan. Además, las hormigas tienen más lecciones que darnos. Consideran la lucha por mantener con vida a los miembros de la colonia como una lucha por la supervivencia de toda la comunidad, algo que haríamos bien en recordar. En el capítulo 11 veremos cómo un comportamiento similar, pero más altruista, es clave para superar situaciones dolorosas y controlar el dolor crónico. De momento, apreciemos los beneficios de ayudar a los demás cuando son incapaces de valerse por sí mismos. Quizá no pidan ayuda ni piensen que la necesitan, así que a los que estamos en el reino de los sanos nos corresponde tenderles la mano y poner de nuestra parte. Deberíamos aprender a hacer la reanimación cardiopulmonar y los primeros auxilios, tener a mano un botiquín móvil para emergencias (lamer heridas humanas no funciona demasiado bien, así que vale la pena tener a mano antibióticos tópicos y vendas). Un día, nos tocará el turno de dejar que otros nos ayuden, que laman nuestras heridas, por así decirlo, y que nos cuiden hasta que nos recuperemos.

---

*Las hormigas no tienen el mismo tipo de inteligencia que nosotros, pero tampoco debemos subestimar su inteligencia, ni siquiera Darwin pudo abstenerse de destacarla. En su obra *El origen de las especies*, escribe: «Es cierto que puede darse una actividad mental extraordinaria en una masa absoluta de materia nerviosa extremadamente pequeña: así, son notorios los instintos, poderes mentales y afectos maravillosamente diversificados de las hormigas, y sin embargo sus ganglios cerebrales no son más grandes que la cuarta parte de la cabeza de un alfiler. Desde este punto de vista, el cerebro de una hormiga es uno de los átomos de materia más maravillosos del mundo, quizá más que el cerebro de una persona».

¡Viva la reina!

Las hormigas siguen una división del trabajo y una jerarquía aceptada que rivaliza con cualquier civilización avanzada de la humanidad. Y, según Frank, hay incluso variabilidad entre hormigas: «Tienen personalidad». Las hormigas más jóvenes se dedican al trabajo duro: limpian el nido y cuidan de las crías. A medida que envejecen, asumen más responsabilidades y salen a buscar comida. Las hormigas exploradoras se llevan la peor parte como equipo de reconocimiento: se encargan de buscar a las termitas, pero solo viven una semana aproximadamente, quizá algo más, dependiendo de su especie y de su entorno. Las hormigas obreras, que son todas hembras pero estériles, por lo que irónicamente se las llama «hembras improductivas», viven entre tres y seis semanas, mientras que la reina,* que tiene el mismo genoma subyacente, puede vivir hasta ochenta veces más: entre treinta y cuarenta años. En algunas especies de hormigas, las reinas viven más de quinientas veces más que los machos y cincuenta veces más que las obreras. Esto convierte a las hormigas, especialmente a la reina, en uno de los insectos más longevos del mundo. (Frank dice que *reina* es un término engañoso, ya que no domina a las demás hormigas. «No es más que una máquina de poner huevos», señala, que pone cientos de miles de huevos fértiles en cuestión de días). La duración de la vida de la reina ha despertado la curiosidad de los científicos durante décadas. Sobrevivir tanto tiempo a tus camaradas que provienen de las mismas raíces genéticas no es algo que pase desapercibido. Una disparidad tan radical en la longevidad de las hormigas ha dado pie a montones de investigaciones para comprender mejor el proceso de envejecimiento. ¿De quién mejor aprender que de la reina?

*Los investigadores pueden que estudien una colonia de hormigas durante muchos años. Pintan a las hormigas con distintos colores para poder identificarlas durante el periodo de estudio. Conocemos la esperanza de vida de las distintas hormigas tras haberlas seguido individualmente con este sistema de colores.

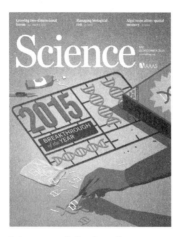

Portada de la revista *Science* en diciembre de 2015 cuando declaró el sitema CRISPR como el descubrimiento del año.

A los pocos días de nacer, las hormigas pueden cambiar su programación interna, la cual influye en sus roles sociales, su capacidad para aprender el espectro de tareas que realizan y su longevidad. Efectúan estos cambios en función de las necesidades de la colonia. Imagina que pudieras cambiar físicamente la programación de tu cuerpo, hasta tu ADN, a medida que creces y te adaptas a tu entorno y a las necesidades de tu comunidad. Esto no es ciencia ficción. En el capítulo 2, mencioné brevemente el CRISPR, la herramienta de edición genética que es similar a la función de buscar y reemplazar de Microsoft Word pero para tus genes biológicos. Vamos a profundizar en este tema.

En diciembre de 2015, la revista *Science* anunció su descubrimiento del año: el CRISPR (también conocido como CRISPR/Cas9, pronunciado «crisper» y abreviatura de «Clustered Regularly Interspaced Short Palindromic Repeats» en inglés. En español: repeticiones palindrómicas cortas, agrupadas y regularmente interespaciadas). A grandes rasgos, el CRISPR es una molécula guía que puede encontrar con precisión la parte del genoma que le interesa a un científico, y la Cas9 es una enzima que actúa como unas tijeras moleculares para cortar y pegar el ADN de doble cadena en cualquier punto y así crear una modificación genética muy precisa. Como he descrito antes, es capaz de cambiar una sola letra del alfabeto de tres mil millones de letras del ADN. Así que esta asombrosa enzima se puede utilizar para desactivar genes, pero también para añadir o cambiar genes para una función nueva o mejorada.

Los que nos dedicamos a la medicina ya estábamos familiarizados con esta nueva y deslumbrante tecnología, cuyos orígenes se remontan a finales de la década de 1980, pero han sido necesarios muchos avances en la investigación a lo largo de varias décadas para saber cómo funciona exactamente. En un primer momento, el CRISPR se identificó en la naturaleza. Es utilizado por organismos unicelulares, como las bacterias, para impedir que los virus y otros intrusos en el ADN dañen al organismo (cortando el ADN). Cuando los componentes de estos procesos (ARN derivado del CRISPR y varias proteínas Cas, incluida la Cas9) se transfieren a organismos más complejos, permiten la «edición» para la manipulación de genes. Fue la empresa de yogures Danisco la que identificó por primera vez esta maquinaria antiviral de las bacterias (en concreto, la bacteria *Streptococcus thermophilus*, que suele encontrarse en los cultivos lácteos), pero habría que esperar hasta 2017 para tener una idea real de cómo es este proceso.

Ese año, un equipo de investigadores dirigido por Mikihiro Shibata, de la Universidad de Kanazawa, e Hiroshi Nishimasu, de la Universidad de Tokio, publicaron un artículo en *Nature Communications* en el que se visualizaba la dinámica del complejo CRISPR-Cas9.[29] Esto se produjo tras la publicación en 2012 de dos artículos de investigación fundamentales que ayudaron a transformar el CRISPR-Cas9 bacteriano en una herramienta de edición del genoma sencilla y programable.[30] En un artículo que les valió el Premio Nobel, Jennifer Doudna, Emmanuelle Charpentier y Martin Jinek demostraron que el sistema CRISPR/Cas9 servía para atacar cualquier fragmento de ADN del genoma que se deseara. La herramienta con la que los científicos habían soñado estaba aquí.[31] Poco después, la investigación estalló y se publicaron cientos de artículos que demostraban que funcionaba en una serie de organismos, desde la levadura de panadería, el pez cebra, la mosca de la fruta y los gusanos nematodos hasta los ratones, los monos y las células humanas.

El CRISPR es una innovación increíble y su funcionamiento resulta relativamente barato, además de ser una herramienta científica versátil. Antes del CRISPR, el coste de editar un gen era prohibitivo, por no mencionar su lentitud, que podía llevar años. *Vox* informó recientemente de que editar un gen con CRISPR podría costar 75 dólares y se hacía en solo unas horas.[32] La nueva tecnología traerá cambios radicales a muchas industrias, no solo a las médicas. Además de modificar el curso de una enfermedad o de un defecto genético en los seres humanos —desde la fibrosis quística, la diabetes de tipo 1 y la anemia falciforme hasta el VIH, las cardiopatías y la pérdida de audición—, promete revolucionar la agricultura y el desarrollo de fármacos. En un futuro muy próximo, se utilizarán sistemas similares al CRISPR para crear cultivos resistentes a la sequía y plantas más nutritivas —sin ser genéticamente modificados, ya que no se introducen genes nuevos—, así como para desarrollar nuevas formas de tratar infecciones bacterianas y víricas. Es capaz de corregir los errores del ADN para ayudar a eliminar algunas enfermedades hereditarias y se está desarrollando para que termine con los mosquitos que causan enfermedades, entre otras cosas. Aún está en desarrollo y, aunque es preciso, no es perfecto, ya que puede tener efectos no deseados.[33]

Todo se interrelaciona, por lo que si cambias una cosa en el código genético, puedes cambiar otra que no esperabas, lo que puede llegar a ser devastador y potencialmente mortal. Por eso aún no deberíamos utilizar esta tecnología en embriones, pues los niños que nazcan podrían sufrir consecuencias de por vida y transmitir ese sufrimiento a las generaciones futuras. Inicialmente, deberíamos probar esta tecnología en personas con enfermedades en las que cambiando una sola letra podrían beneficiarse hoy mismo. Desde un punto de vista ético, es ahí donde hay que aplicar la tecnología para empezar. En resumen, cuando utilizas CRISPR en niños y adultos, puedes cambiar su ADN —y el comportamiento de ese ADN—, *pero no el ADN de su descendencia.* Una vez más, la modificación genética de embriones humanos es algo controvertido y tiene consecuencias para los recién nacidos y sus descendientes.

Mi esperanza es que, junto a estos sorprendentes y polémicos avances tecnológicos, surjan nuevas normas que sirvan de contrapeso. La ciencia, la tecnología y la cultura deben evolucionar juntas. Ahora que potencialmente tenemos el poder de cambiar la evolución, nuestras responsabilidades han aumentado inmensa e inconmensurablemente. Los sistemas CRISPR se podrían utilizar no solo para cambiar un órgano, sino también para artificialmente crear una especie totalmente nueva —no a través de la evolución, como hasta la fecha se ha hecho con las nuevas especies—. ¿Queremos eso? En el capítulo 8 trataremos el poder de la epigenética, que es otra forma de influir en el comportamiento de nuestros genes. Pero, de momento, volvamos a la hormiga reina, que aún tiene más lecciones que darnos.

Un artículo publicado en 2019 por científicos alemanes señalaba la paradoja de las hormigas reinas: son extremadamente longevas y, al mismo tiempo, muy fértiles.[34] En la mayoría de los organismos, la relación entre longevidad y fertilidad está íntimamente relacionada: cuanto más vivas y más daños moleculares acumules en tu cuerpo, menos probabilidades tienes de reproducirte con éxito. Pero las hormigas reinas viven lo suficiente para ser madres de cientos de miles, o millones, de progenies que se ocuparán de ellas, sin hacer preguntas. Y ahí tenemos una pista: las reinas están tan bien cuidadas por sus crías que apenas han de invertir energía en su inmunidad y su resistencia al estrés ambiental y fisiológico a medida que envejecen. Las reinas no tienen que salir a buscar comida, ni ir a la guerra, ni siquiera les va a afectar una infección que amenace a las hormigas obreras lejos de la guarida. Se atiende a las reinas de forma que ellas —y su genoma— puedan centrarse únicamente en vivir mucho tiempo y poner huevos. Las reinas mayores establecidas son famosas por sobreproducir antioxidantes antienvejecimiento para preservar su ADN y, para nosotros, esto es algo más a tener en cuenta: debemos proteger no solo nuestra función inmunitaria y nuestra resistencia al estrés medioambiental y fisiológico, sino también nuestro ADN, sobre todo después de nuestra edad fértil. Esto ya lo he mencionado antes: la conservación del ADN es el eje de la longevidad. Los errores mutacionales pueden abrir la puerta a enfermedades, desde retos autoinmunes a dolencias degenerativas, incluido el cáncer. Con este mensaje no estoy respaldando los atajos sintéticos hacia la abundancia de antioxidantes mediante vitaminas y suplementos. Casi todos los estudios realizados hasta la fecha muestran un mayor riesgo de cáncer por tomar estos suplementos no naturales, que pueden interferir en la producción de antioxidantes propia del organismo. La forma ideal de asegurarte unos buenos niveles de antioxidantes es siguiendo las recomendaciones de la medicina tradicional: consumir frutas y verduras sanas y prevenir la inflamación, que puede ser la causa inicial de estos cambios en el ADN.

Las hormigas nos aventajan en farmacología: son capaces de producir sus propios antimicrobianos y métodos para domar la inflamación, mientras que nosotros hemos tenido que desarrollar los nuestros a partir de fuentes externas. Los beneficios antiinflamatorios de tener una masa corporal magra y de tomar potencialmente estatinas (compuestos que inhiben una enzima hepática que desempeña un papel central en la producción de colesterol) y aspirina son reales y están bien documentados.* Prácticamente todas las enfermedades crónicas se han relacionado con la inflamación crónica, pero se ha demostrado que una dosis baja diaria de aspirina reduce significativamente el riesgo de desarrollar ciertos cánceres malignos, así como el riesgo de enfermedades cardiovasculares. Me gusta definir la aspirina como la fuente de la juventud más barata que existe.

Sin embargo, lo verdaderamente increíble de las hormigas reinas es que no heredan la corona. Cualquier larva de hormiga hembra

---

*Las estatinas son los fármacos más recetados para mejorar los niveles de colesterol en sangre en personas que no pueden optimizar su colesterol solo con la dieta, pero las estatinas también son potentes antiinflamatorios. Sus efectos positivos en la reducción del riesgo de enfermedades cardiovasculares podrían atribuirse a esta característica.

puede convertirse en reina, lo cual es una buena noticia para nosotros porque nos recuerda que el ADN no siempre determina los resultados; podemos controlar hasta cierto punto cómo se comporta nuestro ADN. Las hormigas que se convierten en reinas lo hacen principalmente debido a su dieta, una dieta rica en proteínas que aparentemente prepara a una cría de hormiga hembra para el trono —y para producir más huevos—. De todos modos, sí que hay algunas fuerzas genéticas en juego, ya que es probable que haya interruptores en el ADN de la reina que le indiquen el tipo de dieta que necesita para desempeñar su papel. Las hormigas parecen saber quién es quién, y cada una desempeña su papel en consecuencia. Se necesita más investigación para comprender todos los mecanismos moleculares —y las fuerzas ambientales— que subyacen al extraño fenómeno de la realeza de las hormigas, incluidas las diferencias entre especies de hormigas, pero hay una cosa que sí es cierta: saber cómo envejecen las hormigas en función de su papel puede, en última instancia, arrojar más luz sobre el envejecimiento en general, incluso en los humanos. La hormiga reina, a lo largo de su larga vida, es la imagen de la juventud, mientras que sus crías, las obreras, envejecen y mueren a un ritmo bastante rápido. Los trabajos de científicos han demostrado que cambiar las tareas de las hormigas o hacer que se apareen puede modificar significativamente el ritmo de su proceso de envejecimiento.[35]

¿Y si una reina muere sin que haya una nueva reina lista para reemplazarla? Además de acelerar, ralentizar o incluso invertir el envejecimiento de las hormigas simplemente haciendo que se apareen o cambien sus tareas, los científicos también pueden emplear mecanismos de control molecular para explorar diferentes resultados. En 2021, unos investigadores de la Universidad de Pensilvania descubrieron que un pequeño cambio en la expresión de un gen que activa una proteína determinada puede convertir a una hormiga obrera en reina.[36] Una vez más, esto demuestra que el genoma de las hormigas contiene múltiples comportamientos posibles, y que la regulación genética afecta al comportamiento que finalmente se adopta. El comportamiento de las hormigas es plástico, por lo que, aunque una hormiga nazca en un sistema de castas con destino, el futuro de una hormiga determinada no siempre está grabado en piedra. Lo mismo puede decirse de nosotros: podemos cambiar la actividad de nuestro código genético, así como nuestro comportamiento. Las reinas también pueden proteger su ADN de los efectos adversos de los «genes saltarines», por los que determinadas secciones del ADN inactivan otros genes importantes para un envejecimiento sano. La reina puede silenciar estos genes saltarines. Sin duda, un estudio más profundo de los genes saltarines, que son novedad en el ámbito científico, puede ayudarnos a comprender los secretos de nuestro propio genoma y cómo podemos controlarlo para alargar nuestra propia longevidad.

La comunicación es la clave

Las feromonas de las hormigas no solo son importantes en el campo de batalla. La comunicación química mediante feromonas está muy extendida en el reino animal, sobre todo en el contexto de la atracción sexual. Cada animal de la naturaleza, incluidos los humanos, tiene un «olor» personal. Y resulta que los opuestos se atraen en nuestras propias especies: tendemos a preferir los olores corporales de otros con perfiles genéticos distintos de los nuestros. Desde una perspectiva evolutiva, esto tiene sentido, ya que los niños con una variedad de genes tienen mayor defensa contra las enfermedades. Al igual que ocurre con las huellas dactilares, cada uno de nosotros tiene su propia huella olfativa, que está programada genéticamente por un conjunto de genes llamado *complejo mayor de histocompatibilidad* (CMH), los mismos genes que también ayudan a dirigir nuestro sistema inmunitario.

Las feromonas que utilizan las hormigas para comunicarse establecen un lenguaje único, en el que cada feromona es una letra de su «alfabeto» que, juntas, forman palabras y frases mudas. Si alguna vez has observado cómo las hormigas marchan en fila, la próxima vez fíjate en su ingeniosa forma de encontrar la distancia más corta entre dos destinos. Crean rastros de feromonas para guiar sus viajes, de modo que, con el tiempo, el rastro de la distancia más corta se hará más intenso y fuerte. Aunque no tengan un cerebro capaz de realizar operaciones aritméticas básicas o de «saber» lo que hacen, las feromonas les proporcionan sus recuerdos.

Un ataque no es la única amenaza para la supervivencia de una colonia. Las hormigas pueden infectarse con microbios dañinos, especialmente infecciones fúngicas parasitarias que se propagan rápidamente y diezman una colonia. Las hormigas enfermas también saben autoaislarse. Las que están infectadas intentan abandonar el nido y morir en solitario. Incluso un capullo infectado empezará a enviar señales —de nuevo con ayuda de las feromonas— y otras hormigas aparecerán para matar al capullo. Las hormigas son mártires, modelos de lo que se denomina *inmunidad social*, que describe cómo los comportamientos individuales pueden reducir las enfermedades de toda una comunidad. Estos comportamientos van desde actos más comunes, como el acicalamiento de las compañeras de nido y la retirada de material muerto de la zona principal del nido, hasta la detección y el aislamiento de una cría infecciosa o enferma.[37] Las hormigas obreras incluso se toman días de baja por enfermedad. Nathalie Stroeymeyt, que fue colega de Erik Frank cuando ambos trabajaban en la Universidad de Lausana (Suiza), ha documentado que, tras la amenaza de un patógeno extraño, las pautas de interacción social cambian significativamente.[38] Stroeymeyt descubrió que «no solo las obreras infectadas alteraban su comportamiento tras la exposición, sino que las obreras sanas alteraban su comportamiento hacia sus congéneres infectadas. Observaron que tanto las obreras expuestas como las no expuestas mantenían la distancia con las obreras de interior mediante el aislamiento activo, aumentando su tiempo fuera, lejos del nido».[39] Seguramente, esto nos resulte familiar después de nuestras propias experiencias con el COVID-19 y la cuarentena.

Las colonias sociales solo pueden prosperar cuando se establecen ciertas normas. En el caso de las hormigas, estas reglas han estado codificadas en su genoma durante millones de años. Nosotros aún estamos aprendiendo a superar la maldición de nuestro pensamiento de orden superior y nuestra inteligencia emocional, que nos dejan anhelando conexión, tacto y autonomía. También intentamos aceptar el hecho de que no somos muy acertados haciendo predicciones. Nos gusta tener certidumbre y previsibilidad, saber qué nos espera a la vuelta de la esquina. Prácticamente todos los pronósticos que he escuchado en el Foro Económico Mundial, dados por algunas de las personas más brillantes del momento, han resultado incorrectos, muchas veces de manera sorprendente. Eso ya dice mucho. Como sociedad, deberíamos centrarnos menos en modelos y previsiones ficticias y más en la simple previsión. Ocúpate de los problemas que tienes delante. No mires atrás (todavía), avanza y ve paso a paso. ¿Crees que las hormigas siguen avanzados modelos digitales? No los tienen, pero ante las situaciones de crisis reaccionan mejor que nosotros.

Breve nota sobre las termitas

Estos bichitos amantes de la madera pueden ser enemigos de los propietarios de viviendas y el objetivo de las hormigas, pero también nos ofrecen información sobre el antienvejecimiento.* Pregúntale a Judith Korb, bióloga evolutiva y ecóloga de la Universidad de Friburgo (Alemania), que prefiere estudiar a las termitas —antes que a las hormigas y las abejas— para averiguar cómo influyen los factores sociales y los procesos moleculares en el envejecimiento. Con sus gafas, unas delicadas facciones y mechones de pelo castaño rizado y despeinado, ha pasado dos décadas en las trincheras del duro trabajo de campo para desentrañar la sabiduría de las termitas en sus intrincados montículos, perfectamente controlados en cuanto a temperatura durante todo el año —son estructuras del tamaño de un metro construidas por insectos del tamaño de un milímetro—. Al igual que sus congéneres insectos sociales que

---

*Hay más de 2.600 especies de termitas conocidas en el mundo. África alberga más de 660 especies y es, con diferencia, el continente más rico en diversidad de termitas.

mantienen exquisitas jerarquías cívicas, las termitas (las «cucarachas sociales» del planeta)*⁴⁰ desafían la lógica de las capacidades humanas en muchos aspectos, especialmente la reina —y su rey—. De hecho, hay una pareja real en este sistema y se les llama «los reproductores».

En una colonia de termitas, el rey y la reina están siempre juntos en su cámara. Y, curiosamente, cada uno de ellos tiene ojos, mientras que las obreras no. De hecho, en su «vuelo nupcial», me dice Korb, se ven y emprenden una «carrera en tándem», o vuelo de apareamiento. La reina controla el proceso: emerge como una virgen alada de su colonia, libera feromonas para atraer a su futuro rey y luego se aparean. Pero antes de ello, se hace la difícil y se pone a volar en una danza de evasión para asegurarse de que elige a la termita macho más rápida y vigorosa para que sea su pareja de por vida. En cuanto la joven reina y el futuro rey se encuentran, sus alas se rompen inmediatamente y salen corriendo juntos en busca de un nuevo hogar, para fundar una nueva colonia y formar una familia.

Algunas especies de termitas reina, como la *Macrotermes bellicosus*, pueden mantenerse en forma y fértiles hasta casi el día en que muere la reina. La reina pone unos veinte mil huevos diarios y alcanza la edad de veinte años, mientras que las obreras, que tienen el mismo genoma que la reina, son infértiles y viven solo unos meses, envejeciendo gradualmente y experimentando la senectud, igual que nosotros. La reina, sin embargo, puede poner huevos y producir proteínas

---

*Hace poco, las termitas se agruparon en la misma familia taxonómica que las cucarachas. La revista *Smithsonian* expuso: «Ya en 1934 los investigadores observaron que los microbios especializados de los intestinos de las termitas también están presentes en los intestinos de algunas cucarachas». Décadas más tarde, los análisis de ADN sugirieron que las termitas pertenecían a una rama del árbol genealógico de las cucarachas. Eso fue confirmado en un artículo de 2007 que sugería que las termitas debían agruparse con las cucarachas cerca de un grupo de cucarachas llamadas *Cryptocercus*, que hacen túneles en la madera. Y en 2018 se hizo oficial con otro artículo que definía a las termitas como «cucarachas eusociales». En ese documento, los investigadores escriben: «Hace unos 150 millones de años, las termitas eusociales evolucionaron a partir de las cucarachas, 50 millones de años antes de que aparecieran los himenópteros eusociales, como las abejas y las hormigas». Sin embargo, a diferencia de las termitas, las cucarachas no viven en colonias.

prácticamente a toda velocidad hasta el día de su muerte. ¿Su secreto?

Korb descubrió que, además de estar bien protegida de las amenazas externas y de estar bien alimentada y atendida, como una hormiga reina, la termita reina también muestra una señalización genética diferente a la de sus obreras, cuyos genes empiezan a saltar con la edad y, en última instancia, provocan su desaparición y su muerte.[41] Pero la termita reina puede eliminar estos genes saltarines, como hace la hormiga reina, y activar vías que los destruyan antes de que se muevan, protegiendo así su juventud y su longevidad. Ahí está el arma oculta de estas reinas contra el envejecimiento tradicional.

Los humanos también albergamos genes saltarines (también llamados *transposones*), muchos de las cuales tienen que ver con nuestra salud y nuestra longevidad. Han estado con nosotros desde nuestro inicio evolutivo, algunos procedentes de antiguos virus y bacterias que se insertaron en nuestro ADN. La mayoría de los genes saltarines no son genes codificantes funcionales. A lo largo de los años, se les llamó «ADN basura». Actualmente, hay nuevos estudios que demuestran que estas secuencias de ADN ayudan a controlar a otros genes funcionales, por lo que ciertamente no son basura y, por tanto, influyen en nuestra salud, en la velocidad del envejecimiento y en el riesgo de padecer enfermedades.[42] Cuanto más las estudiemos, más capaces seremos de controlar a las que, en última instancia, pueden rejuvenecernos o prevenir el declive prematuro. Esto también puede implicar alguna tecnología CRISPR. Si queremos vivir mucho y morir rápido, quizá la termita nos sirva de modelo.

Las imágenes que me enseñó Korb del estudio de colonias de termitas longevas en África me fascinaron. Ella se siente fatal cuando desentierra una colonia en busca de la pareja real, difícil de encontrar. Los encuentros con elefantes y serpientes se desmerecen en comparación con los encuentros con las abejas melíferas que la cubren a ella y a su equipo mientras realizan el trabajo de campo. «Se meten en tu ropa y tus zapatos y te pican. Después de cinco picaduras, se vuelven muy agresivas. Es molesto, pero me encanta».

Sinopsis

Si algo nos ha enseñado el nuevo coronavirus es que algunos de nosotros haríamos bien en tomarnos algunos días de baja y ser más conscientes de nuestro funcionamiento. No nos equivoquemos: los animales sociales, desde los murciélagos y las hormigas hasta los humanos, se benefician enormemente de sus comunidades. Conocen el valor del trabajo en equipo, del trabajo compartido y de la ayuda al prójimo en momentos de angustia. Desarrollan hábitos que fomentan el bienestar individual y colectivo y se comunican eficazmente sin pronunciar una sola palabra. Y, si es necesario, cada miembro sabe cuándo le toca «sacrificarse por el grupo».

En este capítulo hemos abarcado muchos aspectos de las tecnologías de edición genética que están a punto de revolucionar la medicina. Pero la mayoría de nosotros no podremos editar nuestros genes ni envejecer como la hormiga reina por virtud de una compleja constelación de circunstancias misteriosas, algunas de las cuales la ciencia aún está tratando de descifrar. Una de las mayores lecciones de este capítulo tiene que ver con la profecía de la hormiga: su trabajo. Ahora sabemos que el trabajo de una hormiga determina su esperanza de vida.

Por eso te pregunto: ¿Dónde trabajas? ¿Cómo te ganas la vida? ¿Quién y qué te rodea? ¿Cómo influye tu trabajo en tu salud y en mantenerte en forma? Muchos de nosotros no pensamos en cómo nuestras obligaciones diarias como trabajadores, padres y amigos influyen en nuestra calidad de vida, y en nuestra longevidad, ni en cómo nuestros entornos y ambientes de trabajo participan en la ecuación de nuestra salud. Pero se relacionan directa e indirectamente con la forma de afrontar un peligro potencial —o con cómo nos protegemos frente a las amenazas—, con el acceso a los recursos, la búsqueda y forja de relaciones nuevas y beneficiosas, y con el desarrollo de factores de riesgo para el envejecimiento en general. En pocas palabras, lo que haces para ganarte la vida —y todo lo que eso abarca, desde las personas hasta los lugares y las exposiciones— importa. Todos fuimos testigos, por ejemplo, de los riesgos que corrían los trabajadores de primera línea, esenciales en el momento álgido de la pandemia, frente a los que desempeñaban trabajos que les protegían. La desigualdad en la esperanza de vida tiene sin duda sus raíces en las disparidades socioeconómicas en salud y mortalidad, pero esa desigualdad también depende de los trabajos que realizamos y de los atributos del lugar de trabajo que conllevan esas ocupaciones.

Hace unos años, cuando los investigadores en análisis de atención médica cuantificaron este fenómeno, descubrieron que entre el 10 y el 38% de las diferencias en la esperanza de vida entre grupos demográficos pueden explicarse por las diferentes condiciones laborales y las experiencias en esos trabajos.[43] Eso significa que nuestro trabajo interviene realmente en nuestra longevidad, más de lo que apreciamos o nos imaginamos. Es cierto que no todo el mundo puede cambiar repentinamente de profesión o hacerse con un título superior y buscar un empleo que conlleve una vida inherentemente mejor y más saludable. Pero, dentro del ámbito laboral que hayamos elegido, cada uno de nosotros sí que podemos hacer pequeñas cosas para reducir esos riesgos y mantener prácticas que ayuden a contrarrestar cualquier peligro que se escape de nuestro control.

El destino de una hormiga depende de su rol principal. Si se pudiera decir lo mismo de tu destino, ¿cómo influye tu rol —o conjunto de roles— en tus comportamientos y tus riesgos? ¿Y existe un margen de mejora? ¿Puedes empezar a implantar costumbres que limiten o reduzcan esos riesgos? A ver si se te ocurren al menos tres buenos hábitos en los que centrarte dentro de tus tareas diarias que supongan una mejora a la hora de inclinar la balanza de la longevidad a tu favor. O tal vez puedas plantearte buscar un nuevo trabajo.

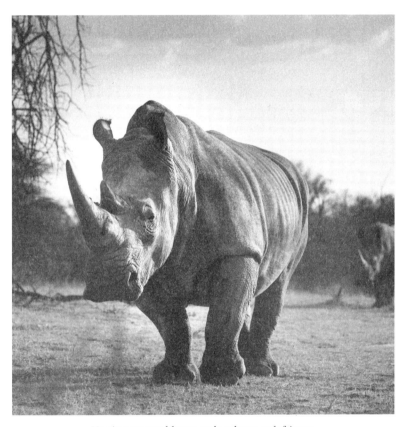

Un rinoceronte blanco en la sabana sudafricana.

8

Rinocerontes, reproducción y carreras

Pequeños cambios en tu entorno que pueden fomentar grandes cambios

> *En realidad, Dios solo es otro artista. Él inventó la jirafa, el elefante y el gato. No tiene un estilo concreto, solo se limita a ir probando cosas.*
>
> PABLO PICASSO

Pregunta sorpresa: ¿Qué tienen en común los rinocerontes y los caballos? Respuesta: Un pariente perdido hace mucho tiempo, a partir del cual evolucionaron las dos especies, que creemos que fue el mamífero terrestre más grande que jamás haya pisado la tierra. Imagínate a una criatura sin cuernos parecida a un rinoceronte de doce metros de largo (la longitud de un camión), cinco metros de altura y que pesa unas veinte toneladas (lo que lo convierte en dos veces y media más pesado que un elefante o un tiranosaurio rex). Algunos han descrito a estos animales como grandes camellos sin pelo. Independientemente de cómo nos imaginemos a estos fantásticos personajes, todos estamos de acuerdo en que son los campeones terrestres de los pesos pesados del mundo de los mamíferos.

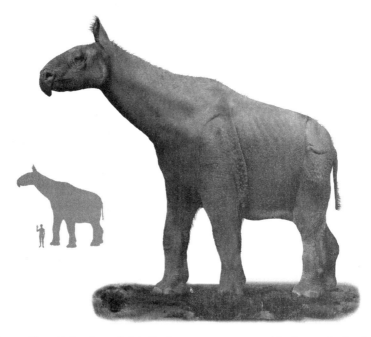

Impresión artística de un *Indricotherium* con una comparación de tamaño (atrás a la izquierda) con un humano.

El indricoterio («bestia Indrik») vivió durante el Oligoceno tardío, hace entre 34 y 23 millones de años. Para ponerlo en perspectiva, eso son decenas de millones de años después de que muriera el último dinosaurio. El Oligoceno es el periodo de transición entre el Eoceno, cuando la Tierra estaba poblada de dinosaurios y las primeras iteraciones de mamíferos, y el mundo moderno del Mioceno, donde la población de mamíferos fue creciendo y se va formando un ecosistema similar al nuestro actual. En nuestros océanos, las ballenas barbadas y dentadas surgieron como sus antepasados; la población disminuyó, en parte debido a la ausencia de ecolocalización, de la que dependían cada vez más para sobrevivir a medida que la temperatura del océano disminuía, volviéndose más frío y turbio. Sin la ecolocalización, una habilidad para localizar objetos mediante el reflejo del sonido, las ballenas ancestrales no podían navegar con éxito para encontrar comida o evitar colisiones mortales. La ecolocalización evolucionaría para ayudar a estos animales a «ver» acústicamente, una importante herramienta de supervivencia.

El nombre de la bestia Indrik es apropiado: la palabra *indric* (también transliterada como *indrik*) es una versión alterada de la palabra rusa *edinorog*, que significa unicornio. En el folclore ruso, la criatura mitológica Indrik lleva la corona como rey de todos los animales. Vive recluida en la Montaña Sagrada, donde ningún otro ser puede adentrarse. Cuando esa bestia se agita, dice la leyenda, la tierra tiembla. Se cree que esta criatura asombrosa y extremadamente grande tiene unas patas parecidas a las de un ciervo y una cabeza que se asemeja a la de un caballo, además tiene un cuerno en la parte delantera de su rostro. Se parece vagamente a un rinoceronte, aunque el indricoterio no tenía cuernos.[1]

Pensar que una vez hubo un mamífero que empequeñeció a los dinosaurios, que tanta atención han acaparado en nuestra historia evolutiva, es asombroso. Cuando era niño, ¿dónde estaba el indricoterio en mis libros de ciencias? No hay explicación de por qué los reptiles obliterados han desbancado a la mayoría de los mamíferos fosilizados como objetos de nuestra adoración prehistórica. Quizá sean populares simplemente porque han gozado de un gran marketing gracias a las películas, los documentales, los libros infantiles, las exposiciones de los museos y los titulares que acompañan a cada nuevo descubrimiento de una especie de dinosaurio desconocida hasta el momento. Y, a diferencia de lo que ha ocurrido con muchos dinosaurios, aún no se ha encontrado ningún conjunto completo de huesos de un indricoterio.

Debemos más de nuestra propia historia y nuestra biología a estos originales unicornios que a cualquiera de los personajes de *Parque Jurásico*. Animales solitarios que podían vivir hasta los ochenta años, los indricoterios invertían en su progenie lo mismo que nosotros, pasando largos periodos de gestación y manteniendo un estrecho parentesco tras el nacimiento. Aunque no lo sepamos con certeza, se cree que las hembras gestaban a sus crías durante dos años (los periodos de gestación de los grandes mamíferos suelen ser proporcionales a su tamaño). Tras el parto, la madre se aislaba con el recién nacido, al que cuidaba durante otros tres años para proteger a la vulnerable cría de los depredadores carnívoros (como el feroz *Hyaenodon*, ya extinguido) hasta que fuera lo bastante grande para estar a salvo.

Cuando estos rinocerontes ancestrales vagaban por nuestro planeta, la tierra no tenía el aspecto actual. Era seca, y la vegetación de matorrales se intercalaba con zonas abiertas.* El indricoterio tenía una gran ventaja en este ecosistema: gracias a su tamaño, podía acceder a las copas de los árboles para obtener su sustento, algo que no podían hacer la mayoría de los animales de esa época. Al igual que los rinocerontes actuales, es probable que el indricoterio también tuviera un labio superior prensil, que le facilitaba comer hojas de los árboles altos (*prensil* significa que está adaptado para sujetar objetos y es una palabra utilizada clásicamente en el mundo animal para designar una extremidad o una cola capaz de agarrar). No sabemos nada de sus colas ni de la textura y la coloración de su piel. Los paleontólogos estiman que su piel era gruesa, con pliegues, gris y sin pelo, como la de los rinocerontes modernos. Muchas criaturas, como el elefante y el rinoceronte, han evolucionado para tener poco o ningún pelo, ya que el pelo provoca la retención del calor corporal. Es posible que el indricoterio tuviera orejas grandes que le ayudaban a controlar el calor corporal, similares a las orejas del elefante actual.

Evidentemente, dado el tamaño de un indricoterio, tenían muy pocas amenazas de depredadores. Entonces, ¿qué los llevó a su extinción? Estos gigantes fueron eliminados al cabo de un millón de años

*El indricoterio ha tenido tres nombres diferentes desde su descubrimiento: *Paraceratherium*, *Indricotherium* y *Baluchitherium*. En una entrevista de Guitar World, Eddie Van Halen habló de la décima pista de su álbum de 1995, *Balance*, un instrumental titulado «Baluchitherium». Al parecer, cuando su esposa de entonces, Valerie Bertinelli, oyó la canción por primera vez, dijo: «Parece una canción de dinosaurios», y Eddie buscó en un libro el nombre del mamífero más grande que había vivido en la prehistoria. De ahí ese nombre.

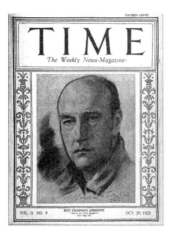

Portada de la revista *Time* del 29 de octubre de 1923,
en la que aparece Roy Chapman Andrews.

por su propio talón de Aquiles: al ser herbívoros que durante todo el año dependían de los árboles caducifolios, no supieron desenvolverse bien cuando el clima se fue enfriando a medida que la Tierra pasaba por una transición a finales del periodo del Oligoceno. Por razones que aún hoy se están estudiando, el clima cambió y, con él, el paisaje, la flora y la fauna.

Se han encontrado fósiles de varias especies de indricoterio en Mongolia, Kazajstán, Pakistán y China. No creemos que llegara a Europa occidental, pero quizá algún día encontremos pruebas que señalen lo contrario. Debemos agradecer a Roy Chapman Andrews, trotamundos aventurero, el descubrimiento del primer fósil de indricoterio. Podría decirse que Andrews, el explorador residente más destacado del Museo Americano de Historia Natural, empezó a trabajar en el museo como ayudante en el departamento de taxidermia, haciendo tareas aquí y allá, y fue ascendiendo hasta convertirse en director. No solo llevó al museo los primeros huevos de dinosaurio fósiles conocidos del mundo, en 1923, sino que el año anterior también había dirigido una flota de coches Dodge hacia el oeste desde Pekín a través de Mongolia, donde su grupo encontró un cráneo y otras partes del cuerpo fosilizadas de un indricoterio. Si Andrews te trae a la mente a Indiana Jones, no serías el único. Hace tiempo que se rumorea que se inspiraron en él para crear al icónico personaje.[2]

Si Andrews viviera hoy, le presentaría a otra naturalista legendaria, Barbara Durrant, directora de fisiología reproductiva de la San Diego Zoo Wildlife Alliance, una ONG cuya misión es salvar a los rinocerontes blancos de la extinción. Los rinocerontes blancos modernos, los rinocerontes más grandes del mundo, no solo nos permiten echar un vistazo al pasado que Andrews ansiaba desvelar, sino que también pueden darnos información sobre nuestra fertilidad. Parece inverosímil decir que un rinoceronte pueda enseñarnos algo sobre procreación, pero probablemente Durrant haya descubierto una fuente inesperada de infertilidad.

Problemas de procreación

Se calcula que el 11 % de las mujeres en edad reproductiva de Estados Unidos han tenido problemas de fertilidad, mientras que entre los hombres, el número de espermatozoides en Estados Unidos y Europa parece haber disminuido aproximadamente a la mitad en los últimos cincuenta años.[3] La disfunción eréctil va en aumento —el 26 % de los hombres que la padecen tienen menos de cuarenta años— y los niveles de testosterona disminuyen un 1 % cada año.[4] Hay muchas razones para ello, desde afecciones físicas que alteran una ovulación sana y la calidad del esperma, hasta el retraso de la maternidad. Pero los costes de la infertilidad son monumentales e incluyen sacrificios tanto monetarios como emocionales. ¿Pueden los rinocerontes darnos pistas sobre al menos parte de esta complicada historia?

Barbara Durrant tiene un trabajo poco habitual. Desde que se doctoró en 1979, trabaja en el zoo de San Diego, donde hoy en día aplica parte de la misma ciencia reproductiva empleada en la investigación de la fertilidad humana, la fecundación in vitro y las transferencias de embriones para fomentar los embarazos en especies al borde de la

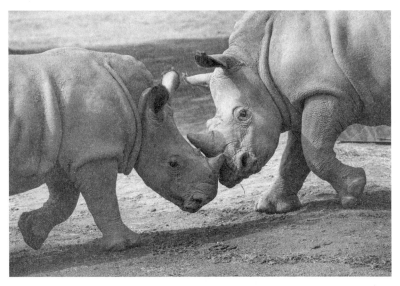

Cuando Future (izquierda) conoció a Edward (derecha) en su hogar del San Diego Zoo Safari Park, las dos crías de rinoceronte se hicieron amigas rápidamente.

extinción. Los rinocerontes blancos del sur son uno de sus temas favoritos. El 28 de julio de 2019, se convirtió en la orgullosa madrina de Edward, el primer rinoceronte blanco del sur nacido por inseminación artificial en Norteamérica. La inseminación artificial de rinocerontes blancos del sur es poco frecuente, ya que el proceso es singularmente complicado, pero al joven Edward se le ha unido desde entonces una cría hembra llamada Future.

Cuando fui a visitar a Durrant, una cálida mañana de octubre, aprendí mucho en el recorrido que dimos por el Nikita Kahn Rhino Rescue Center. Su sentido de la responsabilidad hacia estas criaturas se percibe en su afectuoso comportamiento, las adora. Cuando estuve allí, la futura madre de Edward, Victoria, estaba embarazada de él y la estaban vigilando de cerca. Durrant había ayudado a Victoria a concebir mediante ovulación inducida por hormonas e inseminación artificial con semen congelado de un rinoceronte blanco del sur.[5] En el instituto, el ADN de los rinocerontes blancos del sur y del norte se almacena en unas instalaciones denominadas Frozen Zoo, que albergan muestras de unos diez mil animales: un arca de Noé bajo el hielo. Edward fue concebido el mismo mes en que murió el último rinoceronte blanco del norte macho, dejando a las dos hembras que quedaban en el planeta bajo la protección de guardias contra los cazadores furtivos en la reserva Ol Pejeta Conservancy de Kenia. Por desgracia, estas hembras ya han pasado la edad de reproducción. La gestación de un rinoceronte dura entre dieciséis y dieciocho meses. Victoria dio a luz en solo treinta minutos y su cría, que nació pensando alrededor de 67 kilogramos, se puso de pie pasados veinticinco minutos. A los seis meses, la cría superaba los 385 kilogramos. Su nacimiento causó mucha emoción, fue un gran paso para avanzar en uno de los objetivos a largo plazo del zoo: recuperar al rinoceronte blanco del norte. Los rinocerontes blancos del norte y del sur difieren en tamaño, rasgos y hábitos alimentarios. El rinoceronte blanco del norte es más pequeño, con un cráneo plano y un cuerno delantero más corto, mientras que el rinoceronte blanco del sur es más grande, tiene la espalda cóncava y una prominente joroba en el hombro. El plan de Durrant consiste en utilizar células conservadas de la piel del rinoceronte blanco del norte para crear células madre que luego puedan programarse para convertirse en óvulos y espermatozoides. Es una tecnología fascinante, ya que convertir una célula cutánea en una célula madre no es tarea fácil, sería como rejuvenecer una célula a su estado más prematuro, en el que no se sabe en qué se convertirá (célula de la piel, célula nerviosa, célula muscular, gameto). Tampoco es fácil reprogramar una célula madre para que se convierta en un gameto (un óvulo o un espermatozoide). Pero gracias al investigador japonés de células madre Shinya Yamanaka, galardonado con el Premio Nobel, sabemos cómo acceder a los genes para realizar esta milagrosa hazaña. En el proceso de restablecimiento intervienen cuatro moléculas reguladoras que ahora se denominan *factores Yamanaka*. Rinocerontes blancos del sur, como Future, servirían entonces como madres, gestando los embriones de rinoceronte blanco del norte mediante inseminación artificial (introduciendo el esperma directamente en el útero), fecundación in vitro (uniendo el óvulo y el esperma en una placa de laboratorio antes de introducir la mezcla en el útero) o transferencia de embriones (transfiriendo un óvulo ya fecundado al útero). Durrant espera que nazca una cría de rinoceronte blanco del norte de esta forma en un plazo de diez a veinte años.

Contrariamente a lo que puedas pensar, los rinos (que en griego significa «nariz») son como perros grandes y cariñosos: reconocen sus nombres y acuden cuando los llamas. En su parcela en el zoo, los rinocerontes duermen mucho durante el día, pero se vuelven más peleones a última hora de la tarde, y me llamó bastante la atención que no sufrieran problemas articulares a pesar de su gran masa corporal. Les encanta que les acaricien; su piel es cálida, dura y suave a la vez. En plena naturaleza, los cazadores furtivos los matan; y, al igual que los elefantes, pierden su capacidad de alimentarse adecuadamente a medida que sus dientes se deterioran con la edad. Pero los rinocerontes salvajes no son conocidos por tener problemas de fertilidad. Son los rinocerontes nacidos en cautividad los que desarrollan problemas de infertilidad, lo que pone de relieve algunos de los retos de vivir en un zoo, retos a los que también nos enfrentamos en nuestro propio «zoológico» a medida que nos alejamos de la naturaleza. El trabajo de Durrant me sorprendió mucho, pues probablemente ha descubierto la fuente de la infertilidad de sus rinocerontes hembras: los fitoestrógenos —estrógenos vegetales que se encuentran de forma natural en muchas leguminosas—. Los rinocerontes consumían fitoestrógenos en su alimentación, y el equipo tardó ocho años en identificar el origen de esos problemas de fertilidad. Pero lo que era un dilema difícil resultó tener fácil solución.

Hormonándonos que es gerundio

Las hormonas son los mensajeros biológicos del cuerpo, producidas en glándulas como la hipófisis y el hipotálamo en la base del cerebro, las suprarrenales sobre los riñones, los ovarios en las mujeres y los testículos en los hombres. Desde allí, viajan por la sangre a otras partes del cuerpo, donde ejercen sus efectos. Las hormonas suelen actuar en concentraciones típicamente bajas, acoplándose a receptores hormonales muy específicos para transmitir sus mensajes a las células o a los tejidos diana. La presencia o ausencia de estos receptores determina si una célula concreta responderá a la señal hormonal o la ignorará. Hay más de cincuenta hormonas —y moléculas relacionadas— que controlan y coordinan casi todos los procesos corporales, desde tu cerebro pensante hasta el crecimiento de tu cabello.

Las hormonas más conocidas son aquellas con las que tratamos a diario: las que controlan el apetito y la digestión; las hormonas relacionadas con el sexo, como el estrógeno, la progesterona y la testosterona; los glucocorticoides, como el cortisol, que regulan nuestra respuesta al estrés; y la hormona tiroidea, que controla cuántas calorías quema nuestro cuerpo en reposo. La insulina controla la cantidad de glucosa que hay en nuestra sangre; la insulina insuficiente o la falta de respuesta a la insulina pueden provocar diabetes y muchas otras complicaciones de la salud. La melatonina es necesaria para nuestros ciclos de sueño y vigilia. Los neurotransmisores cerebrales como la dopamina, la serotonina y la epinefrina afectan a nuestro estado de ánimo y a la toma de decisiones. La hormona del crecimiento protege nuestros tejidos de la descomposición y aumenta la masa muscular y la densidad ósea cuando es necesario.

El dinamismo de la vida está marcado por las hormonas. Tu edad determina en gran medida cómo y cuándo se producen muchas hormonas, especialmente las que afectan a la reproducción. En las mujeres en edad fértil, los ovarios producen la mayor cantidad de estrógenos, sobre todo en forma de estradiol, que induce la ovulación mensual durante un ciclo menstrual activo. Durante un ciclo normal de veintiocho días, los niveles de estradiol alcanzan su máximo alrededor de los días once o doce en el folículo dominante que aloja un óvulo. El cambio de estradiol es identificado por el hipotálamo, que indica a la hipófisis que libere la hormona luteinizante (LH) y la hormona foliculoestimulante (FSH), que desencadenan la liberación del óvulo (ovulación). El cambio en el nivel de estradiol también estimula la acumulación de la capa de endometrio del útero; el revestimiento del útero se desprende cuando disminuye el nivel de estrógeno —si no hay embarazo—, comenzando la menstruación. Las mujeres jóvenes producen grandes cantidades de estradiol en los ovarios, y los hombres jóvenes producen altos niveles de andrógenos, como la testosterona, en los testículos; los niveles de ambas hormonas disminuyen a medida que envejecemos. En los hombres y las mujeres posmenopáusicas, los estrógenos no proceden principalmente de las glándulas sexuales. En cambio, la grasa y diversos tipos de células producen estrógenos, que actúan sobre todo donde se producen, en lugar de ser secretados en grandes cantidades a la sangre.

Los cambios naturales en los niveles de estas hormonas sexuales durante el envejecimiento están asociados con otros cambios en el cuerpo, uno de los cuales es visiblemente obvio para todos nosotros: cómo se distribuye nuestra grasa. En general, los adultos mayores tienden a tener niveles más altos de grasa corporal, eso se debe a factores como la ralentización del metabolismo —a partir de los sesenta años, el metabolismo disminuye aproximadamente un 0,7 % al año—, la pérdida gradual de tejido muscular y una disminución constante de la actividad física a medida que las personas pierden la motivación para hacer ejercicio.[6] Y es probable que la grasa extra sea más visceral —alrededor de nuestros órganos internos— que subcutánea, o justo debajo de la piel, como la grasa de los bebés.

Las hormonas y sus efectos son contextuales; es decir, el contexto en el que entran en el torrente sanguíneo influye en cómo afectan a un individuo. Es importante comprender esto porque está directamente relacionado con el modo en que los factores dietéticos y la exposición a sustancias químicas pueden dejar múltiples secuelas a lo largo de nuestra vida. Del mismo modo, ciertas hormonas también pueden tener efectos matizados a lo largo de la vida. Por ejemplo, una sustancia fuerte similar al estrógeno tendrá un impacto diferente en una niña

Comparación de la estructura del estradiol (estrógeno natural) y del equol (metabolito de isoflavona). Observa la sorprendente similitud en la disposición espacial de estas dos moléculas diferentes.

prepuberal que en una mujer adulta. Y exponer a un feto masculino a niveles inusualmente altos de estrógeno podría tener efectos duraderos sobre la fertilidad de ese feto cuando sea adulto.

En los círculos científicos se habla cada vez más de *disruptores endocrinos* (en inglés *endocrine-disrupting chemicals* o EDC) por su potencial para cambiar los patrones naturales de señalización hormonal del organismo. Algunos de los disruptores endocrinos más estudiados son sustancias químicas que alteran el equilibrio de las hormonas sexuales en la fauna salvaje y contribuyen a resultados reproductivos adversos, como la inversión sexual o la esterilidad en animales acuáticos. Actúan principalmente imitando a las hormonas naturales del organismo.

El estrógeno natural (estradiol) y un compuesto similar al estrógeno procedente de una isoflavona de la soja (equol) pueden parecer estructuralmente casi idénticos, confundiendo o bloqueando a los receptores hormonales, de modo que la hormona natural deja de funcionar o incluso confunde al tejido productor de hormonas para que produzca más o menos cantidad de una hormona concreta. Uno de los disruptores endocrinos más conocidos que adquirió notoriedad a mediados del siglo xx es el DDT, el pesticida utilizado ampliamente para combatir los mosquitos y las enfermedades que transmiten, como la malaria y el tifus. En 1972, una década después de que Rachel Carson nos advirtiera en su libro *La Primavera silenciosa* sobre los peligros del uso desenfrenado de pesticidas, esta potente sustancia química sintética fue prohibida en Estados Unidos tras descubrirse que afectaba a las poblaciones de aves silvestres —y podía dañar potencialmente a los seres humanos—. Durante las décadas de los años cincuenta y sesenta, este producto químico fue una de las causas del declive del símbolo de EE.UU., el águila calva. La exposición al DDT hizo que estas majestuosas aves pusieran huevos con cáscaras quebradizas que se agrietaban muy fácilmente.

Los lubricantes y plastificantes industriales son sustancias químicas que se han asociado al deterioro de la salud reproductiva y al aumento del índice de masa corporal en los seres humanos. Algunos también pueden contribuir a la resistencia a la insulina.[7] Los mecanismos biológicos a través de los cuales ejercen sus efectos son complejos, pero sabemos que tienen el poder de alterar el metabolismo y los sistemas hormonales normales del cuerpo. Estas sustancias químicas, la mayoría de ellas sintéticas manufacturadas, se añaden a una gran variedad de plásticos para aumentar su flexibilidad, transparencia, durabilidad y longevidad. Se encuentran en productos tan diversos como artículos de vinilo (PVC) —incluidos biberones y recipientes de alimentos—, pintura, juguetes, ambientadores y artículos de cuidado personal y belleza. Aunque una categoría de estos compuestos, los bifenilos policlorados (PCB), utilizados en su día como aislantes eléctricos y retardantes de llama, se prohibió hace décadas, no se descomponen fácilmente en el medioambiente, por lo que circulan por el aire, el agua y el suelo, llegando a nosotros principalmente a través del pescado, la carne y los productos lácteos contaminados.

Más recientemente, la exposición a largo plazo a sustancias perfluoroalquiladas (PFAS) también se ha confirmado como potencialmente problemática. Las PFAS se han relacionado con un mayor riesgo de algunos tipos de cáncer, la supresión del sistema inmunitario —que puede disminuir la capacidad de respuesta a las vacunas—, alteraciones de la función tiroidea, daños hepáticos, problemas de desarrollo fetal y bajo peso al nacer. Las PFAS se han utilizado comúnmente para recubrir y proteger superficies de diversos materiales desde la década de 1940. Y al igual que PCB, las PFAS son «sustancias químicas eternas», compuestos prácticamente indestructibles que se encuentran en todas partes: agua potable contaminada, aparatos electrónicos, muebles, utensilios de cocina antiadherentes, ropa impermeable, envases de alimentos (cartones de pizza, envoltorios de comida rápida y bolsas de palomitas para microondas), alfombras y textiles, e incluso algunos productos cosméticos, hilo dental y artículos deportivos —sí, en tus mallas de yoga—. En 2022, la Agencia de Protección Ambiental de Estados Unidos (acrónimo en inglés, EPA) advirtió que estos productos químicos persistentes suponen un peligro mayor para la salud humana de lo que se pensaba, y la agencia ha empezado a emprender fuertes medidas para regular mejor la «crisis de la contaminación».[8] En junio de 2022, la EPA redujo drásticamente el nivel seguro de PFAS respecto a lo que la agencia había aconsejado anteriormente, al tiempo que admitía que no existe tal cosa como un nivel seguro en nuestros sistemas de agua, donde la mayoría de las personas ya están expuestas a estas sustancias sin saberlo. El objetivo de la agencia es llegar a aplicar una política de tolerancia cero.

Es imposible evitar todas las exposiciones a estas sustancias químicas, especialmente a las que persisten en el medioambiente, por lo que hay que considerar cómo estas exposiciones podrían contribuir a problemas de salud evitables en momentos especiales de la vida, como cuando —al igual que los rinocerontes del zoo de San Diego— una mujer intenta quedarse embarazada, mantener una gestación sana para después amamantar y cuidar de los hijos mientras se desarrollan.

Orígenes evolutivos de las enfermedades

Si estás dispuesto a indagar y pensar de forma crítica, podrás extraer muchas cosas de los registros de nacimientos y defunciones. Cuando David Barker, profesor de epidemiología clínica de la Facultad de Medicina de la Universidad de Southampton, estudió detenidamente los registros de nacimientos y defunciones del Reino Unido, observó una clara relación entre el bajo peso al nacer y el riesgo de morir de cardiopatía coronaria en la edad adulta. Preguntándose por tal relación, Barker desarrolló una hipótesis: que un bebé nacido de una madre desnutrida durante el embarazo a la larga podría ser más susceptible de padecer enfermedades crónicas como diabetes, hipertensión, cardiopatías y obesidad, porque el feto se habría adaptado a un entorno nutricionalmente deficiente. Sus observaciones culminaron en un artículo publicado en la revista *The Lancet* en 1989, en el que él y sus compañeros informaban de que, entre 5.654 hombres de Hertfordshire, en el sur de Inglaterra, los que tenían el peso más bajo al nacer y el peso más bajo al año de edad presentaban el mayor índice de mortalidad por enfermedades cardiovasculares.[9]

Barker no fue la primera persona que registró la relación entre las condiciones de la vida temprana y las enfermedades posteriores. En 1977, el médico e investigador noruego Anders Forsdahl había formulado inicialmente la hipótesis cuando observó que las condiciones de vida de un niño desde el periodo prenatal hasta la adolescencia tienen un impacto importante en el riesgo de que ese niño sufra trastornos crónicos más adelante, especialmente enfermedades cardiovasculares después de los cuarenta años.[10] Sus observaciones apuntaban a cómo la programación de un cuerpo durante periodos vulnerables de la vida puede acabar en última instancia afectando a la salud.

Debe tenerse en cuenta que estas relaciones son solo eso: asociaciones. No necesariamente reflejan una relación directa de causa y efecto. Las exposiciones en las primeras etapas de la vida no son deterministas, aunque pueden aumentar el riesgo de padecer ciertas dolencias más adelante. Pero eso también nos da la esperanza de que, reduciendo las exposiciones en los primeros años de vida, podamos disminuir la probabilidad de padecer enfermedades más adelante. Barker, en uno de sus últimos discursos públicos, declaró: «La próxima generación no tiene por qué padecer cardiopatías ni osteoporosis. Estas enfermedades no están dictadas por el genoma humano.

Apenas existían hace cien años. Son enfermedades innecesarias, que podríamos prevenir si tuviéramos la voluntad de hacerlo».[11]

¿Cuáles son las enfermedades que pueden verse afectadas por las exposiciones a diferentes sustancias durante el periodo fetal y de desarrollo de la infancia y la adolescencia? Entre la mayoría de las enfermedades crónicas que padecemos se encuentran: enfermedades cardiovasculares y pulmonares; dolencias neurológicas; afecciones relacionadas con el sistema inmunitario; trastornos de la reproducción y la fertilidad; cáncer; y trastornos metabólicos, como la obesidad y la diabetes. Los científicos que estudian este ámbito utilizan una versión de la siguiente analogía: cuando a un hombre de cincuenta y cinco años se le diagnostica Parkinson, una mujer de treinta y cinco tiene cáncer de mama, un hombre de veinticinco años es estéril, un adolescente es obeso con síndrome metabólico y diabetes tipo 1, una niña de nueve años tiene asma y alergias alimentarias, y un niño de seis años tiene problemas de aprendizaje, las causas pueden no encontrarse solamente en su genética.[12]

Aunque estas enfermedades tienen un componente genético, es probable que las variaciones en la secuencia genética de un individuo solo representen un riesgo pequeño y fluctuante. En cambio, el vínculo común entre todas estas enfermedades no transmisibles es que probablemente tuvieron alguna influencia ambiental durante su desarrollo temprano —alimentación alterada, estrés, fármacos, infecciones o exposición a sustancias químicas peligrosas—, lo cual desencadenó cambios epigenéticos que permanecen en el organismo durante toda la vida. Cuando oyes hablar de la típica dieta occidental, rica en harinas procesadas y refinadas, azúcares y grasas nocivas, que contribuye a enfermedades e incluso a molestias como el acné, uno de los mecanismos es la señalización epigenética.[13]

Epigenética significa literalmente «encima de la genética» y se refiere al modo en que tu comportamiento y tu entorno pueden provocar cambios moleculares en tu ADN que afectan al modo en que funcionan tus genes. Está claro que la secuencia de tu ADN no cambia, pero los cambios epigenéticos pueden influir en la forma en que tu cuerpo lee tu secuencia de ADN y, por tanto, en qué productos proteínicos se producen (o no). Esto puede ocurrir de varias formas.* Lo importante es recordar que los cambios epigenéticos afectan a los genes que se activan o desactivan, afectando así a la funcionalidad de tu cuerpo. Los cambios epigenéticos son el vínculo entre tu estilo de vida y los genes.

A pesar de lo complejos que son los organismos vivos, y habiendo muchas oportunidades para que las cosas vayan mal, su desarrollo suele ir bien en gran medida porque hay redundancias incorporadas y planes de reserva para posibles errores que, de lo contrario, podrían provocar malformaciones, defectos o problemas graves. Las células también disponen de mecanismos elaborados para reparar el ADN, como mecanismos para autoeliminarse de forma ordenada si se detectan demasiadas mutaciones. El desarrollo también es exquisitamente sensible durante ciertas etapas en las que pequeños cambios pueden tener consecuencias importantes. Son las llamadas «ventanas críticas».

No hay mejor forma de ilustrar este concepto que con lo que yo llamo el *experimento del huevo* (esto me lo contó uno de mis primeros mentores en el Johns Hopkins Hospital y uno de los mayores investigadores del cáncer de todos los tiempos, Don Coffey). Si tomas un huevo fecundado y lo dejas reposar a temperatura ambiente durante unas semanas, obtienes un huevo podrido. Pero, si coges ese mismo huevo y, en lugar de dejar que se eche a perder durante tres semanas, lo sometes a una acogedora temperatura de 37,5 °C y lo giras tres veces al día —es mejor elegir un número impar para asegurarse de que el huevo no esté en la misma posición dos noches seguidas—, el resultado será totalmente distinto: un pollito. Otro ejemplo gracioso es el

---

*Los cambios epigenéticos pueden afectar a los genes que se activan modificando la metilación del ADN (añadiendo un grupo químico al ADN que puede impedir que las proteínas del cuerpo «lean» el ADN), la modificación de las histonas (las proteínas se unen fuertemente al ADN para que los genes codificados por la parte del ADN no puedan activarse) o el ARN no codificante (que regula el ARN y frena la producción de proteínas).

de la embriología de la rana: si inclinas un embrión de rana en un momento crítico antes de que el óvulo fecundado se divida en dos células, obtendrás un embrión con dos cabezas perfectas; haz lo mismo treinta minutos después y el embrión será completamente normal. Este sencillo experimento demuestra el profundo efecto que pueden tener los matices ambientales a medida que la gravedad y la temperatura convierten el caos en orden.

Las alteraciones que se producen en momentos críticos del embarazo pueden provocar graves defectos congénitos, o incluso provocar el parto.[14] Los efectos de los cambios hormonales durante la gestación de un feto pueden ser difíciles de cuantificar y es posible que no se manifiesten en el momento del nacimiento, pero los efectos pueden estar clínicamente presentes muchos años después. Aprendimos esta lección por las malas con la historia del dietilestilbestrol (DES), un estrógeno sintético que se administró a más de diez millones de mujeres entre 1938 y 1971. Inicialmente se pensó que el DES reducía el riesgo de aborto —que resultó no ser eficaz—, e incluso se les recomendó a muchas mujeres embarazadas como medicina preventiva rutinaria.[15] Así que se recetó también a mujeres sin antecedentes de aborto. La sustancia química acabó en muchos productos, como lociones, champús y potenciadores del crecimiento para pollos y ganado. Muchos años después se supo que los niños nacidos de madres tratadas con DES más adelante iban a tener problemas reproductivos o ciertas afecciones cancerosas. Los efectos adversos se detectaron por primera vez en 1971, décadas después de que el uso del DES se hubiera generalizado. Pero cuadraba, ya que el cáncer (cáncer de cuello uterino y vagina denominado *adenocarcinoma de células claras*) se observó en las hijas de las mujeres que habían tomado DES, no en las madres a las que se les había prescrito originalmente esta hormona.[16]

Un último ejemplo para explicar estas ventanas críticas de sensibilidad que muchas mujeres recordarán es el uso de la talidomida hace décadas para controlar las náuseas matutinas durante el embarazo. El 80% de los bebés a cuyas madres se les recetó este fármaco nacieron con graves defectos en las extremidades si la madre había tomado el fármaco entre veinte y treinta y seis días después de la fecundación; es decir, en el primer mes de embarazo aproximadamente. Pero, si la madre embarazada había tomado talidomida fuera de esta ventana crítica, los niños no tenían estos defectos. Una vez más, esto demuestra la importancia de *qué, cuánto* y *cuándo*. Hoy en día, la talidomida se utiliza para tratar una afección cutánea, así como el mieloma múltiple, un cáncer raro de la sangre. También se está estudiando como posible tratamiento de una amplia gama de enfermedades, lo que vuelve a demostrar que la forma de utilizar un fármaco —en qué circunstancias, cuándo y en qué dosis— lo es todo. Aún se desconoce el mecanismo exacto por el que la talidomida causó las deformidades teratogénicas en los niños.

Los trastornos del desarrollo también pueden causar alteraciones más sutiles que provocan resultados adversos para la salud y un mayor riesgo de enfermedades que quizá no se manifiesten hasta pasados muchos años. La reducción del crecimiento fetal, a menudo uno de los resultados de la exposición a la nicotina en el útero, está fuertemente asociada a enfermedades crónicas posteriores, como cardiopatías, diabetes y obesidad. Los médicos recomiendan ciertas pautas a las mujeres embarazadas por muchas buenas razones: evita el medicamento X, toma vitaminas prenatales que contengan ácido fólico —para ayudar a prevenir algunos defectos congénitos importantes del cerebro y la columna vertebral del bebé—, no fumes ni bebas alcohol, evita la exposición a sustancias químicas nocivas y agentes infecciosos, etc. Las agresiones al feto pueden tener repercusiones devastadoras y crónicas.

Uno de los primeros estudios que proporcionaron indicios tempranos e innegables de una relación de causa y efecto entre la experiencia prenatal y las consecuencias a lo largo de la vida fue el ahora famoso estudio de cohorte de nacimientos durante la hambruna holandesa.[17] Conocida como *Hongerwinter* («invierno del hambre» en holandés), la hambruna holandesa tuvo lugar cerca del final de la Segunda Guerra Mundial, durante el invierno de 1944-1945, en la parte de los Países

Bajos ocupada por los nazis, especialmente en Ámsterdam y en las provincias occidentales densamente pobladas. Un bloqueo nazi cortó los envíos de alimentos y combustible desde las zonas agrícolas, dejando a millones de personas hambrientas. Las raciones eran de cuatrocientas a ochocientas calorías diarias, menos de la cuarta parte de lo que debería consumir un adulto. Más de veinte mil personas murieron de inanición. Los que sobrevivieron, unos 4,5 millones de personas, dependieron de los comedores de beneficencia hasta que los Aliados llegaron en mayo de 1945 y la liberación de la zona alivió la hambruna. Carl Zimmer, del *New York Times,* explicó que, como el Invierno del Hambre «empezó y terminó tan bruscamente, ha servido como experimento imprevisto sobre la salud humana. Resulta que las mujeres embarazadas eran especialmente vulnerables, y los hijos que tuvieron entonces han sufrido las consecuencias de la hambruna durante toda su vida. Cuando se convirtieron en adultos, acabaron pesando unos cuantos kilos más que la media. En la mediana edad, tenían niveles más altos de triglicéridos y colesterol LDL. También presentaban tasas más elevadas de enfermedades como la obesidad, la diabetes y la esquizofrenia».[18] El estudio de cohorte (del que formó parte David Barker) demostró que la hambruna sufrida por las madres provocó cambios epigenéticos en sus hijos que se manifestaron más tarde como una predisposición a tener ciertas enfermedades; algunos de estos efectos se transmitieron a la siguiente generación.[19] Y cuando esa generación tuvo sus propios hijos, esos descendientes también eran más bajos que la media y tenían más grasa y peor salud con el paso de los años. Esta alarmante observación fue una de las primeras demostraciones del poder de los cambios epigenéticos, que pueden transmitirse a través de varias generaciones.

Los científicos aún están averiguando cómo ocurre esto a nivel molecular. «¿Cómo es posible que tu cuerpo recuerde el entorno al que estuvo expuesto en el útero y lo rememore décadas después?»,[20] se preguntaba Bas Heijmans, genetista del Centro Médico de la Universidad de Leiden (Países Bajos), en un artículo del *New York Times.* Él y sus colegas de la Universidad de Columbia publicaron una posible respuesta: que ciertos genes se habían desactivado por la escasez de calorías (mediante cambios en el epigenoma y no en la secuencia del ADN) y que estos cambios en la expresión génica seguían afectados cuando el niño crecía.[21] Se están estudiando muchas ideas contrapuestas sobre cómo se arraigaron exactamente estos cambios epigenéticos, pues aún quedan misterios por resolver. La conclusión general prevalece: el tipo y la disponibilidad de nutrientes durante el embarazo y la infancia pueden tener profundas repercusiones en la vida de un individuo. También sabemos que la programación del desarrollo no se detiene en el nacimiento, sino que continúa a lo largo de la vida temprana, probablemente al menos hasta la adolescencia.

Rinocerontes que recuperan su fertilidad

Los rinocerontes del zoo de San Diego no se estaban muriendo de hambre. Eso era lo que resultaba desconcertante: parecía que estaban viviendo en un entorno idóneo. Entonces, ¿cuál era el problema que tardaron ocho años en resolver? (Ya os he dado algunas pistas sobre la respuesta).

Una de las diferencias más notables entre la vida de los animales salvajes y la de sus congéneres en cautividad suele ser la dieta. Aunque los científicos y cuidadores de zoo que atienden a los animales cautivos hacen todo lo posible por servirles alimentos nutritivos típicos de su dieta natural, puede haber errores involuntarios. Cuando Barbara Durrant y su equipo trabajaron con hembras infértiles de rinocerontes blancos del sur, se dieron cuenta de que debían indagar el papel que estaban desempeñando los fitoestrógenos.

Los rinocerontes blancos, cuando deambulan en libertad, pastan hierba o cualquier otra cosa comestible en los terrenos por los que se mueven.[22] Pueden engullir hierba corta más deprisa de lo que tú y yo podríamos segarlas; un rinoceronte necesita unos 55 kilogramos de hierba al día para satisfacer sus necesidades metabólicas. En cautividad, donde los animales no pastan todo el día, se les alimenta con pienso comprado, hecho principalmente de soja y alfalfa secas, fuentes naturales de proteínas, baratas y fáciles de conseguir. Naturalmente, este pienso también contiene muchos fitoestrógenos, que ya habían sido relacionados con problemas de fertilidad en otras especies.

Los fitoestrógenos son compuestos similares al estrógeno (estrogénicos) que se obtienen de las plantas y están omnipresentes en la dieta humana y animal. Los fitoestrógenos no tienen tanta actividad estrogénica como la hormona estradiol, pero siguen uniéndose al receptor estrogénico y señalan a las células como el estrógeno. Las investigaciones realizadas por el Dr. Christopher Tubbs, del zoo de San Diego, demostraron que los fitoestrógenos «consumidos en la dieta y absorbidos por el torrente sanguíneo pueden interactuar con los receptores de estrógeno de un animal», lo que les confiere «el potencial de alterar los procesos de desarrollo y reproducción regulados por los estrógenos».[23]

Las fuentes más comunes de exposición de los humanos a los fitoestrógenos son los productos de soja, pero no los más obvios (edamame, miso, tofu, tempeh). Los alimentos derivados de la soja se cuelan en nuestra dieta de muchas maneras, intencionadamente o no, desde productos a base de soja, como quesos, leches, hamburguesas, helados, trocitos de beicon e incluso las fórmulas para bebés hasta la harina de soja texturizada y el aislado de proteína de soja que aparecen en una vertiginosa variedad de alimentos procesados y envasados. La soja se encuentra en el 60% o más de los alimentos procesados, en todo tipo de alimentos, desde bebidas deportivas a barritas de cereales e incluso en los dónuts.[24] Para comprobarlo, busca variaciones de «proteína vegetal» o «soja texturizada» en la etiqueta de ingredientes. La soja es un alimento y un aditivo popular porque es una proteína vegetal barata, sin colesterol, con mucha fibra y sin lactosa. También ayuda a fusionar los ingredientes y a mantener húmedos algunos alimentos.

A menudo oímos hablar de los buenos efectos que tienen los fitoestrógenos de la soja en la salud humana, ya que se han promocionado como alternativas saludables a los estrógenos sintéticos. Las mujeres menopáusicas dicen que los fitoestrógenos de la soja les ayudan a soportar síntomas como los sofocos y los sudores nocturnos, porque los fitoestrógenos de la soja actúan como el estrógeno real. Las mujeres posmenopáusicas oyen que la soja puede prevenir la pérdida de masa ósea y la osteoporosis por la misma razón: los fitoestrógenos imitan al estrógeno en el organismo. La soja es un ingrediente central de la dieta tradicional asiática, y como las poblaciones asiáticas han disfrutado históricamente de tasas más bajas de enfermedades cardiovasculares, síntomas menopáusicos, cáncer de mama y de próstata, diabetes y obesidad que las occidentales, esta observación ha llevado a creer que comer más productos de soja puede reducir el riesgo de estas enfermedades.[25]

Las afirmaciones que se hacen sobre los alimentos deben ser aprobadas por la Administración de Alimentos y Medicamentos (FDA) de EE.UU., y en 1999 permitió la afirmación de que comer soja a diario reduce el riesgo de sufrir enfermedades cardiacas. A partir de entonces, el número de alimentos que incluían la soja como ingrediente aumentó drásticamente.[26] Pero los estudios bien planificados no verifican ninguna de estas afirmaciones de forma definitiva. Determinar si los fitoestrógenos aumentan o reducen el riesgo de desarrollar cáncer de mama ha resultado ser uno de los impactos sobre la salud humana más difíciles de abordar. Está bien establecido que los estrógenos favorecen la tumorigénesis mamaria, y que los parámetros que aumentan la exposición a los estrógenos a lo largo de la vida —como la menarquia precoz, la lactancia de corta duración y la baja paridad— se asocian a un riesgo elevado de cáncer de mama. Pero aún no se ha determinado definitivamente el efecto de los fitoestrógenos sobre el riesgo de cáncer de mama. Sería muy difícil hacer estudios prospectivos, ya que hay muchas variables que considerar, como la raza y la edad de las pacientes, la dosis de fitoestrógenos, el contexto de los fitoestrógenos —con qué los comes—, la duración de la exposición, así como otras hormonas de la paciente, entre muchas otras.[27]

¿Pueden los fitoestrógenos de la dieta ser tóxicos para nuestros sistemas y, en particular, nuestra fertilidad? ¿Podemos tomar demasiado de algo bueno? Los estudios observacionales realizados durante décadas han suscitado dudas. Una observación realizada en 1946 inició la inquietud por esta cuestión. En aquella época se informó de que las ovejas que pastaban trébol rojo, rico en fitoestrógenos, eran infértiles. Dos décadas más tarde, el efecto del trébol rojo sobre la fertilidad también se observó en las vacas. Luego, en la década de 1980, los guepardos de los zoológicos que comían soja tuvieron problemas de fertilidad. En cada una de estas situaciones animales, la fertilidad volvió a cambiar cuando se redujo o se eliminaron los fitoestrógenos de la dieta. Algunos estudios en mujeres también han descrito problemas de salud reproductiva con la ingestión de niveles elevados de fitoestrógenos.[28]

Cuando Durrant y su equipo redujeron significativamente los fitoestrógenos de la alimentación del rinoceronte blanco en 2014, muy pronto, una hembra de catorce años que nunca había parido mostró niveles crecientes de progesterona, indicativos de embarazo. Desde 2007 habían intentado que esta hembra se reprodujera, pero nunca había concebido hasta que cambió su dieta. Fue un gran paso adelante, pero su nivel de progesterona empezó a bajar dos meses antes de la fecha prevista del parto y la cría nació muerta. Durrant no perdió la esperanza. Y se sucedieron con éxito otros embarazos en rinocerontes blancos que nunca antes se habían reproducido. El descubrimiento de Durrant culminó en un artículo de 2019 para la American Society for Microbiology.[29] ¿Qué tiene que ver la microbiología con la fertilidad? En este punto es donde la historia se vuelve más interesante.

Dentro de cada uno de nosotros vive una comunidad de microbios, alojada en gran parte en nuestro intestino, que interactúa con nuestra propia biología y dirige en gran medida nuestro metabolismo, la neuroquímica, la inmunidad y quizá incluso la fertilidad. Se llama *microbioma* y ha sido uno de los temas médicos más comentados en los últimos años. La salud de un animal depende de la composición microbiana de su microbioma. Y esto es cierto tanto si hablamos de un humano como de un rinoceronte. Durrant ha escrito sobre este tema y ha observado que aquella rinoceronte blanca del sur metabolizaba y absorbía los fitoestrógenos de la soja de un modo que reducía su capacidad para gestar. Cuando Durrant y sus colegas observaron otra especie de rinoceronte, el rinoceronte unicornio mayor, que puede comer gránulos de soja y aun así dar a luz, demostró que unas bacterias diferentes en el intestino (un microbioma diferente) parecían ser las responsables de la diferencia. Las bacterias del tracto gastrointestinal del rinoceronte blanco del sur son distintas de las del rinoceronte indio. Piensa que con un suelo diferente, crecerá una semilla diferente. Cada especie de rinoceronte tiene un suelo diferente en su tracto gastrointestinal. El rinoceronte indio puede comer fitoestrógenos y no tener problemas de fertilidad, aunque está claro que este no es el caso del rinoceronte blanco del sur. El trabajo de Durrant para dilucidar esto ha sido fundamental para comprender el papel del intestino, el microbioma y el metabolismo y la absorción hormonal.[30]

Los microbios de nuestros intestinos ayudan a metabolizar lo que consumimos. Y, en el proceso de descomposición de los compuestos de la dieta, crean metabolitos activos que afectan a prácticamente todos los sistemas del cuerpo, incluidos los relacionados con las hormonas. Los científicos están cada vez más asombrados de hasta qué punto nuestros camaradas microbianos del intestino regulan nuestra propia fisiología, un fenómeno que exploraremos más a fondo en el capítulo 9. Pero todo esto plantea otra pregunta intrigante: ¿En qué medida contribuye nuestro propio microbioma a nuestra fertilidad? ¿Y cómo pueden los cambios en nuestro microbioma alterar, para bien o para mal, nuestra fertilidad?

Antes de responder a estas preguntas, zanjaré parte del debate diciendo que los fitoestrógenos de la soja son perfectamente seguros para el ser humano cuando se consumen con moderación, preferiblemente de fuentes naturales y menos procesadas —más edamame, menos aislado de proteína de soja y nada de suplementos—. La soja no se ha ganado ni el halo de salud ni la etiqueta de peligro para la salud. Y debemos recordar que cualquier ingrediente puede ser problemático cuando se devora hasta el extremo (agua incluida). El consumo diario de más de 100 mg de isoflavonas de soja —que es mucho, equivalente a unos 170 gramos de tempeh o casi 4 litros de leche de soja— se ha relacionado con un cambio en la función ovárica, pero todavía no se ha demostrado que el consumo moderado de soja sea un problema para los adultos.[31] En realidad, puede conferir beneficios indirectos en la cantidad adecuada al reducir el consumo de grasas saturadas de la carne roja y aumentar la ingesta de fibra, lo que supone una doble ventaja.

Sin embargo, en lo que respecta a los preparados a base de soja para bebés, necesitamos más datos para responder a las preguntas sobre los efectos de la soja en esta edad crítica. En 2018, el Children's Hospital of Philadelphia publicó un estudio científico que demostraba que «los lactantes que consumían leche de soja de recién nacidos presentaban diferencias en algunas células y tejidos del aparato reproductor, en comparación con aquellos que tomaban leche de vaca o eran amamantados».[32] Las diferencias se observaron entre niñas, que mostraron signos de respuesta a la exposición a estrógenos en sus células vaginales y uterinas. Sin embargo, los autores del estudio, financiado por el National Institutes of Health (NIH) de EE.UU. se apresuraron a señalar que las diferencias entre los bebés alimentados con leche materna y los alimentados con leche de soja eran insignificantes y no parecían constituir un problema en su desarrollo reproductivo.[33] Para los bebés que, por cualquier motivo, no pueden recibir leche materna o digerir adecuadamente la leche, las fórmulas a base de soja pueden estar justificadas. Pero quizá te sorprenda saber que la leche de fórmula de soja representa hasta el 25% de las ventas de leche de fórmula en Estados Unidos, algo que merece más reflexión y análisis.[34]

En un futuro no muy lejano, espero, aprenderemos a controlar el consumo de soja para una salud ideal e incluso a manipular potencialmente nuestros microbiomas para cosechar los beneficios de la soja sin ningún inconveniente. Lo que me lleva a responder a la pregunta sobre el impacto del microbioma en la fertilidad: sí, la fuerza y la función de tu microbioma desempeñan un papel importante en la historia de tu salud, desde cuestiones de fertilidad hasta cuestiones del corazón, el cerebro, el sistema nervioso o la inmunidad, y el metabolismo en general.

Los rinocerontes blancos del sur nos enseñan no solo que la dieta puede tener efectos profundos en nuestra biología, sino también que esos efectos pueden derivarse de cambios sutiles y aparentemente superficiales. La idea de que pequeños cambios pueden tener grandes efectos encaja con el efecto mariposa que planteé en un capítulo anterior. Piensa en el individuo que se compromete a caminar treinta minutos al día y pierde diez kilos en un año o, por el contrario, en la persona que decide reducir el consumo de azúcar cambiando a sustitutos del azúcar en forma de aspartamo, sucralosa y sacarina. Podrías suponer que se trata de un cambio saludable para ahorrar calorías y evitar los efectos secundarios de un exceso de azúcar. Pero las substancias de estos edulcorantes artificiales pueden cambiar la composición de tu microbioma hasta tal punto que, en última instancia, pueden producir un aumento de la resistencia a la insulina, diabetes y obesidad. Una vez más, los pequeños cambios pueden tener consecuencias monumentales. De hecho, somos «robustos pero también frágiles», una frase utilizada para describir cómo, por ejemplo, los sistemas complejos pueden ser paradójicamente resistentes y vulnerables al mismo tiempo.

Para cualquiera que sufra problemas de fertilidad, puede que no sea necesariamente porque le afecta algo de su dieta, sino más bien por simples detalles que se van acumulando. Cosas como dormir mal de forma crónica, la falta de actividad física y demasiado estrés psicológico pueden parecer inocuas, pero pueden tener efectos enormes. Para muchas personas que buscan vivir más y mejor, empezar por lo básico —mejor alimentación y más movimiento— es lo más factible, y les motiva a emprender otras mejoras en su comportamiento y sus hábitos.

Recuerda que uno de los principios de una dieta sana es intentar comer lo más natural posible y lo más parecido posible a cómo comían tus ancestros. Según de qué parte del mundo seas, tu cuerpo evolucionó a lo largo de muchos siglos —cientos de generaciones— para ingerir determinados alimentos, y eso debemos respetarlo. Antes he explicado cómo evolucionamos para comer y digerir carne junto con nuestros antepasados chimpancés, pero para algunas poblaciones, las dietas centradas en la carne no son saludables. De hecho, recientemente se han descubierto los llamados *genes vegetarianos*. En poblaciones que históricamente han tendido a consumir dietas basadas en plantas —como en la India, África y partes de Asia Oriental— han evolucionado variaciones genéticas que les permiten procesar los ácidos grasos omega-3 y omega-6 con mayor eficacia, convirtiéndolos en compuestos necesarios para el desarrollo temprano del cerebro y el control de la inflamación.[35] (Las personas que comen carne y pescado pueden obtener gran cantidad de omegas directamente de esos alimentos). Del mismo modo, se han encontrado variaciones genéticas entre los inuit de Groenlandia, que comen principalmente marisco y están adaptados especialmente a una dieta basada en productos del mar. No sabemos cuándo se produjeron estas adaptaciones en la evolución, pero llegamos a la conclusión de que esta información genómica es útil para intentar adaptar nuestras dietas de modo que se ajusten a nuestro genoma. La nutrición personalizada es un área floreciente de investigación y estudio. Es posible que pronto podamos saber, mediante simples análisis genéticos, quién debe seguir una dieta totalmente vegetal.

Somos sistemas complejos. Sin embargo, dentro de esa complejidad, también hay simplicidad, así como un cierto nivel de capacidad de adaptación. Puede que nuestra programación interna esté algo marcada por nuestras primeras experiencias vitales, pero no todo es estático e inmutable. En San Diego, Edward y Future tienen las claves para mantener vivos y adaptados a los unicornios terrestres. Y tú y yo podemos hacer lo que esté en nuestras manos para prevenir lo que nos puede acontecer. Tal vez no podamos cambiar nuestros entornos pasados, pero podemos moldear los que nos depara el futuro. Para ello, compartiré otro secreto poco conocido que, de nuevo, nos transmiten los rinocerontes: cómo hacer ejercicio.

La receta de correr-parar-correr

Antes he mencionado que los rinocerontes no sufren dolores articulares a pesar de su enorme tamaño —y de sus hábitos de descanso—. Pero también he aprendido que son los más rápidos de todos los mamíferos terrestres que pesan más de 900 kilogramos (los rinocerontes blancos pueden llegar a superar los 3.000 kg, lo que los convierte en el segundo mamífero terrestre más grande del mundo, por detrás de los elefantes). Pueden acelerar cuando lo necesitan, alcanzando velocidades de más de 50 kilómetros por hora y manteniéndolas durante aproximadamente un kilómetro y medio. En comparación, los veloces humanos alcanzan velocidades de solo 45 kilómetros por hora en un corto sprint de cien metros.*

Los animales salvajes no se pasan una hora entera en una cinta de correr, pero tampoco son sedentarios durante la mayor parte del día. Se mueven a menudo y realizan breves periodos de movimientos de alta intensidad cuando es necesario —o mientras juegan—. Hay algo que aprender de esa estrategia para mantenernos en forma porque es más probable que nos comprometamos con rutinas de ejercicio de una hora o que no hagamos nada en absoluto —y esas metas de una hora suelen ir acompañadas de muchas más horas sentados frente al ordenador—.

*Actualmente, el retirado velocista jamaicano Usain Bolt tiene el récord de ser el corredor más rápido del mundo: corrió los cien metros lisos en 9,58 segundos, lo que se traduce en unos 44,26 kilómetros por hora. Los estudios sugieren que la velocidad humana en tierra no está limitada por la fuerza de nuestros huesos y tendones, sino más bien por nuestra zancada bípeda, que nos deja suspendidos en el aire, y durante los breves momentos en que nuestros pies tocan el suelo, tenemos que ejercer mucha fuerza. En pocas palabras, estamos limitados por la rapidez con que podemos reposicionar las piernas y tener tiempo de impulsarnos. Los cuadrúpedos nos llevan ventaja en este aspecto.

La ciencia nos reitera que el movimiento regular es clave para la salud, y no es necesario demasiado esfuerzo. Tan solo dos minutos de actividad por hora prolongan considerablemente la vida, e incluso tres segundos al día de entrenamiento de resistencia —contrayendo los músculos de los brazos con toda la fuerza posible— pueden aumentar la fuerza de los bíceps hasta un 12% al cabo de un mes.[36] Solemos pensar que, para obtener beneficios, debemos practicar un ejercicio riguroso durante largos periodos de tiempo. Pero eso no funciona así. Hay muchas cosas que podemos hacer desde nuestro escritorio, en el trabajo o en casa, o en un parque cercano sin ningún tipo de equipamiento. Basta con levantar el trasero al menos dos veces por hora durante dos minutos para dar un par de saltos o dar un paseo rápido para obtener beneficios. Pero también hay algo de cierto en lo beneficioso de realizar series cortas de ejercicios durante las cuales te esfuerzas al máximo, haces una pausa para recuperarte y, después, repetir. Es el mejor ejercicio de la naturaleza: así es cómo la mayoría de los animales se mantienen en forma de forma natural en su entorno, cazando, jugando, huyendo de los depredadores y sobreviviendo.

Ya sea entrenando a intervalos o jugando algún partido de tenis —que, por cierto, es uno de los deportes que más relación tienen con la longevidad— todos podemos realizar una actividad que sea físicamente exigente y nos mantenga activos sin necesidad de convertirnos en atletas de resistencia. De hecho, la investigación disponible hasta la fecha apunta a que el ejercicio moderado y que cansa también de forma moderada es más beneficioso, más que los extremos de demasiado suave o demasiado intenso. Ahí está el fantástico término medio de la naturaleza. No hay nada de natural en estar amargado contando los minutos en una máquina de gimnasio.

Entonces, ¿por qué deportes como el tenis superan a los solitarios como el ciclismo, la natación y el atletismo? No solo la mayoría de los deportes en pareja o en equipo implican la receta de correr-parar-correr, sino que, al haber otras personas en juego, aumentas tu círculo social. Una cosa es aumentar tu ritmo cardíaco, pero otra muy distinta es hacerlo compartiendo esa experiencia. Este componente social ayuda a reducir estrés y nos hace sentir conectados, lo que afecta directamente a nuestra salud. Y, si necesitas más pruebas, piensa en esto: en un detallado estudio, que abarcó veinticinco años y analizó el impacto de distintos tipos de deportes y actividades físicas en la longevidad, los resultados hablaron por sí solos: las personas que jugaban al tenis ganaron casi una década más de vida —en comparación con sus compañeros de sofá—, mientras que las ratas de gimnasio ganaron solo 1,5 años más.[37] Yo me quedo con los diez años extra. Y además me encanta el tenis.

La longevidad como valor añadido

Las fuerzas ambientales que hemos cubierto —incluyendo exposiciones, nutrición y ejercicio— significan que nuestra longevidad depende en gran medida de nosotros. Tus genes tienen mucho menos que ver con tu esperanza de vida de lo que crees. Los nuevos cálculos basados en análisis de grandes bases de datos indican que los genes son responsables de menos del 7% de la longevidad de las personas, lo que supone un profundo cambio respecto a las estimaciones anteriores, según las cuales los genes eran responsables de ello entre un 20% y un 30%.[38] En pocas palabras, nuestra longevidad se basa principalmente en nuestras elecciones de estilo de vida: qué comemos y bebemos, cuánto nos movemos, qué tipo de estrés nos afecta e incluso en otros factores, como la calidad de nuestras relaciones, con quién nos casamos, la solidez de nuestras redes sociales y nuestro acceso a la asistencia sanitaria y la educación. Además, rasgos de la personalidad como la conciencia, la amabilidad y una actitud positiva pueden influir en la longevidad. Para mí, este hecho es tremendamente alentador y optimista. Nuestros genes no son nuestro destino. Como humanos, podemos utilizar nuestra inteligencia y nuestras capacidades para tomar decisiones que nos permitan evitar enfermedades.

Un estudio en particular —una colaboración entre la empresa Calico, de Google, y la empresa de genealogía Ancestry— implicó a más de cincuenta y cuatro millones de árboles genealógicos (correspondientes a cuatrocientos millones de personas que nacieron desde el siglo XIX hasta mediados del XX).[39] Los investigadores analizaron la esperanza de vida de las parejas casadas, y descubrieron que compartían una esperanza de vida más similar entre ellos que a la de sus hermanos o hermanas. El estudio seguía mostrando una asombrosa correlación entre la duración de la vida y la longevidad de las leyes no genéticas. ¿Te imaginas que pueda decirte cuánto vivirás basándome más en lo que vivió tu suegra que secuenciando todo tu genoma?

Obviamente, este resultado sugiere que existe una fuerte influencia de fuerzas no genéticas, ya que los cónyuges o los miembros de tu familia política no suelen tener variantes genéticas en común. Sin embargo, es probable que compartan otros factores, como los hábitos alimentarios y de ejercicio, el acceso a agua potable, la alfabetización, vivir lejos de focos de enfermedad, respetar y cumplir las recomendaciones de los médicos y no fumar. Esto tiene bastante sentido: la gente tiende a casarse con alguien que disfruta del mismo estilo de vida. Por lo general, no vemos al sedentario emparejado con una maratoniana, ni al abstemio casado con la fiestera. De nuevo, este hallazgo me parece increíblemente poderoso y emocionante; más del 90% de nuestra longevidad está en nuestras manos. Cada uno es dueño de su futuro.

Sinopsis

Tu entorno importa desde el momento en que eres una bola de células vivas en un útero hasta que eres un bebé gritón, un adolescente hormonado y un adulto con miles de pensamientos que espera criar a buenas personas —y a ti mismo por el camino—. No solemos pararnos a pensar en los pequeños y sutiles cambios que podemos hacer en la vida cotidiana y que se traducen en grandes resultados en nuestra salud y nuestra longevidad. Pero, como ejemplifican los rinocerontes, esas pequeñas y delicadas modificaciones afectan no solo al comportamiento de nuestros genes, sino también a la forma en que nuestros socios microbianos internos aparecen para ayudarnos u obstaculizarnos. El ADN puede ser estático, pero cómo se comporta mediante fuerzas epigenéticas puede cambiarlo todo. Queremos proteger no solo nuestro ADN heredado, sino también cómo actúa en el entorno, e incluso cómo elegimos hacer ejercicio puede influir en nuestra longevidad. Tenemos más control sobre nuestro destino del que creemos.

Aunque no vas a poder cambiar exposiciones y acontecimientos que epigenéticamente formaron lo que eres hoy, sin duda puedes influir en tu futuro y remodelar la biología y el comportamiento de tu ADN mediante unos hábitos diarios. También puedes ayudar a mantener el entorno ideal para las personas que te rodean, incluidos esos niños a los que puedes ayudar a tratarse mejor a sí mismos.

A tal fin, he aquí algunos consejos principales: sé consciente de las exposiciones a las que nos enfrentamos, sobre todo durante los periodos más vulnerables de la vida, como el embarazo y la crianza de los hijos. La exposición a sustancias químicas puede ser sigilosa en el mundo actual, ya se trate de sustancias sintéticas presentes en el aire, el agua, productos de consumo y artículos domésticos, o de ingredientes naturales como la soja en alimentos y fórmulas que tienen efectos desconocidos en distintas personas de distintas edades. Más o menos en la próxima década, cada uno de nosotros podrá beneficiarse de una nutrición personalizada que nos diga lo que debemos consumir para respetar nuestra biología única y la relación indeleble entre nuestros bichos intestinales y las células humanas. Dos minutos de actividad física a la hora como mínimo son necesarios para satisfacer la demanda de movimiento del cuerpo. Lo ideal son breves momentos de actividad a lo largo del día y, cuando saques tiempo para hacer ejercicio durante periodos más largos, practica entrenamientos en intervalos o participa en deportes de equipo que te ayuden en dos cosas: mantenerte activo y socializar. Con cualquier deporte de raqueta —desde el tenis al *pickleball*— darás en el clavo. Recuerda que en la práctica de ejercicio moderado está el fantástico término medio de la naturaleza.

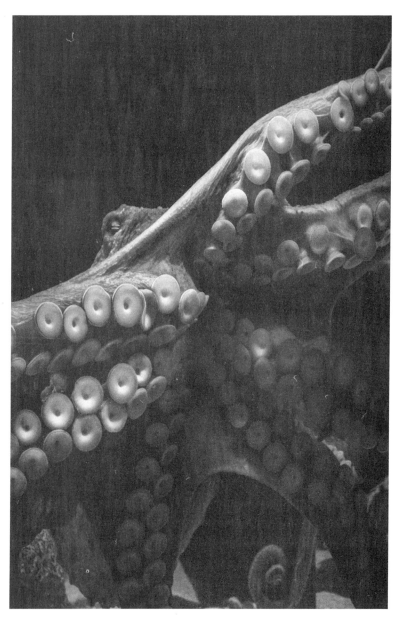
El pulpo de nueve cerebros.

9

Ventosas inteligentes y delfines dementes

Sobre la inteligencia y los niveles de azúcar

La medida de la inteligencia es la capacidad de cambiar.
Todo debe hacerse tan simple como sea posible, pero no más.
ALBERT EINSTEIN

¿Te has preguntado alguna vez qué significa ser inteligente? ¿Es ser capaz de resolver ecuaciones diferenciales? ¿De inventar algo que revolucione una industria? ¿Puedes aprender (rápido), adaptarte (con agilidad) y tomar decisiones difíciles en un instante? ¿O lo contrario: desaprender y reaprender a medida que llegan nuevos datos que invalidan lo que creías anteriormente? Que las plantas crezcan hacia el sol, ¿es eso inteligencia? ¿Un perro que olfatea con fiabilidad el cáncer o un nivel bajo de azúcar en la sangre está a la altura de los maestros sumilleres que pueden detectar la añada de un Château Latour centenario? Los mapaches son famosos por sus habilidades para forzar cerraduras, las ardillas son maestras en eludir las trampas elaboradas para evitar que se metan en los comederos de pájaros y entran a picotear, y los cerdos pueden entender las emociones y reconocerse a sí mismos en espejos a una edad más temprana —en relación con su esperanza de vida— que los humanos. Así que, de nuevo, ¿qué define ser inteligente?

La mayoría de los científicos se acobardan al definir términos tan resbaladizos como *conciencia, mente, sensibilidad* e *inteligencia*. Incluso la palabra *inteligencia* tiene orígenes interesantes: del latín *inter* («entre») y *legere* («elegir»), como si bastara con saber elegir sabiamente. La inteligencia es muy difícil de medir. Podemos apoyarnos en los test de inteligencia y las puntuaciones del examen estandarizado SAT, pero incluso estas son métricas con miras muy estrechas —puestas en duda constantemente—. Las tres capacidades que los científicos suelen estudiar para analizar la inteligencia son el autocontrol, la autoconciencia y la memoria, pero incluso estos puntos focales pueden ser poco imaginativos y limitados. En uno de mis libros favoritos, *Las vidas de la célula*, Lewis Thomas escribe sobre otro aspecto de la inteligencia raramente reconocido por nosotros los humanos: el esfuerzo grupal en el pensamiento y la ejecución de una idea. Como él mismo dice:

> No se puede considerar que una hormiga solitaria en el campo esté pensando en muchas cosas; de hecho, con solo unas pocas neuronas unidas por fibras, se hace difícil imaginarnos su mente, y mucho menos sus pensamientos. Es más bien un ganglio con patas. Cuatro hormigas juntas, o diez, rodeando una polilla muerta empiezan a parecerse más a una idea. Tantean y empujan, moviendo poco a poco la comida hacia el nido, como si lo hicieran por pura casualidad. Solo cuando observas la densa masa de miles de hormigas, apiñadas alrededor del nido, ennegreciendo el suelo, empiezas a ver a la bestia al completo, y ahora la ves pensando, planeando, calculando. Es una inteligencia, una especie de ordenador vivo, con bits deslizándose con ingenio».[1]

Como señaló Carl Zimmer, columnista del *New York Times*, «los animales inteligentes no dependen de respuestas fijas para sobrevivir»; el instinto y los reflejos pueden ser adaptaciones inteligentes en sí mismas, pero la verdadera inteligencia requiere la capacidad de inventar nuevos comportamientos, de adaptarse sobre la marcha y de tomar decisiones contextuales.[2] El estudio de la inteligencia animal, o de la cognición, es un campo incipiente que cada vez nos da más pistas sobre el significado de *inteligencia*. Podemos pensar que estamos en la cima del reino animal, pero en lo que respecta a la inteligencia, es un punto de vista muy simplificado.

Otras preguntas para reflexionar: ¿Qué *necesitas* para ser inteligente? ¿Haber estudiado? ¿Una buena genética? ¿Un sexto sentido? ¿La capacidad de asumir riesgos? ¿Un montón de neuronas que formen un cerebro ágil? ¿O un montón de ventosas repartidas en ocho brazos largos y serpenteantes? Los pulpos son unas criaturas muy inteligentes y cuentan con nueve cerebros, pero no viven mucho tiempo y a la mayoría no les gusta socializar. Entonces, ¿cómo han llegado estos seres solitarios a ser tan ingeniosos? ¿Por qué son inteligentes, viven una vida corta y mueren jóvenes?

El pulpo inteligente

En el thriller de ciencia ficción *La llegada* (2016), ganador de un Oscar y basado en la novela de 1998 *La historia de tu vida*, de Ted Chiang, Amy Adams interpreta a una profesora de lingüística, la Dra. Louise Banks, a quien envían a intentar comunicarse con extraterrestres cuando aterrizan naves espaciales en nuestro planeta. No saben si los extraterrestres son hostiles o amistosos. Mientras varias naciones están al borde de la guerra en medio de la confusión, Banks y su equipo deben actuar contrarreloj para encontrar una forma de comunicarse con los extraterrestres, que hablan en un lenguaje críptico con frases palíndromas escritas con símbolos circulares.

Sin entrar en los detalles de la historia, considera lo siguiente: alguien, inspirándose en las descripciones de Ted Chiang, tuvo que idear cómo representar a estos seres inteligentes en la pantalla. Se les llama *heptápodos* por sus siete extremidades y, aunque su tamaño es bestial comparado con el de los humanos, no se parecen demasiado a los cefalópodos terrestres. No es así por casualidad. Los cefalópodos son los más inteligentes, los más móviles y grandes de todos los moluscos, incluidos calamares, pulpos, sepias y nautilos. (Los moluscos son una de las clases de animales más grandes y diversas de la Tierra, y engloban a más de cincuenta mil especies, como caracoles, almejas, vieiras y ostras). Los cefalópodos pueden aportar mucha información sobre lo que significa ser inteligente; sobre todo los pulpos, que nos presentan una paradoja que los biólogos evolucionistas aún están intentando descifrar: ¿Por qué poseen cerebros tan grandes si tienen una vida tan corta?

Su «cerebro» es mucho más que un órgano con forma de dónut en su cabeza física. Se dice que tienen nueve cerebros, ocho de los cuales residen en sus ocho brazos, donde dos tercios de los 500 millones de neuronas de un pulpo envían mensajes, permitiendo a esta criatura marina tocar, oler y saborear. Cada brazo funciona como su propio minicerebro, capaz de actuar de forma independiente. Finalmente, en 2011 se demostró que el cerebro central del pulpo procesa la vista y también se encarga de cierto control sobre sus brazos.[3]

Su cerebro requiere mucha energía para funcionar, por lo que el argumento científico sostiene que cuanto más grande es el cerebro —el cual requiere más energía—, más inteligencia tiene; porque, de lo contrario, la evolución no le dejaría consumir tanta energía.[4] Los humanos invertimos mucha, ya que nuestro cerebro es mayor de lo esperado para nuestro cuerpo —en comparación con otros primates y con los mamíferos en general— y consume un impresionante 20 % de nuestro presupuesto energético total a pesar de representar solo el 2 % de nuestra masa corporal.[5] El cociente de encefalización (EQ) ofrece una medida más precisa, ya que valora la inteligencia comparando el cerebro de un animal en concreto con el de una criatura típica del mismo tamaño. No es una medida precisa, pero es bastante acertada. El hecho concluyente es que la relación entre el cerebro y el cuerpo del pulpo es la mayor de la de cualquier invertebrado. También es mayor que la de muchos vertebrados, aunque no de los mamíferos.

Y ahora viene lo absurdo: toda esa capacidad cerebral no les ayuda a vivir más tiempo. Aunque un pulpo gigante del Pacífico puede vivir hasta cinco años, algunas especies de pulpos solo cuentan con una existencia de seis meses. No parece que sea una inversión rentable. Peter Godfrey-Smith, de la Universidad de Sydney, que estudia la vida animal y la creación de la mente, dice que es algo similar a gastarse una gran cantidad de dinero para obtener un título superior y luego tener solo dos años para sacarle partido.[6] Semejante contradicción da mucho que estudiar a los científicos. Godfrey-Smith y otros que se dedican a la observación de los pulpos creen que esto es lo más parecido a conocer a un alienígena inteligente. Lo que me encanta de estos animales es que no solo comparten historia con nosotros en este planeta, sino que también nos muestran que la evolución construyó mentes por partida doble. Y para ello utilizó planos, bloques de construcción e, incluso, códigos postales diferentes.

Los filósofos pueden disfrutar especulando sobre el problema mente-cuerpo y sobre cómo surgió nuestra consciencia, pero nada plantea un reto tan grande ni ofrece pistas tan intrigantes como estos cuerpos blanditos con varias mentes. Nuestro último antepasado común existió hace seiscientos millones de años y se creía que se parecía a un gusano plano, quizá de tan solo unos milímetros de longitud. Sin embargo, en algún punto de la línea evolutiva, los pulpos y sus hermanos cefalópodos desarrollaron ojos de alta resolución, similares a cámaras, que enfocan una imagen en una retina. Y nosotros también, de forma totalmente independiente: un ejemplo de evolución convergente. Dos especies muy diferentes llegaron exactamente a la misma tecnología de la vista, lo que da que pensar sobre el proceso evolutivo. Lo mismo ocurre con nuestro cerebro.

Los cerebros son el punto culminante de la evolución convergente, el proceso por el que especies no relacionadas o relacionadas lejanamente desarrollan rasgos similares de forma independiente para adaptarse a necesidades físicas similares y navegar por el mismo planeta. La tendencia de los sistemas nerviosos complejos a evolucionar de determinadas maneras es probablemente universal, no solo en la Tierra, sino también en otros mundos. La evolución tiende a llegar a las mismas soluciones una y otra vez porque son las que funcionan. Anatómicamente, nuestro cerebro es sin duda muy diferente al cerebro de un pulpo, pero ambos cerebros realizan muchas funciones idénticas, como la memoria a corto y largo plazo, el sueño, el reconocimiento de imágenes y la capacidad de jugar.[7] Los investigadores han llegado a demostrar que los pulpos pueden distinguir entre dos seres humanos vestidos de forma idéntica.[8]

Si no estás al día de las historias de pulpos que ocupan titulares por sus extraordinarios talentos, permíteme decirte que su estatus de celebridad se remonta a décadas atrás (para un recorrido visual por sus entretenidas hazañas, consulta *Octopuses 101* de la videoteca WILD de *National Geographic* en internet). Un artículo de 1959 fue uno de los primeros en detallar un intento de enseñar a los pulpos a realizar una tarea.[9] El estudio tuvo lugar en la Estación Zoológica de Nápoles (Italia) bajo la dirección de Peter Dews, médico e investigador que pasó la mayor parte de su carrera profesional en la Facultad de Medicina de Harvard. En sus experimentos con los pulpos italianos, Dews intentó entrenar a tres de ellos para que tiraran y soltaran de una palanca a cambio de comida. Dos de ellos, Albert y Bertram, lo consiguieron de forma «bastante consistente», pero el llamado Charles no era tan obediente. Charles se resistió al experimento; no solo ahuyentaba a Dews y a su equipo lanzando chorros de agua a cualquiera que se acercara al tanque, sino que también agarró a la luz suspendida sobre el agua y la arrastró hasta el tanque con tanta fuerza que rompió la palanca, «obligando a poner fin al experimento antes de haber terminado», escribió Dews. Decepcionado, Dews pensó que su experimento había sido un fracaso, pero desde entonces bastantes historias reales de la astucia de los pulpos se han convertido en leyenda.

Se les ha visto tramar grandes fugas de acuarios, navegar por laberintos, resolver rompecabezas, lanzar chorros de agua para disuadir a sus depredadores, camuflarse para volverse invisibles como maestros del escondite, abrir tarros con tapón de rosca para conseguir comida —y meter y sacar todo el cuerpo de esos tarros—, y utilizar herramientas de la naturaleza, como apilar rocas para proteger las entradas a sus guaridas y utilizar cáscaras de coco como armadura. El comportamiento de los pulpos es legendario, al igual que su biología. Los tentáculos de los pulpos vuelven a crecer si los cortas, tienen un genoma enrevesado (2.700 millones de letras frente a nuestros 3.000 millones de letras), y sus proteínas en la sangre tienen una complejidad similar a la nuestra. En un asombroso videoclip de *National Geographic* colgado en internet en 2007, un pulpo de alrededor de 270 kg se introduce por un agujero de 25 cm; así es porque no tienen huesos.[10] Y, como descubrió Dews, pueden ser bastante traviesos y poco cooperativos, lo cual pone en aprietos a los científicos que intentan estudiarlos.

Aunque debemos tener cuidado con la antropomorfización de los animales —un precepto fundamental de la psicología animal llamado *el canon de Lloyd Morgan* dice que antes de dar explicaciones mentalistas complejas sobre la conducta animal, lo más probable es que una explicación más simple permita comprender su conducta—, el pulpo nos deja mucho sobre lo que reflexionar en nuestra definición de inteligencia. El canon de Lloyd Morgan debe su nombre al zoólogo y psicólogo británico del siglo XIX C. Lloyd Morgan, especializado en la «evolución mental», término que utilizaba para describir la frontera entre inteligencia e instinto.[11] Por ejemplo, Morgan tenía un terrier llamado Tony que podía abrir la verja del jardín. Si estuvieras en el jardín de Morgan y vieras cómo abría la verja, llegarías a la conclusión de que Tony era muy lúcido por este «comportamiento final». Sin embargo, Morgan había observado que Tony aprendía gradualmente el comportamiento a base de mucho ensayo y error, y llegó a la conclusión de que no había ningún «momento de comprensión» que le condujera al hecho final de abrir la verja. El perro había sido adiestrado para abrir la verja; no estaba empleando un ingenioso método de resolución de problemas. Esta distinción tuvo mucha importancia en el desarrollo de la idea del conductismo, la teoría de que gran parte del comportamiento humano

y animal se explica en términos de condicionamiento, sin necesidad de
pensamientos ni sentimientos. En realidad, esta idea puede ayudarnos
a comprender por qué las personas —incluidos nosotros mismos— se
comportan de una forma determinada. A menudo, eso podría basarse
más en un condicionamiento previo que en un razonamiento reflexivo
en el momento preciso. En cierto grado, todos basamos nuestras decisiones en una combinación de reflejos de experiencias previas más una
aportación inteligente en el momento. Reconocer esto puede ayudarte
a tomar mejores decisiones y más meditadas que conduzcan a cambios
saludables en tu comportamiento, cambios que te ayuden a vivir más de
lo que vive un pulpo inteligente.

Crecer con inteligencia y morir joven

Piero Amodio es un biólogo y psicólogo formado en la Universidad de
Cambridge que estudia el comportamiento y la cognición de los animales. Enérgico y juvenil, parece un profesor de ciencias de instituto
entusiasmado, que no se cansa de hablar de los rasgos más extraños
de esos personajes surrealistas que encontramos en el mar. Su amor
por los cefalópodos le viene de su infancia, en Nápoles, no muy lejos
de la estación zoológica donde Dews había realizado sus experimentos
y donde él es en la actualidad investigador en la Stazione Zoologica
Anton Dohrn. El Mediterráneo ha sido el patio de recreo de su vida.

«Desde que tengo uso de razón, me gusta el mar», me dice. «Me
pasaba horas haciendo expediciones de *snorkel* y de apnea, a dos o tres
metros de profundidad, para encontrar pulpos y capturarlos». Era su
particular versión de participar en un videojuego, jugando contra un
astuto oponente que tiene ingeniosas habilidades para esconderse.
Y cuando, momentáneamente, conseguía atrapar uno, a menudo se
encontraba sosteniendo una bolsa vacía en medio de una nube de tinta
que brotaba del cefalópodo como si le dijera: «¡Nos vemos más tarde!».

Cuando pillaba algún pulpo, nunca se lo llevaba a casa. Simplemente
quería interactuar con ellos. «Lo divertido era ver si era lo bastante hábil

para encontrarlos, ya que pueden esconderse muy bien», dice. «Pueden volverse invisibles al camuflarse en su entorno o al mostrar formas específicas para despistarte visualmente, fingiendo que no están ahí. Puedes contener la respiración durante un minuto o dos y mover los dedos delante de ellos. O puedes retirar la roca en la que se esconden».

Amodio define la inteligencia como un conjunto de capacidades complejas: resolución de problemas, cognición física (adquirir y utilizar información del mundo físico) y cognición social (comprender a otras criaturas). La cognición social se denomina a veces «teoría de la mente»; es decir, ser capaz de inferir el pensamiento de otra persona y ajustar tu comportamiento en consecuencia. Amodio ofrece un ejemplo del mundo aviar para explicarlo: si eres un pájaro y te das cuenta de que cerca hay otro pájaro que pueda ver dónde escondes la comida, moverás la comida cuando el otro pájaro se haya alejado.

Una de las razones por las que Amodio estudia animales distintos de los de nuestro linaje directo es que los simios son el modelo de inteligencia más estudiado. Pero no son el único. «Hay diferentes caminos evolutivos que conducen a la inteligencia», señala, lo que lleva a que las criaturas tengan diferentes experiencias cognitivas. La forma en que los pulpos perciben la emoción probablemente sea distinta de la nuestra, aunque Amodio se apresura a señalar que no hay forma de medir cosas como la emoción en un pulpo. Así pues, aunque sentir miedo tenga ciertas ventajas evolutivas, por ejemplo, no podemos demostrar que un pulpo esté «asustado». Nuestra capacidad para experimentar una amplia gama de emociones —algunas bastante complejas— es probablemente una capa de nuestra inteligencia que nos diferencia de otros animales. Valorar nuestra capacidad para incorporar las emociones a nuestro pensamiento puede mejorar nuestras habilidades para resolver problemas y tomar decisiones. Es muy importante que nos demos cuenta de cuándo las emociones intervienen en nuestras decisiones, para bien o para mal.

En 2018, Amodio publicó un artículo con otros cinco científicos que recibió cobertura mediática internacional.[12] El artículo, *Grow*

Smart and Die Young, repasa dos teorías comunes sobre el desarrollo de la inteligencia. Según la «hipótesis de la inteligencia ecológica», esta evoluciona como una adaptación para encontrar comida. Los animales más inteligentes pueden encontrar comida de forma más fiable y rápida. Por ejemplo, aprenden a recordar qué árboles dan frutos, a utilizar herramientas para obtener la comida y almacenarla, y a saber cuál es la estación adecuada para volver a por más. La «hipótesis de la inteligencia social» afirma que los animales más sabios cooperan y aprenden de otros miembros de la misma especie. Mantener relaciones interpersonales, aunque sea mutuamente útil para los individuos y la sociedad, no siempre resulta fácil. Exige cierto nivel de facultades mentales y de cooperación para lo que hay que poder razonar o ser sensibles cuando queremos entablar amistades y mantenerlas. Ambas virtudes pueden haber dado lugar a diversas formas de inteligencia y, en este caso, los pulpos vuelven a sorprendernos porque tienden a ser bastante solitarios, algo poco frecuente en las criaturas inteligentes. No utilizan su ingenio para entablar elaboradas relaciones sociales e interactuar bajo el agua. Los pulpos no tienen su propia «cultura», otra característica que los diferencia de nosotros. Y ahí encontramos una posible enseñanza: a veces merece la pena pensar al margen de la influencia de los demás o de la cultura dominante, ser nuestras propias criaturas y, esencialmente, salir de nuestra propia cabeza.*

El hecho de que tengamos un cerebro centralizado tiene sus limitaciones. ¿Y si, como el pulpo, pudiéramos tener extremidades que actuaran y ejecutaran instrucciones por sí solas o coordinadas entre sí?[13] De acuerdo, es posible que eso nunca ocurra. Pero estudiando la multitarea cerebral del pulpo, los ingenieros en robótica están empezando a encontrar aplicaciones para la nueva tecnología en los robots.

---

*Además de su trabajo en su Italia natal, Amodio trabaja como explorador de *National Geographic*, dirigiendo la primera expedición científica para estudiar en libertad al escurridizo pulpo rayado del Pacífico, de mayor tamaño. A diferencia de sus hermanos, esta especie de pulpo resulta ser muy sociable. Quizá encuentre una nueva revelación que incorporar a nuestra comprensión del misterio de la inteligencia de los pulpos.

Esta forma de pensar está influyendo incluso en el ámbito militar, que la está aplicando en las estructuras de tropas y de mando.

Hay otra razón por la que el equipo de Amodio cree que los pulpos pueden haberse vuelto tan inteligentes. Zimmer describió esta razón en su artículo de 2018 en *el New York Times*: Hace 500 millones de años —escribió—, los antepasados del pulpo, parecidos a los caracoles, evolucionaron para utilizar su cubierta como dispositivo para flotar. Los caparazones se llenaban de cantidades variables de gas como medio para desplazarse a mayor profundidad en el océano o para acercarse a la superficie. Hace unos 275 millones de años, el antepasado de los cefalópodos perdió la concha externa como parte de su evolución. La razón real de por qué pasó esto no está clara, pero les permitió desplazarse más fácilmente por el fondo oceánico y entrar en lugares a los que no tenían acceso con su caparazón. Pero esa falta de caparazón también hizo que los cefalópodos fueran más vulnerables ante ciertos depredadores. La amenaza de ser devorados puede haberles llevado a que evolucionasen para tener cerebros más grandes y funcionales para poder esconderse, escapar y continuar con su supervivencia. Aunque la evolución del pulpo optimizó su capacidad para moverse y camuflarse, esas características no lo protegen completamente de cualquier daño. Los pulpos de cuerpo blando no tenían tanta esperanza de supervivencia en la naturaleza como los de caparazón, por lo que esos cerebros grandes evolucionaron a costa de una vida más corta.[14]

Aunque los humanos tenemos inteligencia ecológica y social, los pulpos nos enseñan a adoptar otras formas de inteligencia. No todo el mundo puede destacar en matemáticas, pintar una obra maestra, realizar cirugía cerebral o pilotar una nave espacial. Cada uno de nosotros aportamos al mundo nuestras formas únicas de pensar, razonar y resolver problemas, y deberíamos apreciar esas diferencias. Tanto en los humanos como en los pulpos, se repite la misma verdad: una buena vida consiste en ser capaz de adaptarse al entorno, aprender de la experiencia y superar obstáculos. Cualquier ingenio que tengas para lograr esos objetivos constituye tu inteligencia. Quizá algún día podremos incorporar la destreza multicerebral y la multitarea del pulpo a los avances de la bioingeniería en nuestro beneficio, sin tener que fragmentar partes de nuestro cerebro centralizado y llevarlas a los dedos de las manos o los pies. Otra lección crucial del pulpo es saber valorar el beneficio a corto plazo frente al beneficio a largo plazo. Es posible que muchas intervenciones médicas o de otro tipo nos hagan sentir mejor o más fuertes hoy, pero sus implicaciones para el día de mañana pueden ser significativas. Por ejemplo, es posible que tomar la hormona del crecimiento te ayude a verte mejor hoy, pero también has de tener en cuenta que puede acortar significativamente tu vida.

Si te preguntas cómo mueren los pulpos, la historia resulta más interesante, y también trágicamente espantosa. Tras el apareamiento, los pulpos se autodestruyen casi de inmediato, entrando en una espiral de muerte que puede incluir la automutilación como si se hubieran vuelto locos. Las hembras, en particular, se llevan la palma en este macabro espectáculo. La hembra pone los huevos, deja de comer y empieza a morir lentamente. Cuando los huevos eclosionan, es probable que ya esté muerta. En cautividad, las hembras van un paso más allá e intentan hacerse daño a sí mismas.[15] Los machos también se deterioran y mueren poco después de realizar sus tareas de apareamiento, pero de nuevo son las hembras las que entran en una dinámica de lo más extraña. Ese espectáculo salvaje que acaba en una muerte rápida ha desconcertado a científicos durante mucho tiempo, pero finalmente se ha deducido que el origen de esto se debe a las maquinaciones de las glándulas ópticas del pulpo, que son funcionalmente similares a nuestra glándula pituitaria, que bombea muchas hormonas esenciales. Cuando los científicos extirpan las glándulas ópticas, situadas entre los ojos, este proceso mortal se detiene, y el destino del pulpo cambia totalmente: la criatura vuelve a alimentarse, crece y puede vivir más tiempo. No comprendemos de lleno todas las señales que se suceden durante este proceso de muerte increíblemente único, pero empezamos a tener pistas que revelan una causa sorprendente: el colesterol.

Aunque el tener colesterol tiende a calificarse en términos negativos, el cuerpo necesita unos niveles saludables de esta sustancia, ya que desempeña funciones importantes, actuando como bloque de construcción de tejidos, membranas celulares y sustancias vitales, al igual que muchas hormonas. La vitamina D, por ejemplo, se produce en las células de la piel al exponerse a la luz ultravioleta, utilizando el colesterol —en esas células de la piel— como molécula precursora. Sin embargo, nadie se había percatado de que esta misma molécula, el colesterol, que ayuda a mantener la vida, también puede actuar como hormona autodestructiva. Y sí, el colesterol es una hormona esteroide. Cuando los científicos profundizaron un poco más en la composición química de la producción de las glándulas ópticas del pulpo hembra tras la reproducción, descubrieron que había una asombrosa relación entre la biología hormonal del animal y su inevitable muerte.

Cuando el pulpo hembra se ha reproducido, sus glándulas ópticas experimentan cambios drásticos y empiezan a producir grandes cantidades de hormonas esteroideas, y entre ellas se encuentra el 7-dehidrocolesterol (7-DHC), un precursor de nuestra molécula del colesterol. Un trastorno genético hereditario en humanos, el síndrome de Smith-Lemli-Opitz, permite que el 7-DHC se acumule en la sangre, ya que la enzima que lo convierte en colesterol es disfuncional.[16] Los signos distintivos del trastorno en niños incluyen graves problemas de desarrollo y comportamiento, así como las mismas autolesiones repetitivas que recuerdan los comportamientos del final de la vida del pulpo. Cuando en 2022 los científicos publicaron estos hallazgos, señalaron que tal descubrimiento muestra el poder de la alteración hormonal —en este caso, los efectos que la señalización del colesterol puede tener en el destino de un animal—.[17] El proceso de muerte del pulpo es más complejo que la simple participación de una molécula, pero es interesante ver que las glándulas ópticas participan en una función distinta de la reproducción, y la correlación con el síndrome Smith-Lemli-Opitz.[18]

Los científicos siguen debatiendo por qué el pulpo puede llegar a ser tan inteligente sin vivir mucho tiempo. El control de la población sigue siendo una teoría predominante. Pero, entonces, ¿cómo se explica la magia de uno de sus opuestos submarinos: una criatura sin cerebro alguno que podría ser capaz de vivir eternamente? Viva la medusa inmortal.

¿Medusas inmortales?

Debería aclarar algunas confusiones que tiene la gente sobre los pulpos frente a las medusas, pues, aunque estas dos especies son invertebrados con tentáculos, no están estrechamente relacionadas. Las medusas, que no son «peces», porque no tienen columna vertebral, no son muy inteligentes; tienen órganos sensoriales muy simples y carecen de cerebro para procesar la información. Sin embargo, una característica digna de mención de una especie concreta de medusas, la *Turritopsis dohrnii* (la «medusa inmortal»), es que son capaces de volver a su forma juvenil tras alcanzar la madurez sexual. Esta capacidad es una extraordinaria habilidad de supervivencia que resulta muy útil cuando hay una amenaza grave o se han sufrido daños físicos, por la edad o incluso por inanición. Si, de repente, la supervivencia está en juego, a veces volver a empezar y retroceder en el tiempo, por así decirlo, puede servir de ayuda. Segundas oportunidades. Más pequeñas que el tamaño de la uña de tu dedo meñique, son el único animal conocido que retrocede en su proceso de desarrollo para reiniciarse y «nacer de nuevo».[19]

El proceso de regeneración, llamado *transdiferenciación celular*, es mucho más complejo que el proceso de un animal que envejece mágicamente a la inversa, como Benjamin Button en la película *El curioso caso de Benjamin Button* (2008). Las células adultas moribundas se transforman en nuevas células sanas que brotan y vuelven a crear una medusa totalmente nueva pero genéticamente idéntica que se ha saltado la fase más temprana de la vida. Es un estilo de clonación en toda regla. Estos seres inmortales desafían repetidamente a la muerte y, tras reproducirse sexualmente, retrasan su reloj biológico.

Para entender cómo ocurre esto, imagínate una medusa con su parte superior redondeada en forma de paracaídas (lo que se llama *umbrela*) y sus tentáculos colgando por debajo. Eso es lo que conocemos como medusa, o medusa adulta. Pero las medusas no comienzan así. Empiezan en estado larvario tras la fecundación de un huevo de medusa. En esta fase, tienen forma de pequeños palos que se desplazan en espiral por el agua en busca de una roca u otra superficie dura a la que adherirse. A continuación, la larva sigue cambiando y acaba adoptando la forma de una pequeña anémona de mar, que recibe el nombre de *pólipo*.[20] Finalmente, cuando las condiciones son adecuadas, el pólipo brota para volver a dejar nadar a muchas medusas que luego se reproducen y mueren (los científicos que describen este ciclo vital lo comparan con el de una mariposa, en el que una oruga equivale a un pólipo). Pero aquí es donde la medusa inmortal exhibe la vida eterna: cuando una medusa muere, cae al fondo del océano y sus células empiezan a cambiar de orden y arquitectura para convertirse en un pólipo, del que surge una nueva medusa. Estas medusas regeneradas han vuelto a empezar, habiéndose saltado por completo la fase larvaria.[21] Resurgen de sus propias cenizas, y pueden hacerlo una y otra vez, como por arte de magia, como si se tratara de un truco evolutivo.

Puede que los humanos nunca sean capaces de lograr tal hazaña, pero en 2022 un equipo de científicos españoles publicó un mapa del genoma de esta especie de medusa en un intento de encontrar pistas relevantes para el envejecimiento humano y avanzar en los esfuerzos por mejorar nuestra esperanza de vida.[22] Los investigadores compararon el genoma de la *T. dohrnii* con el de una especie estrechamente relacionada que no tiene la capacidad de renacer tras la reproducción. Uno de los descubrimientos clave sobre los que escriben en su artículo es que no es una única vía molecular la que confiere a *T. dohrnii* su inmortalidad, sino una combinación de muchas vías que de algún modo actúan en sinergia:[23] prolongar la duración de la salud no se centrará en una sola vía ni en un simple fármaco. Es la combinación de vías —y la alquimia de esas vías— lo que nos llevará a tener una vida más larga y saludable. Estas nuevas investigaciones también sugieren que la *T. dohrnii* es probablemente mejor reparando y replicando su ADN y manteniendo sus células madre. Y el protagonismo de las células madre es una pista importante.

El talento «imperecedero» de la *T. dohrnii* tiene paralelismos y, probablemente, aplicaciones en nuestro uso de las células madre, que también es un proceso por el que un tipo de célula se convierte en otra. Este fenómeno puede ofrecernos nuevos conocimientos que podrían dar lugar a formas de desarrollar neuronas muy especializadas a partir de células madre para tratar afecciones como la enfermedad de Parkinson, lo que permitiría a los médicos colocar las nuevas neuronas funcionales, derivadas en un tubo de ensayo, en el cerebro de pacientes en los que las neuronas originales ya no funcionan. Estas medusas inmortales son difíciles de estudiar, pero los pocos científicos del mundo que intentan estudiarlas afirman que estas criaturas se encuentran en la raíz del árbol de la vida. Sin embargo, si guardan el secreto de la vida, no es porque posean un excepcional tipo de inteligencia, tal como la entendemos. En el próximo capítulo exploraremos la importancia de las células madre, que son una clase especial de células que están lo más cerca posible de ser humanamente inmortales. Pueden ser la clave de nuestra propia regeneración en el intento de esquivar la muerte prematura sin volver a un estado infantil y revivir la infancia y la adolescencia.

Delfines dementes

¿Y si no anhelamos la inmortalidad? ¿Y si simplemente deseamos conservar nuestras facultades mentales durante el tiempo que habitemos en este planeta? ¿Podrían los delfines darnos pistas para comprender y prevenir la neurodegeneración?

Hace tiempo que los científicos se preguntan por las consecuencias de vivir varias décadas más allá de nuestra edad fértil. La mayoría de los animales tienden a morir poco después de que se cierre su ventana de fertilidad, pero los delfines también viven muchos años después de poder tener hijos. Investigadores europeos, al estudiar delfines muertos que llegaron arrastrados a la costa española entre 2003 y 2006, empezaron a desarrollar la idea de que vivir mucho después del final de la fertilidad podría estar vinculado con la enfermedad de Alzheimer, tanto en humanos como en animales.[24] Los delfines habían quedado varados por razones que desconocemos, aunque hay múltiples teorías: desde la mala calidad del agua hasta la confusión creada por los cambios en el campo magnético de la Tierra. En cualquier caso, aquellos delfines varados les brindaron la oportunidad de estudiar sus cerebros, que mostraban las infames placas beta-amiloides y los ovillos de proteína tan característicos de la demencia, que atascan las conexiones neuronales, inflaman el cerebro y lo vuelven disfuncional.

Gracias en parte a este descubrimiento, los investigadores de un estudio fundamental de 2017, dirigido por un equipo de la Universidad de Oxford, pudieron concluir que el alzhéimer no es una enfermedad de la vejez, sino de un largo periodo de vida después de la fecundidad, resultado de los cambios que se producen en nuestra fisiología cuando ya no podemos procrear.[25] ¿Las consecuencias de vivir hasta ver crecer a nuestros hijos y nietos? Mayor riesgo de demencia y diabetes. ¿Qué conexión hay entre estos dos factores? La alteración de la señalización de la insulina.

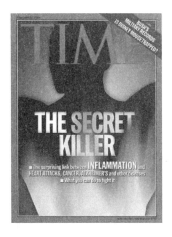

Es posible que la conexión entre la señalización de la insulina y la salud cerebral no resulte tan obvia. Al fin y al cabo, cuando pensamos en la insulina, lo que nos viene a la mente es la diabetes. Pero esto va así: la insulina regula los niveles de azúcar (o glucosa) en la sangre y, al hacerlo, tiene muchos efectos secundarios que pueden afectar al cerebro. De hecho, hoy en día, cuando se habla de alzhéimer, a menudo se menciona la diabetes. En 2005, un año después de que la inflamación crónica apareciera en la portada de la revista *Time*, donde se editó un artículo que relacionaba prácticamente todas las enfermedades crónicas y degenerativas con ella, los estudios que describían el alzhéimer como un tercer tipo de diabetes empezaron a hacer una silenciosa aparición en la literatura científica.[26] Para ayudarte a comprender este fenómeno, te expongo un rápido manual sobre el metabolismo de la glucosa.

La glucosa es la principal fuente de energía de tu cuerpo. Es el principal azúcar que se encuentra en la sangre y procede principalmente de los hidratos de carbono que consumes. Como es tan vital para la vida, tu cuerpo puede fabricar glucosa a partir de otras moléculas, incluidas las grasas y las proteínas. La glucosa tiene que llegar a las células adecuadas del organismo que la necesitan, y la insulina permite que esto ocurra. El páncreas segrega insulina en respuesta a los sensores que detectan un nivel elevado de azúcar en sangre, principalmente al ingerir alimentos, y facilita la entrada de la glucosa en tus células y su utilización o su atrapamiento en las células —para almacenarla para su uso posterior—. Existe un bucle de retroalimentación, de modo que cuando hay un alto nivel de insulina durante largos periodos de tiempo, los receptores (los sensores) de las células se regulan a la baja y las células responden menos a la insulina. Esto es la resistencia a la insulina. Cuando alguien con resistencia a la insulina come, el azúcar en sangre sube, pero las células no responden eficazmente a la insulina y el azúcar en sangre se mantiene elevado. Entonces se necesita más insulina para conseguir el mismo efecto, y esto puede acabar en una diabetes tipo 2. Por otra parte, picar durante el día mantiene elevada la insulina y, con el tiempo, conduce a la resistencia —que se manifiesta como el nivel elevado de hemoglobina

A1C [HbgA1C] en tu visita al médico, la media de noventa días de tu glucemia—. Si alguien responde menos a la insulina y aumenta el azúcar en la sangre, con el tiempo esto puede provocar problemas graves, como enfermedades cardiacas, problemas en la función nerviosa, un sistema inmunitario deficiente e incluso un mayor riesgo de padecer la enfermedad de Alzheimer.

Por definición, las personas con diabetes no controlada tienen un nivel elevado de azúcar en la sangre porque su organismo no puede transportar la glucosa de forma eficiente al interior de las células, donde se puede almacenar de forma segura para obtener energía. Y este azúcar en la sangre puede infligir muchos daños, provocando ceguera, lesiones nerviosas, propensión a las infecciones, enfermedades cardiacas y alzhéimer. A lo largo de esta cadena de acontecimientos, la inflamación campa a sus anchas por el organismo. La incidencia de la diabetes tipo 2 está aumentando drásticamente en todo el mundo, sobre todo en zonas donde la obesidad y el sedentarismo se están convirtiendo en algo habitual.[27] (La diabetes tipo 1 es una enfermedad autoinmune con una etiología diferente y está documentada desde hace mucho más tiempo).

Lo que acabo de describir también ocurre en el cerebro: las neuronas se vuelven incapaces de responder a la insulina que estas células necesitan para realizar tareas esenciales, como memorizar y aprender. Pensamos que la resistencia a la insulina puede desencadenar la formación de esas infames placas presentes en la enfermedad de Alzheimer, y algunos investigadores creen que la resistencia a la insulina también es fundamental para el deterioro cognitivo de las personas con esta enfermedad. La investigación ha demostrado que la resistencia a la insulina predice el desarrollo del alzhéimer y que las personas con prediabetes o diabetes tienen un mayor riesgo de predemencia y deterioro cognitivo leve, que a menudo derivan en el alzhéimer. Según algunas medidas, ser diabético aumenta en más del doble el riesgo de padecer tal enfermedad. Y, una vez que se ven las señales de ello, generalmente se considera imposible invertir su curso.

Nuestro sistema de señalización de la insulina, con sus circuitos de retroalimentación, es una parte críticamente importante de nuestra evolución y de la de los delfines. Nos permite ingerir calorías de los alimentos para que las utilicen nuestras células y, lo que es más importante, almacenarlas para su uso posterior, y tiene el efecto positivo de prolongar la vida más allá de los años fértiles. Pero este sistema tiene potenciales fallos: el riesgo a largo plazo de diabetes y, posiblemente, de alzhéimer son los principales. Hay que mantener y optimizar el sistema, pues si no le prestamos atención, estas enfermedades se pueden manifestar. Si aún te cuesta comprender la conexión entre insulina y longevidad, considera lo siguiente: la insulina es una de las hormonas más vitales del cuerpo para coordinar gran parte de nuestra fisiología directa e indirecta. La vía de la insulina no solo está íntimamente relacionada con nuestro crecimiento y desarrollo —y con la fertilidad— cuando somos jóvenes, sino que también tiene mucho que ver con el metabolismo, el estrés y la resistencia al estrés, la supervivencia de las células cerebrales y la conservación de la memoria a lo largo de la vida; todo ello influye en última instancia en la duración de la vida y, lo que es más importante, en nuestra salud.

El estudio de fármacos para revertir la enfermedad de Alzheimer está plagado de fracasos, en parte porque no existen grandes sistemas modelo en los que estudiar los medicamentos antes de iniciar los ensayos clínicos en humanos. Aunque se puede diseñar un ratón para que tenga las placas asociadas al alzhéimer, no parece que manifiesten los síntomas de la enfermedad. No vamos a intentar desarrollar fármacos en delfines, pero sin duda podemos aprender más de sus comportamientos sobre esta horrible enfermedad.

También podemos aprender bastante de los delfines mulares, que tienen una característica excepcional en su sistema de insulina: pueden activar y desactivar la resistencia a la insulina.[28] Durante el día, estos delfines pican continuamente y permanecen en modo resistente a la insulina para asegurarse de que hay suficiente azúcar en sangre para alimentar al cerebro. Es ventajoso para ellos ser resistentes a la insulina porque siguen una dieta rica en proteínas y baja en carbohidratos —baja en azúcares—, de modo que esta condición les asegura suficiente azúcar en la sangre para satisfacer las demandas de su cerebro. Pero por la noche, cuando están en estado de ayuno, estos delfines desconectan su resistencia a la insulina. Los científicos ya han descubierto un «gen del ayuno» que se activa de forma anómala en las personas con diabetes; este hallazgo podría demostrar que existe una forma de controlar la diabetes en las personas. Esto ofrece la posibilidad de un gran avance, ya que algo tiene que indicar al gen del ayuno que se desactive en los delfines. Si lo descubrimos, en el futuro podría haber un nuevo tratamiento para la diabetes tipo 2.[29]

No todas las personas con alzhéimer tienen problemas con la insulina, ya que es una enfermedad muy compleja y no tiene una única explicación. Es probable que también intervengan otras hormonas, ya que el alzhéimer afecta desproporcionadamente a las mujeres; estudios recientes están estudiando cómo puede afectar la señalización del estrógeno al riesgo de padecer esta enfermedad.* Pero más del 80% de los pacientes —hombres y mujeres— con alzhéimer tienen un sistema de señalización de la insulina disfuncional, por lo que controlar la insulina es clave, y no solo para prevenir el deterioro cognitivo. La señalización de la insulina es fundamental para nuestro metabolismo, que interviene en gran parte de nuestra biología, desde la cintura hasta el cerebro.

Curiosamente, los perros son otro modelo potencial de la enfermedad de Alzheimer. Padecen algo llamado *disfunción cognitiva canina*

---

*Si la pérdida de estrógenos en las mujeres posmenopáusicas aumenta el riesgo de enfermedad de Alzheimer, también sabemos que administrar estrógenos a las mujeres en esta fase de la vida puede aumentar el riesgo de ciertos cánceres sensibles a las hormonas, como el cáncer de mama. Es posible que en el futuro podamos prevenir ambas enfermedades mediante trucos ingeniosos que estimulen los receptores de estrógenos en el cerebro, y que bloqueen la actividad de los estrógenos en otras partes del cuerpo —por ejemplo, en la mama—. Estas innovaciones en terapias dirigidas no son algo lejano.

(SDC), y los estudios han demostrado que puede afectar de un 14% a un 35% de los perros que llegan a una edad avanzada. Un estudio en curso de la Universidad de Washington, llamado *Dog Aging Project* (en español, proyecto del envejecimiento del perro), está estudiando la enfermedad en más de 15.000 perros, inscritos por sus dueños. El trabajo lo lleva a cabo un enorme consorcio de científicos de muchas instituciones de todo el mundo (Elinor Karlsson es una de ellas). En 2022, uno de sus estudios a partir de este conjunto de datos identificó un factor de riesgo importante para demencia en perros que refleja un otro factor de riesgo importante para los humanos: la falta de ejercicio.[30] El estudio descubrió aumentos bastante drásticos de la disfunción cognitiva canina en perros sedentarios. De nuevo, esto podría estar relacionado con la vía de la insulina, ya que el ejercicio es uno de los moduladores claves de esta vía. Aunque el hallazgo es observacional, es una clave que hay que tomarse en serio. Y añadiré que el ejercicio es una de las formas en que ayudamos a apoyar esa vía de señalización de la insulina y a controlar nuestra glucemia. Este último estudio no analizó la señalización de la insulina en los perros, pero es probable que futuras investigaciones encuentren más correlaciones de las que podamos aprender —y ayudar también a nuestras mascotas a mejorar su salud y su esperanza de vida—.

Para muchas personas, el temor a desarrollar una demencia eclipsa el miedo al cáncer o incluso a la propia muerte. En el mundo, cada tres segundos alguien desarrolla una demencia; las cifras están alcanzando niveles epidémicos a medida que envejece la población general. Pero podemos contrarrestar estas estadísticas controlando lo que hoy en día esté en nuestras manos. La demencia suele desarrollarse silenciosamente décadas antes de que aparezcan los síntomas. Los fallos cerebrales que se manifiestan en la enfermedad en etapas posteriores de la vida no se producen de la noche a la mañana, sino que se acumulan a lo largo de muchos años o décadas. Así que, tanto si tienes veintitrés como treinta y dos, cincuenta y cinco u ochenta y cinco años, empieza ya.

Sinopsis

La inteligencia adopta muchas formas distintas y puede definirse de múltiples maneras. Algunas de las especies más inteligentes del planeta, como los pulpos, son muy anteriores a nosotros y desarrollaron su «inteligencia» en una rama completamente distinta del árbol de la vida. Nos enseñan a apreciar otras características de la inteligencia, aparte de los resultados de los test y el gregarismo. La potencia cerebral por sí sola no te ayudará a vivir más. Pero preservar tus facultades mentales contribuirá a que permanezcas cognitivamente intacto, y una forma de hacerlo es manteniendo un equilibrio saludable de azúcar en sangre en el cuerpo y el cerebro. Mantén tus niveles de insulina normales, lo que también tendrá el efecto de reducir la inflamación. A menudo, pensamos en los males de la diabetes en nuestro metabolismo y peso, pero los desequilibrios del azúcar en la sangre influyen poderosamente en nuestra función cerebral, en los niveles de inflamación y en nuestra capacidad de pensar con claridad mientras estemos vivos.

Es posible regular los niveles de insulina prestando atención, ante todo, a los hábitos alimentarios. Los siguientes consejos se basan en ideas que hemos tratado en capítulos anteriores:

- Sigue una dieta de bajo índice glucémico que reduzca al mínimo el consumo excesivo de azúcar —voto por una dieta mediterránea— e incluye prebióticos naturales que se encuentran en alimentos como las manzanas, las cebollas, los espárragos y los plátanos (consulta el capítulo siguiente).
- Mantén un horario regular de comidas. Come a la misma hora todos los días para favorecer la homeostasis natural del cuerpo; es decir, el estado de equilibrio preferido por el organismo. Los horarios erráticos e incoherentes son estresantes para el organismo y favorecen acontecimientos biológicos adversos, como el aumento de las hormonas del estrés.

- No piques entre horas. Esto puede alterar los ritmos naturales de tu cuerpo y la señalización hormonal.

Vigila tu índice de masa corporal (IMC), un indicador clave de la línea que separa el peso normal del sobrepeso y una medida general del riesgo de enfermedad.

Cuando tu IMC aumenta, puede significar que tu cuerpo se está desequilibrando. Con la edad, sobre todo a partir de los cuarenta, el equilibrio del azúcar en la sangre puede ser más difícil de controlar por diversas razones. Esto puede provocar el aumento de peso detectado por el IMC, especialmente la grasa extra alrededor de la cintura (grasa abdominal), indicativo de un desequilibrio. La grasa abdominal suele ser de tipo visceral, poco saludable, que envuelve órganos vitales y segrega hormonas que contribuyen aún más al desequilibrio. La buena noticia es que, si te cuidas, puedes recuperar un equilibrio saludable.

Por último, te animo a que trabajes tu inteligencia emocional y social con el ánimo de favorecer una función cerebral óptima. Aunque, en algunas, ocasiones está bien actuar como un pulpo y ser un solitario, no somos criaturas antisociales. Nos necesitamos unos a otros en muchos aspectos y nuestra sociabilidad influye poderosamente en nuestra cognición. Las interrelaciones nos protegen del deterioro cognitivo, un hecho demostrado una y otra vez y que exploraremos con más detalle en el último capítulo. De momento, piensa en cómo puedes mejorar tus contactos en tus relaciones cotidianas. Sé audaz como el pulpo y busca una escapatoria de los confines de tu «acuario» y acércate a otras personas. Sé un buen amigo. (Y, si no has visto el extraordinario documental *Lo que el pulpo me enseñó*, míralo, verás cómo un hombre se hace amigo de un pulpo, una experiencia que le cambia la vida).

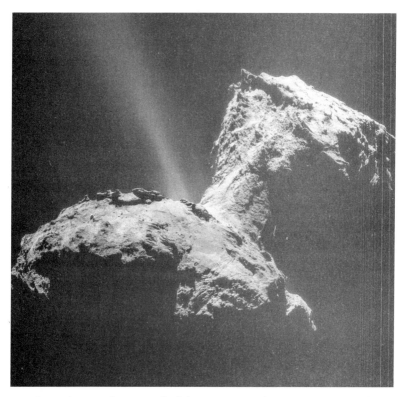

Una impresionante foto tomada del cometa 67P/Churyumov-Gerasimenko el 31 de enero de 2015. Este cometa fue descubierto el 22 de octubre de 1969 por científicos del Observatorio Alma-Ata, en Rusia. Es el primer cometa que ha sido orbitado y aterrizado por robots desde la Tierra. Churyumov-Gerasimenko gira alrededor del Sol en una órbita que cruza las de Júpiter y Marte, acercándose, pero sin alcanzar la órbita de la Tierra. Lo que ves aquí son chorros de moléculas orgánicas y oxígeno molecular que emergen del cometa. El «67P» indica que se trata del sexagésimo séptimo cometa periódico descubierto; y Churyumov y Gerasimenko son los nombres de los descubridores.

10

Autoestopistas

Microbios, biomas y células madre inmortales

> *El nitrógeno de nuestro ADN, el calcio de nuestros dientes, el*
> *hierro de nuestra sangre y el carbono de nuestras tartas de*
> *manzana se crearon en el interior de las estrellas colapsadas.*
> *Estamos hechos de materia estelar.*
>
> CARL SAGAN

La idea de que la inteligencia ha evolucionado más de una vez en distintas especies y por vías alternativas plantea muchas cuestiones, y una de las más apremiantes es esta: ¿De dónde surge toda esta vida? Si nuestro último antepasado común con los pulpos fue una criatura parecida a un gusano hace ya 600 millones de años, ¿qué ocurrió después?

Hace más de 500 millones de años, sucedió algo mayúsculo. Prácticamente todo lo que vemos hoy en nuestro mundo natural saltó, se arrastró, se retorció, voló, se deslizó, viajó, se balanceó, explotó, bailó y corrió a partir de lo que se denomina la Explosión Cámbrica, el periodo (de aproximadamente 53 millones de años) en el que se produjo una enorme cantidad de diversificación y cambio en los organismos residentes en la Tierra. («Cambria» es el nombre romano de Gales, lugar donde el renombrado geólogo inglés y sacerdote anglicano

Adam Sedgwick estudió estratos rocosos que databan de este periodo y le da nombre. Se sabe que Charles Darwin asistió a sus conferencias). La tierra pasó de albergar principalmente basura acuática y organismos procariotas unicelulares simples en el mar a acoger organismos eucariotas pluricelulares que acabarían llegando a la tierra.

Nuestro planeta tenía un aspecto muy diferente durante el periodo Cámbrico, el periodo geológico más temprano de la era Paleozoica («época de la vida antigua»). *LiveScience* lo describe así: «A principios del Cámbrico, la Tierra era generalmente fría, pero se fue calentando gradualmente a medida que retrocedían los glaciares del Eón Proterozoico tardío. Las pruebas tectónicas sugieren que el supercontinente único Rodinia se separó y a principios o mediados del Cámbrico había dos continentes. Gondwana, cerca del Polo Sur, era un supercontinente que más tarde formó gran parte de la superficie terrestre de África, Australia, Sudamérica, la Antártida y algunas partes actuales de Asia. Laurentia, más cerca del ecuador, estaba formado por masas de tierra que actualmente constituyen gran parte de Norteamérica y de Europa. El aumento de la zona costera y las inundaciones debidas al retroceso de los glaciares crearon aguas menos profundas.[1]

Al principio del periodo Cámbrico, el fondo oceánico era una gruesa capa de lodo cubierta de vida microbiana. Fue la oxigenación de los océanos durante la Explosión Cámbrica lo que probablemente contribuyó a la explosión, la floración y la diversificación de la vida. El proverbial árbol de la vida echó raíces, pero los estallidos de nueva vida resultantes no se produjeron de forma lineal con un aumento gradual de los niveles de oxígeno. Nuevos estudios apuntan a subidas y bajadas fluctuantes del oxígeno («pulsos») a lo largo de decenas de millones de años, a medida que cambiaba la química de los océanos y, a su vez, sus habitantes. Mientras iban surgiendo nuevas formas de vida y se establecían conjuntos de depredadores y presas, comenzó una especie de «carrera armamentística coevolutiva» que aceleró aún más la diversificación.

Los trilobites, invertebrados marinos ya extintos —en cierto modo se parecían a las cucarachas—, fueron uno de los animales más comunes del periodo Cámbrico y pasaron a ser uno de los mayores éxitos de la evolución: sobrevivieron 300 millones de años.[2] Los científicos debaten sin cesar qué desencadenó la Explosión Cámbrica, desde acontecimientos tectónicos cuya fuerza geológica tuvo efectos físicos, químicos y biológicos, a esas oscilaciones pendulares de los niveles de oxígeno que, en última instancia, sustentaron la nueva vida. Sea el que sea el detonante de la explosión, la historia de 4.600 millones de años de la Tierra quedó dividida en dos «lados» históricos separados y desiguales: antes del nacimiento de la vida compleja y después de su nacimiento y su evolución. La Tierra siguió teniendo un aspecto muy diferente durante ese periodo. Al norte de los trópicos predominaba el océano, y la masa continental era un supercontinente en el sur llamado Gondwana. Durante el resto de nuestra historia geológica se producirían cinco grandes extinciones, incluida la que acabó con el *T. rex* y otros dinosaurios.*
El período Cámbrico marca una línea divisoria fundamental, es una especie de punto cero para la vida tal como la conocemos. Los fósiles son una forma de echar la vista atrás y registrar qué animales se movían por la tierra hace muchísimos años. El periodo Cámbrico es el punto de inflexión en el que se pasó de pocos fósiles a muchos en todo el mundo. Los animales surgieron durante este periodo, hace solo decenas de millones de años,[3] lo cual es poco en el mundo de la

---

*Alrededor del 75% de todas las especies, incluidos los dinosaurios, se extinguieron hace sesenta y seis millones de años cuando un asteroide, bautizado como Chicxulub, de al menos diez kilómetros de ancho, cayó en lo que hoy se conoce como la península de Yucatán. Casi todos los organismos vivos de la Tierra perecieron cuando los efectos del impacto reverberaron por todo el planeta. La acumulación de polvo en la atmósfera impidió que la mayor parte de la luz solar llegara al planeta, impidiendo la fotosíntesis, lo que provocó una mortandad masiva. Al cabo de unos años, la vida se recuperó, empezando por las bacterias.

CRONOLOGÍA DE LA TIERRA: 4.600 MILLONES DE AÑOS		
	Edad	Porcentaje de edad de la tierra
Procariotas (células simples)	3.500-3.800 millones de años	76-82%
Eucariotas (células complejas)	2.000 millones de años	57%
Vida multicelular	1.000 millones de años	22%
Animales simples	600 millones de años	13%
Peces y Explosión Cámbrica	500 millones de años	11%
Mamíferos	200 millones de años	4%
Aves	150 millones de años	3%
Aparición del Homo en la tierra	2,5 millones de años	0,05%
Humanos modernos	200.000 años	0,004%

geología.* Nosotros, los humanos, somos más recientes. Si la línea temporal de la Tierra estuviera representada por un día de veinticuatro horas, llamaríamos a la puerta una fracción de segundo antes de medianoche.

Llevamos aquí menos del 1% de la historia de la Tierra. Otra forma de conceptualizarlo: extiende el brazo y córtate un trocito de una uña; eso es menos del tiempo que llevamos habitando en la Tierra. Compáralo con un cangrejo herradura, que resulta ser uno de los mejores ejemplos de «fósil viviente»; lleva existiendo prácticamente sin cambios durante los últimos 445 millones de años. Estos resistentes mortales con forma de casco no solo se remontan al periodo Cámbrico (anterior a los dinosaurios), sino que también han sobrevivido a seis extinciones masivas y hoy nos sirven de salvavidas a todos nosotros. Su sangre de color azul lechoso, que debe su tonalidad al cobre de la sangre de los pulpos, es la única fuente natural conocida de una sustancia, el lisado de amebocitos de *Limulus* (LAL), capaz de detectar

---

* Si quieres ver pruebas físicas de la frontera entre la era precámbrica y el periodo Cámbrico, puedes encontrar unas cuantas de secciones de roca llenas de fósiles en Asia (Siberia) y Norteamérica (en las costas meridionales del este de Canadá).

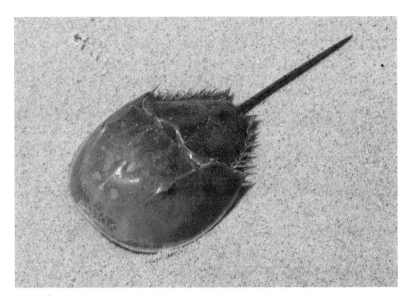

Cangrejo herradura del Atlántico (*Limulus polyphemus*). También llamado cangrejo herradura americano, es la única especie de cangrejo herradura que se encuentra en Norteamérica.

las toxinas producidas por las bacterias. Las empresas farmacéuticas de todo el mundo confían en estos cangrejos para producir medicamentos inyectables seguros y libres de toxinas, incluidas las vacunas, así como otros productos médicos estériles que pueden entrar en contacto con la sangre, como las rodillas y las caderas artificiales.*

Hace tiempo que abundan las teorías sobre cómo y por qué se produjo la Explosión Cámbrica. Incluso Darwin entró en el juego para

---

*En 1977, la FDA aprobó el ingrediente detector de toxinas del cangrejo herradura para utilizarlo en pruebas de fármacos y vacunas, ya que la sangre del cangrejo se coagula inmediatamente si hay toxinas bacterianas presentes. La reacción permite a las empresas farmacéuticas asegurarse de que sus productos no están contaminados; es una especie de prueba de fuego. Aunque se desangren, se devuelven al mar, y a los conservacionistas les preocupa que su población pueda estar en peligro, ya que muchos acaban muriendo después. En 2016, se aprobó en Europa una alternativa sintética al lisado de cangrejo, el factor C recombinante (rFC). La FDA lo aprobó oficialmente en 2020.

intentar explicar la repentina presencia de animales complejos.[4] La teoría del oxígeno no es más que una de las muchas hipótesis. Pero, si todo esto se reduce realmente a centrarse en el oxígeno, ¿por qué ciertos organismos vivieron probablemente más de mil millones de años con oxígeno sin cambiar antes del periodo Cámbrico? Está claro que necesitaban oxígeno, pero quizá obtener más oxígeno no siempre fue positivo. Entre todas esas teorías, la del cáncer es la que realmente va más allá y merece atención. ¿Podría ser que debamos los orígenes de la vida compleja a la inteligente maquinaria del cáncer?[5]

La teoría del cáncer

Todos sabemos que necesitamos oxígeno para vivir, pero puede que no siempre haya sido así. Mediante su combustión a través del metabolismo, Emma Hammarlund, de la University of Southern Denmark, ha observado que «el oxígeno puede proporcionar a los animales una forma inigualable de producir energía».[6] (¿No resulta curioso pensar que nuestro metabolismo es una forma de combustión lenta, que utiliza el oxígeno para convertir los alimentos en energía mediante una serie de reacciones?). Pero la transición a este tipo de combustible no fue sencilla. Hace unos 2.400 millones de años, la aparición de la fotosíntesis en el reino vegetal condujo a la acumulación de oxígeno hasta niveles probablemente tóxicos para muchos microorganismos; estos carecían de enzimas para protegerse de las formas reactivas del oxígeno, que son moléculas inestables que pueden causar daños, alterando las estructuras de compuestos clave. Con el tiempo, la presión selectiva favoreció a los organismos que podían utilizar el oxígeno para obtener energía y protegerse contra los daños del estrés oxidativo.[7]

Pero ¿y si el oxígeno no fue la principal causa de la Explosión Cámbrica? En 2018, la geobióloga Hammarlund presentó una idea radicalmente nueva: proponía que los cambios en la Tierra durante la Explosión Cámbrica podrían haber comenzado dentro de la propia biología de los animales.[8] Basa esta provocadora proposición en pruebas de proteínas encontradas en tumores. Al contrario de lo que expone la teoría del oxígeno, que gira en torno a cambios en el medioambiente que desencadenaron una evolución masiva, esta teoría del cáncer apunta a orígenes internos. He aquí cómo eso podría ser factible.

En primer lugar, considera dos hechos importantes. El primero es que las células madre son la clave de la supervivencia de los organismos pluricelulares y tienen que repoblar constantemente sus tejidos. Se dice que son pluripotentes por su capacidad para diferenciarse y dar lugar a todos los demás tipos de células que componen nuestros tejidos. Los billones de células de nuestro cuerpo deben reponerse continuamente para mantenernos en funcionamiento, algunas con más frecuencia que otras. Las células madre que residen en nuestros tejidos lo hacen posible. Pero el segundo hecho a tener en cuenta es que a las células madre no les gusta mucho el oxígeno, porque les priva de la capacidad de fabricar células nuevas; en su presencia se diferencian en células madre adultas. Pero aún hay cosas que no están claras, ya que las células madre están presentes en otros entornos, incluidos los que tienen mucho oxígeno, como la piel y la retina, así como en los cánceres. A medida que estudiamos las células cancerosas en el laboratorio, vamos vislumbrando cómo preservamos nuestras células madre en tejidos empapados de oxígeno.[9]

Las células cancerosas son maravillas de la evolución, genios malvados de la naturaleza: lo que empieza como una célula rebelde da el salto a una entidad multicelular copiándose a sí misma una y otra vez. (¿Te suena? Es lo que hicieron nuestros antepasados animales). Todos los cánceres tienen células madre, que ayudan a que el tumor prospere, tanto si hay mucho oxígeno como si no. Y, al igual que las células madre de los tejidos sanos, las células madre cancerosas son inmortales. Son una subpoblación de células dentro de un tumor que pueden autorrenovarse, dividiéndose, y dar lugar a los muchos tipos de células que constituyen el tumor.[10] Sin embargo, emplean un mecanismo biológico específico para hacer frente al oxígeno: una proteína llamada HIF-2-alfa (HIF significa factor inducible por hipoxia).

La proteína HIF-2-alfa (α) forma parte del complejo HIF que es parte integrante del funcionamiento de nuestro cuerpo. Imagínatela como un sensor y una molécula comunicadora que le dice al cuerpo que necesitamos más oxígeno o nutrientes en una zona determinada. Por ejemplo, HIF-2α estimula la formación de nuevos vasos sanguíneos —para poder aportar más oxígeno a los tejidos— y puede indicar al riñón que produzca más de la hormona eritropoyetina, que a su vez indica a la médula ósea que produzca más glóbulos rojos portadores de oxígeno. Cuando asciendes a una montaña alta y alcanzas una altitud elevada, donde la menor presión atmosférica hace que el oxígeno no entre tan fácilmente en tus pulmones, estas proteínas trabajan a toda marcha.

Las proteínas HIF-2α son exclusivas de los animales vertebrados. Y aquí está el quid de la cuestión: estas proteínas existían antes de que los animales tuvieran glóbulos rojos. Como señala el estudio de Hammarlund, esto respalda la idea de que los animales tuvieron que encontrar una forma de controlar y mantener las propiedades de las células madre antes de que pudieran impregnar sus tejidos de oxígeno a través de la sangre.[11] Esto resalta aún más el papel que ejerce el oxígeno en el entorno externo para impulsar la evolución de la vida. Su estudio también saca a la luz cuestiones sobre los posibles beneficios de un bajo nivel de oxígeno (hipoxia). En algunas ocasiones, ¿podría ser beneficioso para nuestro cuerpo? Un ejemplo que menciona Hammarlund es el proceso de procreación; al principio del embarazo, cuando el embrión se está dividiendo rápidamente, la hipoxia actúa como señal para impulsar el desarrollo normal de la placenta antes de que el feto esté completamente conectado al suministro de sangre de la madre.[12]

La adaptación para aprovechar los beneficios del oxígeno no viene sin sus inconvenientes. Sí, por fin pudimos desarrollar órganos complejos y cerebros grandes, pero ahora dependemos del oxígeno para sobrevivir, y esos cerebros grandes absorben mucha energía. A los cuatro minutos de falta de oxígeno, se producen daños permanentes y la muerte no tarda en llegar. El otro escollo es que, cuando las proteínas HIF funcionan de forma descontrolada, el cáncer se cierne sobre nosotros, ya que esas proteínas favorecen el crecimiento y la progresión de la enfermedad al alterar la estructura y la función de los tejidos. Esto sugiere que el cáncer podría ser un efecto secundario inevitable de poder aprovechar las capacidades de liberación de energía del oxígeno.[13]

Los estudios sobre tecnología de células madre se están agilizando como parte de la investigación contra el envejecimiento, pero aún queda mucho por aprender. La ciencia popular suele decir que estas células podrían ser la cura de muchas enfermedades, permitirnos regenerar tejidos lesionados e incluso ser la llave de la inmortalidad. Pero, en general, las células madre humanas solo son inmortales en cultivos y en estado embrionario. Dicho de otro modo, hay una diferencia entre las células madre embrionarias y las células madre adultas, las células que llevas contigo una vez superada la fase embrionaria en el útero. Las células madre adultas —diferentes de las células madre embrionarias tienen una crucial importancia—. Las células madre adultas suelen ser específicas de un órgano o un lugar concreto y están limitadas en lo que pueden diferenciarse. Por ejemplo, las células madre de tu médula ósea pueden diferenciarse en distintas células sanguíneas, pero no esperes que de repente sustituyan a las células cerebrales o pancreáticas. Shinya Yamanaka, citado anteriormente en el capítulo 8, fue galardonado con el Premio Nobel de Fisiología y Medicina (junto con John Gurdon) en 2012 por haber descubierto que las células adultas maduras pueden convertirse en células madre pluripotentes con la adición de un grupo de cuatro proteínas reguladoras del crecimiento clave (ahora denominadas «factores Yamanaka», mencionados brevemente también en el capítulo 8), lo que abrió la posibilidad de producir estas células para aplicar un tratamiento personalizado con células madre a una persona. En un gran paso adelante, Yamanaka y sus compañeros de la Universidad de Kioto (Japón) anunciaron a principios de 2022 que la colocación de tejidos corneales trasplantados derivados de células madre pluripotentes inducidas mejoró la visión de tres de las cuatro personas casi ciegas, sin que surgiera ningún efecto negativo.[14]

El futuro de estas células para tratar enfermedades es ciertamente apasionante, pero igual de apasionante es comprender cómo funcionan las células madre para entender y tratar mejor las enfermedades. Mientras cenaba distendidamente con Yamanaka en Kioto, hablamos del papel de las células madre en la cicatrización de heridas. Si te caes y te despellejas el codo, por ejemplo, las células madre se activan y permiten que se inicie la cicatrización de la herida. De hecho, la cicatrización de la herida (la costra) crece más que la sección de piel original, deja de crecer e involuciona para encajar en la sección de piel que faltaba. El proceso original de cicatrización de la herida casi parece un crecimiento canceroso, pero la detención y la involución son un elegante recordatorio de la diferencia entre las células madre y el cáncer. Si lo comprendiéramos mejor, aquí podríamos encontrar una idea para el tratamiento del cáncer.

En pocas palabras, las células madre son las heroínas anónimas de nuestro pasado evolutivo y muy bien podrían convertirse en las heroínas de nuestra futura longevidad.

La teoría del espacio

Quizá la idea más tentadora, incluso descabellada, sobre los orígenes de la vida también llegó en 2018 cuando un asombroso grupo de treinta y tres autores de instituciones mundiales muy respetadas escribieron un artículo defendiendo la panspermia: la germinación de vida en la Tierra desde el espacio exterior. Su hipótesis es la siguiente:

La vida puede haber sido sembrada aquí en la Tierra por cometas portadores de vida tan pronto como las condiciones en la Tierra permitieron que floreciera (hace unos 4.100 millones de años o poco antes); y organismos vivos como bacterias resistentes al espacio, virus, células eucariotas más complejas, huevos fertilizados y semillas han ido llegando continuamente a la Tierra desde entonces, siendo así un importante impulsor de una mayor evolución terrestre posterior que ha dado lugar a una considerable diversidad genética y que ha propiciado la aparición de la humanidad.[15]

Para explicar la brusca aparición de animales durante la Explosión Cámbrica, los autores sugieren que «huevos criopreservados de calamar o pulpo llegaron en bólidos helados hace varios cientos de millones de años», y que esto ayuda a explicar «la repentina aparición del pulpo en la Tierra hace unos 270 millones de años».[16] Sí, lo has leído bien: ¡ponen sobre la mesa pulpos y calamares extraterrestres procedentes de las estrellas! Para reforzar su argumento, afirman que habría sido necesario un «milagro» para que los orígenes de la vida se hubieran producido por sí solos en la Tierra. ¿Y el origen de la nueva información genética? Según esta nueva teoría, el material genético llegó a la Tierra en forma de virus nacidos en el espacio, a los que califican como «uno de los sistemas naturales más ricos en información del universo conocido». Escriben: «Es probable que en muchos de los casos los genes más cruciales y relevantes para la evolución de los homínidos, como de hecho para todas las especies de plantas y animales, sean en muchos casos de origen externo y se transfieran a través de la galaxia en gran medida como viriones ricos en información.[17]

El origen extraterrestre de la vida no es un concepto novedoso; los científicos han intercambiado opiniones sobre esta posibilidad desde que el origen de la vida es uno de los grandes misterios sin resolver de la ciencia —es decir, desde siempre—. En estas conversaciones no encaja el papel de Dios, otro capítulo de esta historia inacabada. Incluso los orígenes del agua siguen siendo desconocidos y debatidos, con nuevas pruebas que sugieren que también puede haber venido del espacio exterior. En 2020, un equipo de científicos de la Universidad de Washington y de la Universidad de Lorena, en Francia, demostró que la mayor parte del agua de la Tierra podría haberse formado a partir del hidrógeno suministrado por algunos meteoritos.[18] La polinización cruzada a través del universo no es ciencia ficción. Y no es una vía de sentido único, por así decirlo. Es posible que nosotros mismos, desde la Tierra, ya hayamos sembrado lugares de otros mundos. Cuando hace sesenta y seis millones de años la Tierra sufrió el impacto de un enorme asteroide que golpeó el planeta y destripó la mayor parte de la vida, incluidos los dinosaurios, el impacto tuvo un enorme poder para arrojar restos que escaparon a nuestra atracción gravitatoria y encontraron su camino a miles de millones de kilómetros de distancia. Sabemos por modelos informáticos realizados por científicos del Laboratorio Nacional de los Álamos en Nuevo México que parte del «vómito terrestre» del asteroide de Chicxulub habría sido puesto en órbita alrededor del Sol y, con el tiempo, restos de la Tierra acaban en otros planetas y lunas de nuestro sistema solar.[19]

Si necesitas más pruebas, considera que los trozos de Marte encontrados en la Tierra proceden de la misma secuencia de acontecimientos: un asteroide choca contra el planeta, los restos del impacto se esparcen por la galaxia y los eyectas aterrizan finalmente en otros planetas y lunas. Un estudio publicado en 2013 en la revista *Astrobiology* estimó que hace entre 1.000 y 2.000 millones de años, decenas de miles de kilos de restos del impacto de Chicxulub, potencialmente portadores de vida, podrían haber aterrizado en nuestros planetas y lunas lejanas.[20] Se cree que las tres lunas tienen hábitats prometedores para la vida; es más, los modelos informáticos también indican que al menos algunos de los restos a la deriva expulsados de la Tierra aún albergaban microbios vivos. Como afirma el autor de novelas de suspense Douglas Preston en el *New Yorker*: «El asteroidc puede haber sembrado la vida en todo el sistema solar, incluso mientras arrasaba con la vida en la Tierra».[21]

Los autoestopistas y nosotros

Carl Sagan fue un científico clarividente que asombró a la gente con sus extraordinarios y provocativos conocimientos del universo y sus formas de explicar la compleja astrofísica a la gente corriente de nuestro «pálido punto azul», como él llamaba a nuestro planeta. Sigue siendo considerado como uno de los mayores divulgadores científicos de la historia. Cuando dijo que todos estamos hechos de estrellas, me imagino cuántas personas se rascaron la cabeza queriendo decirle que era un cursi. Pero tenía razón. Puede que nunca sepamos si los microbios y los virus proceden de otra galaxia; el hecho es que, en última instancia, todos estamos hechos de materia estelar, y por inquietante que les pueda parecer a algunas personas, debemos valorar este dato. Al fin y al cabo, es lo que somos.

Como he señalado anteriormente, somos más virales que humanos, con más material genético viral dentro de nuestro genoma que nuestros propios genes. Esas antiguas partículas virales nos han ayudado a sobrevivir y a convertirnos en quienes somos y han influido en cómo funcionamos. También he descrito antes cómo albergamos billones de microbios en general, especialmente bacterias, aunque todavía no hemos podido cuantificar la proporción precisa entre las células microbianas que componen nuestro «microbioma» y las nuestras propias. Puede que la proporción 10:1 de la que habrás oído hablar no sea exacta, pero, aunque sea de aproximadamente 3:1 o 1:1 entre nuestro yo «puro» y los autoestopistas microbianos, el hecho es que dependemos de la vida microbiana.[22] En cada uno de nuestros tractos intestinales hay entre quinientas y mil especies bacterianas, junto con un gran número aún por determinar de virus, hongos y otros microbios.

Probablemente, nuestro microbioma tenga tanto que decir sobre nuestro metabolismo y nuestra digestión —recuerda los rinocerontes y sus problemas de fertilidad debidos a cambios en su salud intestinal— como sobre nuestra inteligencia y el riesgo de deterioro cognitivo. De hecho, los científicos están cartografiando el microbioma del cerebro para saber qué bacterias puede albergar y cómo distinguir las colonias beneficiosas de las que podrían incitar el deterioro y la disfunción cerebral, desde la depresión a las demencias. Así pues, no solo el microbioma del intestino se comunica con el cerebro e interviene en él, sino que también es probable que el cerebro albergue sus propios microbios residentes que influyen en su función y en el riesgo de enfermedad. Por fin se está investigando en este campo con nuevas tecnologías que facilitan el estudio del tejido cerebral en personas vivas. Los resultados podrían echar por tierra el viejo dogma de que el cerebro es un entorno estéril. Y debo subrayar que el microbioma en general —la suma de todos los microbios que viven en nosotros y sobre nosotros en una relación principalmente simbiótica— desempeña un papel profundo en la salud y el funcionamiento de nuestro cerebro, así como en nuestra inmunidad y nuestros niveles generales de inflamación. En general, el microbioma desempeña muchas funciones que aún no hemos empezado a descifrar.

El microbioma de tu intestino ocupa un lugar central al comunicarse con tu cerebro y el sistema nervioso a través de lo que se denomina *eje intestino-cerebro*, una autopista bidireccional única y compleja. Probablemente no visualices el intestino y el cerebro conectados de la misma manera que las extremidades lo están con tu cerebro. Pero sin duda has experimentado esta conexión oculta a través de experiencias angustiosas que te dejan, por ejemplo, con mariposas en el estómago. La principal «autopista» entre el intestino y el cerebro es el nervio vago (derivado de la palabra latina que significa «errante», porque este nervio craneal tiene el recorrido más largo). El nervio vago sirve como canal principal de información entre los cientos de millones de células nerviosas de tu sistema nervioso central y tu sistema nervioso intestinal. Tenemos un sistema nervioso intestinal (entérico), que depende de neuronas y neurotransmisores similares que se encuentran en el cerebro y la médula espinal, razón por la que el sistema nervioso intestinal recibe el nombre de «segundo cerebro».[23] Increíblemente, tanto el sistema nervioso central como el entérico se crean a partir del mismo tejido embrionario durante la primera etapa del desarrollo fetal, y comparten un vínculo de por vida a través del nervio vago. También hay un eje en tu piel, el eje intestino-cerebro-piel, para completar el bucle. Por eso, cuando experimentas emociones fuertes, como miedo o vergüenza, te puede doler el estómago y la piel se te puede poner blanca como la pared o puede que te sonrojes. Las bacterias de tu intestino también utilizan esta autopista a través del cuerpo, enviando sustancias químicas que se comunican con tu cerebro.

Basta decir que nuestros cuerpos son ecosistemas complejos, con muchas interacciones que los científicos ni siquiera pueden empezar a describir porque aún no disponemos de las herramientas ni del lenguaje para hacerlo. Nuevos estudios demuestran que la ciencia desconoce los detalles de más del 99% de nuestros microbios internos.[24] Y se ha estimado —aunque también es algo discutible— que la Tierra podría contener casi un billón de especies, de las que solo se ha identificado una milésima parte del 1%, lo que equivale a decir que el 99,999% de todas las especies están por descubrir —y probablemente ocultas a plena vista hasta que desarrollemos tecnologías para identificarlas—.[25] En las profundidades marinas, de donde todos venimos, con o sin cerebro, hemos identificado menos de una quinta parte de la vida.[26]

Incluso la forma en que nuestras células generan energía depende de las bacterias. Nuestras mitocondrias, los diminutos orgánulos de nuestras células que producen la energía química que necesitan (en forma de trifosfato de adenosina o ATP), también son antiguas autoestopistas. Se cree que las mitocondrias, que tienen su propio ADN con treinta y siete genes, se originaron en las bacterias hace más de mil millones de años. Un biólogo evolucionista lo definió una vez de esta manera: «Las mitocondrias se originaron por la esclavitud permanente de bacterias púrpuras no sulfurosas».[27] En otras palabras, algunas bacterias antiguas y primitivas evolucionaron hace mucho tiempo hasta convertirse en mitocondrias que fueron engullidas por una célula huésped eucariota primitiva y empezaron a trabajar juntas de un modo que las hizo inseparables. Cuando nuestros antepasados abandonaron África hace unos 200.000 años, descendían de un antepasado común denominado cariñosamente «Eva mitocondrial», el ancestro materno de todos los seres humanos —puesto que el genoma mitocondrial de cada persona se hereda de su madre biológica—.[28]

Las mitocondrias intervienen en muchos procesos corporales, desde ayudar a decidir qué células deben destruirse hasta almacenar calcio y generar calor. Cuando algo va mal con las mitocondrias o se daña su ADN, se avecinan problemas. Muchas afecciones —desde disfunciones orgánicas a enfermedades degenerativas y envejecimiento acelerado— pueden estar relacionadas con problemas mitocondriales. Debo añadir que la mayoría de las enfermedades mitocondriales se deben a mutaciones del ADN nuclear, no del mitocondrial.[29] Y las mutaciones de tu ADN afectan a los productos que llegan a las mitocondrias. Si las mitocondrias no pueden funcionar correctamente, puede desencadenarse una serie de problemas médicos, dependiendo de qué células estén afectadas (y dónde). La investigación de las mitocondrias es otro campo en plena expansión que requiere estudios multidisciplinares en muchas áreas de la medicina. La complejidad de estas enfermedades, tanto si son hereditarias como si se desarrollan con el tiempo, exige un enfoque traslacional.

Las mitocondrias son como antiguos compañeros microbianos. Pero, por supuesto, hay otros microbios que intentan asociarse con nosotros y es mejor evitarlos. Para ello, volvemos brevemente a uno de nuestros científicos estrella, cuyo trabajo sobre una bacteria en forma de coma, antigua compañera de nuestra evolución, nos muestra la esencia de la selección natural, o nuestra evolución en movimiento.

Presiones evolutivas sobre nuestro genoma

No todos los microbios son fiables. En el capítulo 2, al hablar del trabajo de Elinor Karlsson sobre los perros, mencioné que su trabajo le ha traído bastantes problemas perrunos, por así decirlo. Una pieza fascinante de la historia de los microbios que también está estudiando es la susceptibilidad al cólera, una de las enfermedades más temidas de la historia de la humanidad. ¿Qué genes protegen a las personas del cólera? Esta área de su trabajo no tiene nada que ver con los perros, pero merece la pena mencionarla en el contexto de la genómica. El cólera no es una enfermedad que nos preocupe en el mundo occidental porque está bien controlada y existen tratamientos eficaces para combatirla cuando raramente aparece.

El cólera es una enfermedad infecciosa, y a menudo mortal, ocasionada por una bacteria (*Vibrio cholerae*) que causa estragos en el intestino delgado, provocando diarreas torrenciales y vómitos que pueden matar a una persona en cuestión de horas. Suele contraerse a través de alimentos y agua infectados y mata a decenas de miles de personas al año en muchas partes del mundo. Pero algunas personas tienen una ventaja genética contra esta enfermedad que ha evolucionado de forma relativamente rápida y reciente. Los genomas de las personas que viven en Bangladesh, donde el cólera es endémico y sigue causando estragos a más de 100.000 personas al año, han desarrollado formas de combatir la enfermedad.

Estamos observando cómo se desarrolla la evolución humana ante nosotros. La primera pandemia de cólera asoló India a partir de 1817. La propia enfermedad tiene el poder de cambiar todo un acervo genético debido a la cantidad de niños que puede matar. Esto llevó a Karlsson y sus compañeros «a sospechar que ejercía una presión evolutiva sobre la población de la región, como se ha demostrado que hace la malaria en África».[30] (Las personas portadoras de la mutación genética de la anemia falciforme tienen ventaja cuando se infectan de paludismo, causado por una infección parasitaria. Esto sucedió en África subsahariana, donde la malaria es endémica y una de las principales causas de muerte. Es la evolución humana acelerada en respuesta a un grave reto para la supervivencia. Hace tiempo que sabemos que la mutación falciforme es común en la población de zonas del mundo en las que la malaria es muy frecuente, en las que a veces entre el 10 % y el 40 % de la población es portadora de esta mutación. Ahora sabemos por qué: la mutación ayuda a las poblaciones que la tienen a sobrevivir en su entorno).[31] Los microbios y las enfermedades infecciosas que infligen han impulsado la evolución humana durante milenios, y especialmente desde que empezamos a vivir en espacios más reducidos con la llegada de la agricultura y la construcción de comunidades.

Cuando los niños de Bangladesh tienen quince años, la mitad de ellos ya se han infectado con la bacteria del cólera. Muchos de estos individuos sufren síntomas leves o no enferman en absoluto, lo que podría significar que tienen adaptaciones ventajosas para contrarrestar la infección.[32] Karlsson trató de averiguar por qué sucede así. Ella y sus compañeros del Centro Internacional de Investigación de Enfermedades Diarreicas de Bangladesh utilizaron un novedoso método estadístico que señala las secciones del genoma que están bajo la influencia de la selección natural.[33] Los científicos han determinado que estas áreas del genoma humano probablemente reflejan cambios evolutivos relativamente nuevos provocados por las presiones de un entorno único.

El grupo demostró que más de trescientas regiones del ADN de estas familias se habían visto afectadas por la presencia evolutiva del cólera a lo largo de muchas generaciones. Cada vez vamos a ver más genes individuales o conjuntos de genes que definen quién será susceptible a un patógeno concreto y quién tolerará la exposición al patógeno. Con el tiempo, esto permitirá estrategias preventivas y de tratamiento individualizadas, en lugar del paradigma actual de tratar a todos por igual.[34]

¿Qué ocurre entre bastidores en esta evolución en acción? El equipo de Karlsson profundizó en el mecanismo y descubrió que un conjunto de genes que cambian en respuesta al cólera codifica un canal iónico para el potasio que provoca una afluencia de cloruro hacia los intestinos. Esto no es sorprendente, porque la toxina producida por el germen del cólera activa estos canales para liberar grandes cantidades de cloruro que desencadenan la grave diarrea característica de la enfermedad, otra de las inflamaciones moduladas por genes que dificultan la respuesta inmunitaria del organismo. Y hay un tercer grupo de genes interviene en la detección de patógenos y en la activación del proceso inflamatorio antipatógeno. Identificar procesos de enfermedad como estos, que cambian bajo la influencia de terribles fuerzas como los gérmenes letales del entorno, sí que es algo extraordinario. Puede que los recientes descubrimientos de Karlsson no nos aporten de inmediato nuevos tratamientos contra el cólera, pero establecen una base fundamental para nuevas áreas de estudio. Si podemos comprender cómo hemos evolucionado bajo la presión de gérmenes potencialmente mortales, quizá podamos diseñar vacunas más potentes para protegernos mejor no solo contra el cólera, sino también contra otras enfermedades infecciosas. Una vez más, todo esto demuestra el poder de los microbios de nuestro organismo para ayudarnos o perjudicarnos.

Sinopsis

Somos algo más que un ecosistema. Somos un metaorganismo, un colectivo vivo de microbios dentro y alrededor de nosotros que ha estado aquí desde mucho antes de la humanidad. Estos microorganismos hicieron autostop con nuestros antepasados primates para ayudarlos a avanzar y desarrollarse. Esto me demostró que la vida es compleja y la evolución ha sido lenta, por lo que no deberíamos intentar forzar grandes cambios en la biología humana a menos que estemos tratando una enfermedad, porque las intervenciones innecesarias —que podrían consistir simplemente en una dieta extrema o en un régimen de suplementos— alterarán este complejo sistema de formas que no podemos predecir, y las probabilidades de que sean beneficiosas —si las hay— son extremadamente bajas. Pero podemos observar nuestra evolución como una forma de obtener pistas para ajustar nuestro sistema sin cometer excesos.

Ahora que empezamos a conocer el poder de nuestro microbioma, podemos nutrirlo de la mejor manera posible siguiendo unos hábitos saludables: una dieta optimizada, un sueño profundo, suficiente movimiento, etc. Todas las estrategias en las que pensamos cuando se trata de llevar una vida sana sirven para nutrir nuestro microbioma. Otro consejo extra es el de optar por comer más alimentos prebióticos. Un prebiótico es un tipo de fibra que no podemos digerir pero que sirve de alimento a bacterias, levaduras y otros organismos de nuestro cuerpo, ayudando a mantener las bacterias buenas en el intestino. Los prebióticos proceden del ajo, la cebolla, el puerro, los espárragos, los plátanos, la avena, las manzanas, las hojas de diente de león, las semillas de lino e incluso del cacao (¡el chocolate!). Sin embargo, yo no me centraría demasiado en consumir probióticos o alimentos con bacterias buenas, porque el secreto de un microbioma sano es tenerlo diverso, con muchas especies. Todos los estudios recientes demuestran que la clave está en la diversidad, no necesariamente en un perfil específico del microbioma. Si comes alimentos con una o dos especies diferentes —por ejemplo, mucho yogur con *Lactobacillus* y *Streptococcus*—, puedes sobrecargar las bacterias que se supone que están ahí, por lo que es bastante probable que cualquier alimento probiótico en exceso no sea saludable. Sin embargo, los prebióticos alimentarán tus bacterias intestinales, favoreciendo su proliferación y contribuyendo a esa flora diversa.

En la naturaleza, los animales suelen comer lo mismo a diario. Por tanto, sus microbiomas y su diversidad suelen ser estables. Nuestra dieta se enorgullece de la diversidad: probar cosas nuevas todo el tiempo, e incluso comer muchas cosas que no son realmente comida. Una de las singularidades de las personas que viven en zonas azules —regiones del mundo con un número de personas que viven mucho más que la media— es que tienen dietas relativamente constantes, parecidas a las de los animales salvajes. Eso no quiere decir que sus dietas no sean diversas por naturaleza y no incluyan una gran variedad de alimentos, pero sus dietas son fiablemente estables y excluyen los exóticos alimentos procesados que no son adecuados para el consumo humano.

El que nuestra inteligencia terrestre venga del espacio exterior o no es algo que probablemente se debatirá durante siglos. Ahora, solo estamos empezando a arañar la superficie con los esfuerzos de secuenciación del ADN de diversas especies, y a medida que crezcan las bases de datos y surjan nuevas formas de analizar las otras «ómicas» de los organismos, aprenderemos más. Las nuevas tecnologías de secuenciación ofrecen otras formas de identificar especies ocultas en nosotros y las que hay a nuestro alrededor. Y no importa de qué parte del universo vengamos, los autoestopistas de nuestro pasado evolutivo, desde las células madre hasta los aliados microbianos, forman parte de la complejidad que nos hace personas.

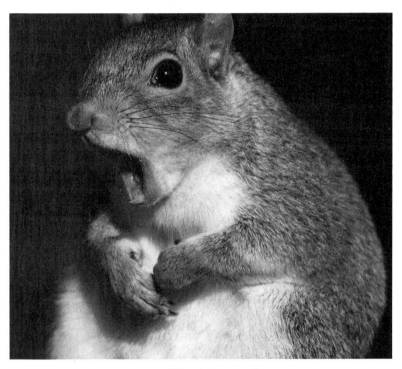

Una ardilla gris bostezando.

11

Positividad, personalidad y dolor

¿Cuándo mata el mal humor? Lecciones que nos
dan los cerdos, las ardillas y los albatros

> *Nosotros, los mortales con mentes inmortales, solo nacemos*
> *para sufrimientos y alegrías, y casi podría decirse que los más*
> *excelentes reciben alegría a través de los sufrimientos.*
>
> LUDWIG VAN BEETHOVEN

¿Qué ocurre cuando un animal salvaje sufre una lesión traumática, contrae una infección o desarrolla un cáncer que le provoca un dolor insoportable? Los animales no van a la farmacia o a urgencias. Tienen que soportar el dolor, y a veces de forma prolongada. ¿O no?

Sadie, nuestra perrita durante doce años, murió durante la pandemia en otoño de 2021. Era un cruce de boyero y gran Pirineo, la mejor protectora de la familia y la más cariñosa. Pesaba más de 55 kg, a veces parecía un oso y no era consciente de su tamaño. A lo largo de su vida fue operada, al menos una vez, en cada una de sus rodillas. Hacia el final de su vida iba cojeando por la casa y era evidente que tenía dificultades para andar, pero casi nunca manifestaba su dolor. A veces soltaba un aullido si algo le dolía fugazmente, pero nunca actuaba como si estuviera en constante agonía y nunca se quejaba. Siempre estaba contenta y quería participar en todo, seguía saludándome a diario con su característico entusiasmo, sus gemidos y lametones. En sus ojos yo siempre vi amor y felicidad, nunca dolor.

La palabra *dolor* en inglés (*pain*) procede del latín *poena*, que significa pena o castigo. En la mitología griega, Poena es el espíritu personificado del castigo o la venganza, el ayudante de Némesis, la diosa de la retribución divina. El dolor ha estado con nosotros desde mucho antes de que la tribu humana moderna se separara de nuestros antepasados simiescos y empezara a caminar erguida. Somos el único mamífero adaptado de forma excluyente para erguirse sobre dos patas y caminar —de ahí que seamos bípedos—. La mayoría de los mamíferos bípedos saltan o se balancean. Para andar, simplemente nos inclinamos ligeramente hacia delante y luego mantenemos el ritmo con nuestro centro de masa desplazado, situado en la pelvis. Nuestro bipedismo nos capacita en muchos aspectos; también nos hace más vulnerables a lesiones dolorosas en las rodillas, la espalda y las caderas.

Es lamentable que la palabra *dolor* implique venganza, como si fuera culpa nuestra o, en cierto modo, nos lo mereciéramos. Pues bien, a veces *sí que es* culpa nuestra, como cuando tocamos una estufa encendida, nos hacemos un tatuaje o nos saltamos un semáforo en rojo y sufrimos una lesión en un accidente que podría haberse evitado. Y en algunas ocasiones resulta paradójicamente placentero, como cuando haces bastante esfuerzo físico y al día siguiente te despiertas con los músculos doloridos, o te quedas varios minutos más en una sauna insoportablemente caliente, o pides un plato picante que te hace la boca agua. Me referiré brevemente a este último ejemplo, con el que tanta gente puede identificarse, ya que es bastante relevante para estudiar el dolor.

Zaria Gorvett escribió para la *BBC* que «el dolor [es] una indulgencia exclusivamente humana». Comemos alimentos que nos causan dolor, como los chiles, por mera diversión. El principio activo de los chiles responsable del ardor es la capsaicina y, aunque esta sustancia química no causa ningún problema, sientes que pica porque en nuestra lengua se une al receptor TrpV1, que forma parte de una familia de receptores sensibles a la temperatura. Estos receptores alertan al cuerpo sobre el calor o el frío potencialmente dañinos. Cuando se activa el TrpV1, se dispara un mensaje al cerebro como si la lengua estuviera tocando algo muy caliente —aunque no lo esté—.[1] La capsaicina se utiliza de forma rutinaria en los laboratorios que intentan aprender más sobre el dolor y sus procesos, especialmente en experimentos con personas. Es imposible conseguir que las ratas coman alimentos condimentados con chile; no pueden superar su aversión instintiva a la sensación picante. La capsaicina también se utiliza paradójicamente para tratar el dolor por vía tópica. Cuando se aplica sobre la piel, provoca la rápida liberación de la sustancia P, la molécula del dolor, y produce una sensación de dolor concomitante. Sin embargo, la capsaicina acaba agotando la sustancia P de las neuronas presinápticas, lo que eleva temporalmente el umbral del dolor del organismo.

Si pides a un grupo de personas que describan el dolor, obtendrás respuestas diferentes según sus experiencias individuales, aunque creo que todos podemos admitir que el dolor es un mal necesario en nuestra existencia. El poeta Lord Byron dijo una vez que «el gran arte de la vida es la sensación, sentir que existimos, incluso en el dolor». Al fin y al cabo, cuando nos pellizcamos es para sentir el dolor indicativo de que estamos vivos o de que no estamos soñando.

A mí me sorprende cuánto puede variar el nivel de dolor entre los pacientes. Tengo pacientes con un cáncer extendido por todo el cuerpo que no se quejan de sufrir mucho dolor, mientras que otros sienten un dolor tremendo a pesar de tener un cáncer menor. No es que unas personas sean más resistentes que otras; la ubicación del cáncer, la velocidad de crecimiento del tumor y la forma en que está conectado nuestro cerebro —los circuitos neuronales y la influencia de ciertas sustancias químicas cerebrales— son factores determinantes en la percepción del dolor. Cuando un cáncer crece muy lentamente, el cuerpo puede adaptarse y reaccionar con más facilidad que ante un tumor de crecimiento rápido; es decir, habrá más dolor si el cáncer crece rápidamente. Esto se asemeja bastante a cuando te sumerges en una bañera con agua caliente: tolerarás las altas temperaturas mejor si lo vas haciendo gradualmente que si lo haces de golpe, algo que te propiciará una sensación de malestar e intolerancia.

El dolor es simplemente una percepción cerebral de que algo está sucediendo en tu cuerpo. El sueño de todos los médicos es que el dolor sea una advertencia; así, cuando el médico y el paciente son conscientes de ello, pueden trabajar juntos para desactivar el dolor y tratar su origen. Sin embargo, el dolor continuado ofrece pocos beneficios, aunque me indica si una terapia contra el cáncer está funcionando. Puedo predecir casi al 100% el resultado de una exploración si hago un seguimiento del dolor del paciente. Tenemos medicamentos que ayudan a aliviar el dolor, pero afectan a todos los nervios del cuerpo, por eso el tratamiento del dolor es tan difícil y tiene tantos efectos secundarios.

Tras siglos de estudio, el dolor sigue estando mal entendido y estigmatizado. Todavía no sabemos mucho sobre cómo funciona ni cómo podemos tratarlo sin potentes fármacos que pueden ser adictivos. Hemos sido testigos de la desgarradora crisis de los opioides que ha afectado a millones de estadounidenses. El dolor tiene una finalidad: la autoconservación. Es el gran maestro, que nos indica que debemos evitar, a qué debemos atender, a qué debemos prestar atención y cuándo debemos descansar y sanarnos. El dolor puede ser el mejor aliciente para emprender un cambio de comportamiento, sobre todo a corto plazo, cuando es agudo y nos impide realizar las actividades cotidianas. Sin embargo, ¿qué ocurre cuando el dolor persiste y se convierte en una enfermedad? ¿Qué finalidad tiene, si es que tiene alguna? ¿Y cómo explicamos un dolor interminable de origen desconocido? Algunas personas pueden señalar la fuente original de su dolor, pero con el tiempo el dolor puede evolucionar y manifestarse en enfermedades y diagnósticos dispares difíciles de definir y tratar, y mucho más de curar.

Según la Asociación Internacional para el Estudio del Dolor, el dolor crónico se define como un «dolor que dura o reaparece durante más de tres meses» y perturba las actividades cotidianas y la calidad de vida; es una de las razones más frecuentes por las que la gente busca atención médica. El dolor crónico es un problema mundial que ha alcanzado proporciones epidémicas, afectando al menos a entre el 20% y el 30% de la población mundial en general, incluidas personas de todas las edades, razas y géneros.[2] Pero no hay dos enfermos de dolor crónico que lo sufran de la misma manera. Y la definición propia de los números de esa clásica escala de dolor de 1 a 10 puede tener significados diferentes para cada individuo; las experiencias pasadas de dolor influyen en cómo se percibe el dolor cuando se inicia. Por ejemplo, si te has roto algún hueso, has desarrollado artritis o migrañas, si has expulsado un cálculo renal, te has lesionado la espalda, has sufrido una quemadura de tercer grado o has dado a luz, tu definición del dolor es relativa a esas experiencias más dolorosas, y puede cambiar con el tiempo.

Algunas personas pueden incluso experimentar dolor físico tras haber pasado un episodio de estrés emocional o algún trauma, como se puede observar en el personal militar que vuelve de la guerra y se enfrenta al trastorno de estrés postraumático (TEPT). Algunos de los dolores más elusivos de todos pueden proceder de partes del cuerpo que han sido mutiladas, como en el caso del síndrome del miembro fantasma, cuando una persona siente dolor en un brazo o una pierna que le han amputado o que ha perdido en un accidente. A pesar de la ausencia de una parte del cuerpo, las terminaciones nerviosas en el lugar del apéndice perdido envían señales de dolor al cerebro como si el miembro estuviera allí; una confusión en las señales del sistema nervioso puede dejar a alguien en un estado agónico.

Stat News escribió sobre el dolor crónico a causa de haber padecido el COVID y expuso el interesante argumento de que una de las razones por las que el dolor persistente puede pasar tanto tiempo desapercibido es que el personal sanitario no está formado para diagnosticarlo, describirlo o tratarlo. Y, aunque las investigaciones sobre el dolor crónico han avanzado, la inversión de EE. UU. en este asunto es mínima en relación con muchas otras afecciones menos comunes.[3] En el último recuento, Estados Unidos gastó de diez veces más en investigación sobre cáncer y enfermedades cerebrales, financiada por el National Institutes of Health (NIH), que en dolor crónico.[4] Sin embargo, el dolor crónico afecta a mucha más gente que el cáncer, la diabetes o incluso que las enfermedades cardiacas: uno de cada seis de nosotros vive con dolor a diario. El dolor incapacitante afecta hoy a casi 20 millones de estadounidenses y puede limitarles para trabajar y realizar muchas de las actividades cotidianas básicas.[5] También puede afectar a la imagen que tienen de sí mismos, a su vida social y a su capacidad para relacionarse con los demás.

Lo que hace que el dolor sea una afección tan misteriosa es cómo está vinculado con nuestras emociones e incluso con nuestros recuerdos, razón por la cual el dolor crónico puede influir en nuestros patrones alimentarios y afectar al estado de ánimo, la autoconfianza y los hábitos de sueño, por lo que también puede desencadenar otros problemas, como la ansiedad, la depresión y la fatiga crónica. Los circuitos del dolor y las emociones se solapan en el cerebro. Investigaciones recientes demuestran que los circuitos cerebrales responsables del placer y la motivación se ven alterados por la experiencia del dolor, sobre todo cuando es continuo; el dolor puede incluso desencadenar hábitos alimentarios desordenados que conducen al aumento de peso y la obesidad.[6] De algún modo, el dolor crónico altera las señales de saciedad —sensación de plenitud— del cerebro y estimula el deseo de comer alimentos ricos en grasas y carbohidratos. Es más, la alteración del comportamiento alimentario también va acompañada de cambios estructurales en el núcleo accumbens, una parte primitiva del cerebro responsable de la toma de decisiones. Estos nuevos descubrimientos no solo están cambiando la forma en que los médicos ven las causas subyacentes de la obesidad, sino también en cómo conciben los efectos de largo alcance del dolor en el cuerpo, el cerebro y el comportamiento humano.

Curiosamente, aunque existen relatos sobre el dolor crónico —y sobre las tentaciones para prevenirlo o tratarlo— en animales de compañía y de granja, no tenemos muchos datos sobre el dolor crónico en animales salvajes. ¿Es esto una laguna en nuestros conocimientos sobre el tema o se trata de una realidad del mundo natural? Algunos científicos han planteado la hipótesis de que, si los animales salvajes no experimentan dolor crónico, las personas y los animales domésticos lo sufren para obtener ayuda.[7] Es la paradoja del dolor: solicitar ayuda a los demás en aras de supervivencia cuando estás herido —en lugar de retirarte solo a morir como si fueras un animal herido en el bosque—, pero a costa de sufrir más y prolongar el dolor. Es una idea hermosa, aunque contraintuitiva: entre nuestros antepasados, quienes decidieron pedir ayuda sobrevivieron en mayor medida que los estoicos y los testarudos. Esto se ha denominado el «dolor del altruismo».

Un ejemplo de ello es el parto. Somos la única especie que pide ayuda para dar a luz; las futuras madres no intentan aislarse cuando la dilatación cervical anuncia el inicio del proceso de parto y la inminencia de contracciones (dolorosas). Los humanos también tenemos la capacidad distintiva de comunicar nuestra angustia mediante lágrimas emocionales, un fenómeno que no se observa en otros primates. Si juntamos estos dos factores, llegamos a una definición —y experiencia— del dolor que es realmente única para nuestra supervivencia y propagación en el planeta.

El llamado *dolor del altruismo* también funciona a la inversa: los estudios demuestran que actuar de forma altruista puede aliviar no solo el dolor físico agudo inducido, sino también el dolor crónico de los enfermos de cáncer.[8] La ciencia lleva mucho tiempo documentando que los actos aleatorios de amabilidad pueden desencadenar la liberación de neurotransmisores que te hacen sentir bien, como la dopamina y la oxitocina, pero solo recientemente se ha demostrado que realizar acciones altruistas también puede conferir un alivio del dolor de tipo analgésico, lo que puede dar algunas pautas a por qué alguien se desvive por ayudar a los demás a pesar de los costes personales en que incurre.

En una de estas series de experimentos realizados en China y publicados en la revista *Proceedings of the National Academy of Sciences,* los investigadores pidieron a voluntarios que donaran dinero para ayudar a niños huérfanos.[9] También se les preguntó en qué medida creían que sus donaciones ayudaban a los niños. A continuación, cada uno de los participantes se sometió a una resonancia magnética funcional (fRM), que examinaba la actividad cerebral relacionada con el dolor mientras se experimentan descargas eléctricas. Los investigadores documentaron que los que habían hecho una donación mostraban una respuesta cerebral menor a la descarga que los que habían decidido no hacerla. También descubrieron que, cuanto más creía un voluntario que su donación servía para ayudar a los huérfanos, menos respondía su cerebro a la descarga, y los participantes, en la escala del dolor, también numeraron más bajo el dolor que habían sentido.[10]

En otro experimento, los investigadores compararon a pacientes de cáncer que sufrían dolor y que cocinaban y limpiaban para otros con pacientes similares que solo lo hacían para sí mismos. Y, una vez más, descubrieron que, en general, los que ayudaban a los demás sentían menos dolor.[11] El altruismo no tiene por qué ser económico, puede consistir simplemente en dedicar una parte de tu tiempo a los otros. Sí, ayudando a los demás podemos amortiguar nuestros propios sufrimientos, es un esfuerzo relativamente fácil para obtener una recompensa potencialmente enorme.

La biología del dolor

Durante mucho tiempo se rumoreaba que los animales no sienten el dolor, algo rotundamente falso. Todos los mamíferos tienen un sistema nervioso similar para sentir dolor y responder a él. Los osos, por ejemplo, tienen unas funciones neurológicas impresionantes; su asombrosa capacidad gustativa, olfativa y auditiva les permite desarrollarse, y un leve roce en su pelaje puede provocarles una reacción. Todas las pruebas confirman que su forma de sentir el dolor es similar a la nuestra.[12] Ninguna prueba científica sugiere que los osos sientan menos dolor que otros mamíferos, incluidos los humanos. Y se ha demostrado que la inducción crónica de dolor —como ocurre cuando se captura a los osos en trampas con fines de conservación, investigación o gestión— tiene efectos adversos en su organismo: disminuye su estado de bienestar general y acelera su proceso de envejecimiento. De hecho, el dolor crónico puede envejecernos a todos. A veces, me pregunto hasta qué punto el dolor silencioso de Sadie al final de su vida aceleró su deterioro físico, que finalmente nos obligó a sacrificarla cuando su calidad de vida empeoró mucho.

Pero hay rumor que es cierto: el cerebro no tiene un centro del dolor ni receptores sensoriales que envíen señales a la médula espinal y al cerebro para alterarse ante estímulos dolorosos.[13] El cerebro no puede experimentar dolor por sí mismo y, sin embargo, es el que te dice que estás experimentando dolor, ya sea por una laceración profunda, por artritis, por un virus estomacal o por ciática. El cerebro es tan insensible a los estímulos dolorosos que los neurocirujanos no aplican anestesia al tejido cerebral que operan, lo que permite a los pacientes estar completamente receptivos durante toda la intervención. Sin embargo, el cerebro «siente» todo nuestro dolor; es el órgano a través del cual interpretamos, evaluamos y experimentamos todas las señales sensoriales del cuerpo. Este enigma resulta aún más misterioso por el hecho de que nadie puede «ver» el dolor.[14] Ni siquiera los experimentos que emplean escáneres cerebrales pueden decir cómo construye exactamente el cerebro la experiencia del dolor. Pero empezamos a comprenderlo cada vez más.

Otras estructuras de la cabeza y el cuello tienen receptores del dolor. Por ejemplo, los dolores de cabeza suelen ser consecuencia de problemas en una de estas estructuras que transmiten el dolor al cerebro, pero no se originan allí.[15] Las migrañas siguen siendo un enigma; podrían estar causadas por la activación de receptores sensoriales del dolor potencialmente en las meninges, por el revestimiento del cerebro —tampoco en el cerebro propiamente—, pero no sabemos qué activa estos receptores. Otros culpables podrían ser los cambios en las sustancias químicas del cerebro, como los neurotransmisores —glutamato, serotonina y dopamina— que intervienen en el dolor de la migraña; los cambios en los niveles y la actividad anormal de estas sustancias químicas podrían influir en el inicio y la trayectoria de un ataque. El dolor de las personas que experimentan mareos, visión doble y falta de coordinación durante el inicio de una migraña (lo que se denomina *migraña con aura*) podría deberse a cambios en la parte inferior del cerebro, el tronco encefálico, la estructura física que conecta el cerebro con la médula espinal y desempeña muchas funciones, incluida la regulación de los sistemas cardiaco y respiratorio, así como el control de la conciencia y el proceso del sueño.

Las interacciones del tronco encefálico con un nervio en particular, el trigémino (nervio tripartito), también podrían ser culpables de la migraña. Este nervio es el que te hace sentir la cara y te ayuda a masticar y tragar. También es responsable de una afección poco frecuente que se considera una de las cosas más dolorosas que se pueden experimentar: la neuralgia del trigémino, o *tic douloureux*, un tic o respingo doloroso. En una escala de dolor de 1 a 10, los afectados le dan un número superior a 10 y describen que el dolor que se dispara por la cara es tan punzante, episódico y eléctrico como para plantearse el suicidio.

La mayoría de las experiencias de dolor comienzan en esos receptores sensoriales, los nociceptores (receptores de *noci*, que es la palabra latina para «daño»), terminaciones nerviosas sensibles al daño que se encuentran en todo el cuerpo y en la mayoría de los órganos. Estos centinelas responden a tipos básicos de desencadenantes dolorosos y amenazadores: la temperatura —calor o frío extremos—, la presión, algunos químicos —como la capsaicina— y el daño. A continuación, los nociceptores transmiten el dolor al cerebro a través de la médula espinal. Una vez que el cerebro recibe esta señal, las neuronas de la corteza cerebral convierten esta entrada en una sensación de dolor. La mayor parte del dolor nociceptivo es consecuencia de una lesión o de una enfermedad invasiva que afecta a una de las estructuras físicas del cuerpo.

Pero cómo finalmente las señales de dolor se convierten en sensaciones dolorosas puede depender del estado emocional de una persona, porque las partes del cerebro asociadas a la percepción sensorial están en el mismo espacio que las partes del cerebro implicadas en el procesamiento de las emociones. Por eso los médicos tienen claro que hay que separar las señales de dolor de nocicepción pura y la forma más compleja de dolor unido a la experiencia emocional y cognitiva desagradable que resulta cuando se activan nuestros nociceptores. No es de extrañar que se activen múltiples regiones en respuesta a los estímulos dolorosos, incluidas redes que también intervienen en la emoción, la cognición, la memoria y la toma de decisiones. Esto ayuda a explicar por qué las personas con depresión afirman que experimentan más dolor en su vida cotidiana, y por qué inducir un estado de ánimo bajo en personas normalmente sanas aumenta las calificaciones del dolor y disminuye su tolerancia.

Un artículo de *National Geographic* sobre la ciencia del dolor lo explicaba de esta manera: «El mismo estímulo no produce siempre el mismo patrón de activación, lo que indica que la experiencia del dolor de una persona puede variar incluso cuando las lesiones son similares. Esta flexibilidad nos sirve para aumentar nuestra tolerancia al dolor en las situaciones que lo exigen: por ejemplo, cuando llevamos un tazón de sopa hirviendo del microondas a la encimera de la cocina. La mente sabe que dejar caer el cuenco a mitad de camino provocaría un sufrimiento mayor que la breve angustia causada por sujetarlo, así que tolera el sufrimiento momentáneo».[16] Irene Tracey, neurocientífica de la Universidad de Oxford, es una de las pioneras en este tipo de investigación sobre los misteriosos matices del dolor.[17] Ha realizado muchos experimentos con voluntarios, a partir de pinchazos en la piel, de pulsos de calor y de la efectiva capsaicina de los pimientos picantes para desencadenar un dolor momentáneo inofensivo y así registrar la tolerancia de los voluntarios.[18]

La idea de que nuestro dolor puede tolerarse de forma diferente nos lleva al concepto del «punto fijo» (*set-point*), y a un nuevo y fascinante dato que está cambiando nuestra forma de interpretar la ciencia del dolor y quizá el cómo las personas que tienen una baja tolerancia al dolor podrían manejar ese dolor crónico que no presenta una causa evidente.

La glía, que literalmente significa «pegamento» en griego, se descubrió a mediados del siglo xix, cuando los científicos buscaban el tejido conectivo del cerebro, pero pasado más de un siglo, fueron consideradas como material de apoyo pasivo para las neuronas más glamurosas y eléctricamente excitables, hasta que los avances científicos obligaron a los investigadores a replantearse el papel de este «pegamento». La glía alimenta a las neuronas transportando nutrientes, las ayuda a comunicarse liberando neurotransmisores y otras moléculas de señalización, e incluso a eliminar residuos después de la muerte celular. Esta poda neuronal o recorte de las ramas sobrantes de las neuronas para ayudar a afinar sus conexiones en desarrollo —deshaciéndose de las conexiones poco utilizadas para permitir que las neuronas se centren en reforzar las de uso más frecuente— convierte a las glías en las jardineras celulares de nuestro sistema nervioso. Existen varios tipos diferentes de glía, cada uno con su función especial. Las microglías, por ejemplo, barren y eliminan las células muertas y otros materiales, además de proteger el cerebro de los microbios invasores; los oligodendrocitos generan las vainas de mielina alrededor de los axones del cerebro y la médula espinal; y la glía radial sirve de guía a las neuronas en desarrollo en su migración hacia sus destinos finales.[19]

En su conjunto, las redes neurona-glía garantizan el desarrollo, el mantenimiento y el funcionamiento del cerebro. El tamaño y la densidad de esta red, por cierto, pueden explicar por qué tenemos capacidades cognitivas superiores a las de animales de cerebro más grande, como los elefantes. Por decirlo de algún modo, una red más intrincada significa que habrá más autopistas y más asistencia en carretera para las conexiones neuronales que nos convierten en seres inteligentes. También cuenta su ubicación. Por ejemplo, el cerebro del elefante

Tamaño del cerebro y número de neuronas

	Capibara (el roedor más grande, no primate)	Macaco Rhesus (primate)	Gorila occidental (primate)	Humano (primate)	Elefante africano de sabana (no primate)
Peso del cerebro	48,2 gramos	69,8 gramos	377 gramos	1.232 gramos	2.848 gramos
Número de neuronas del córtex cerebral	0,3 mil millones de neuronas	1,71 mil millones de neuronas	9,1 mil millones de neuronas	16,3 mil millones de neuronas	5,59 mil millones de neuronas
Número total de neuronas cerebrales	1,6 mil millones de neuronas	6,38 mil millones de neuronas	33 mil millones de neuronas	86 mil millones de neuronas	257 mil millones de neuronas

Para medir el nivel de inteligencia, el tamaño total del cerebro no lo es todo. El cerebro humano es mucho más pequeño que el de un elefante o una ballena. Pero hay muchas más neuronas en la corteza cerebral humana que en la de un elefante o una ballena.[20]

africano es unas tres veces mayor que el cerebro humano y contiene tres veces más neuronas que el cerebro humano medio. Pero más del 97% de las neuronas del cerebro del elefante se encuentran en el cerebelo, la parte posterior del cerebro, que coordina los movimientos voluntarios, como caminar, mientras que nosotros albergamos la mayoría de las neuronas —y su «pegamento» glial— en nuestra corteza cerebral, que nos otorga más cognición y órdenes superiores de pensamiento.[21]

Ahora se examina cada vez más a la glía por dirigir las señales de dolor que alimentan el dolor crónico.

El «pegamento» del dolor crónico

Algunos tipos de glía se parecen a neuronas en forma de estrella de mar, mientras que otros parecen extrañas piezas Lego o manchas anodinas, pero todas las glías están ahí para nutrir y proteger a las neuronas que las rodean. Las células gliales son mucho más numerosas que las neuronas, quizá diez veces más. Están diseminadas por todo el sistema nervioso y ocupan casi la mitad de su espacio. Y, aunque no transmiten impulsos nerviosos, realizan varias tareas a la vez, usando su propio lenguaje mediante ondas de calcio y mensajeros químicos. Las células gliales forman parte del proceso neurológico que tiene lugar cuando aprendemos y formamos nuevos recuerdos, y tienen el poder de regular las señales de dolor, por ejemplo, aumentando o disminuyendo su intensidad o su duración a lo largo de las vías del dolor desde la periferia hasta el sistema nervioso central y el cerebro. Una extensa biblioteca de artículos muestra cómo funciona esto en modelos de roedores, y se está prestando más atención a los modelos humanos.[22]

Es la mala gestión de esta escultura glial de las neuronas sensoriales lo que ahora pensamos que conduce al desarrollo del dolor crónico: una glía hiperactiva acelera el sistema del dolor hacia un círculo vicioso inflamatorio que provoca que los nervios generen una alarma de dolor perpetua. Si esto es cierto, dirigirse a la glía con fármacos para cambiar su comportamiento parece una solución lógica para tratar el dolor crónico, pero resulta que la glía es increíblemente versátil y camaleónica; puede eludir rápidamente un callejón sin salida en una vía del dolor para transmitir una señal de dolor utilizando otra vía. Desgraciadamente, no podemos cerrar la glía por completo porque es demasiado importante —y los analgésicos no ayudan, porque son fármacos que se dirigen a las neuronas transmisoras de impulsos nerviosos, no a la glía que se comunica en su propio idioma—. Confío en que futuras investigaciones desentrañen los complicados comportamientos de la glía para que podamos encontrar nuevos enfoques en el tratamiento del dolor crónico.

También hay nuevos indicios de que las células gliales ayudan a controlar el comportamiento animal en general. ¿Te has preguntado alguna vez cómo sabes que debes dejar de realizar una tarea porque seguir intentándolo es un despilfarro de energía? Cuando un comportamiento no produce el resultado deseado, tras varios intentos, los animales dejan de realizarlo, algo que se puede calcular —y ahorrar energía, aunque mi corazonada es que los humanos, tan testarudos, pasan más tiempo intentándolo—.[23] ¿Cómo identifica el cerebro los fallos de comportamiento y levanta la bandera de «ya está bien, tienes que dejarlo»? La investigación sobre el sistema glial ha descubierto que puede ser el verdadero mensajero en este caso, ya que integra la información de determinadas neuronas para forzar el dejar de hacer algo.[24] Por ejemplo, cuando los peces cebra se rinden en la realización de una tarea imposible y agotadora —que afecta a su vista y sus habilidades motoras—, su glía integra la información de determinadas neuronas para que se apriete el botón de «parada».

Aunque la glía está acaparando el centro de atención en la investigación sobre el dolor, sin duda forma parte de una larga lista de actores en la historia de Poena. Otras investigaciones muestran que nuestras células inmunitarias y nuestras mitocondrias —las centrales eléctricas de nuestras células, que se originaron en bacterias hace más de mil millones de años— merecen mayor atención. Entre la glía y otras fuerzas relacionadas con el dolor, hay mucho que desentrañar en el reino del dolor. Una vez que podamos arrojar más luz sobre sus secretos, tal vez podamos ajustar nuestro *set-point* individual para el dolor.

Teoría del set-point del dolor

En los ámbitos donde se trata la pérdida de peso se habla con frecuencia de la teoría del *set-point* (o punto fijo). Dice así: Cada uno de nosotros tiene un *set-point* intrínseco de peso ideal, lo que significa que existe un método de control biológico que regula activamente el peso para que mantengamos uno predeterminado. El cuerpo prefiere mantenerse dentro de un cierto rango de peso, y hará todo lo posible para permanecer en ese rango, pero hay algunos límites. Si ese punto de referencia se desregula debido a una sobrealimentación o a una falta de alimentación prolongadas —y a menudo extremas—, los resultados de aumento o pérdida de peso son evidentes, y en ocasiones graves. Esto puede crear potencialmente un nuevo *set-point*. Del mismo modo, cada uno de nosotros tiene una tolerancia básica al dolor. Dentro de un cierto margen, podemos soportar el dolor. El cuerpo también puede hacer frente a las fluctuaciones diarias, siempre que el dolor se mantenga dentro de ese margen. Por «soportar» quiero decir que podemos tolerar cierto dolor sin que interfiera en nuestra vida. El rango varía enormemente de una persona a otra en función de diversos factores, desde la biología y la genética subyacente hasta los episodios previos de dolor y las percepciones arraigadas derivadas de las emociones y los estados mentales. (Por otra parte, un porcentaje significativo de nuestra capacidad para experimentar la felicidad es genético: nacemos con ella. Esto podría implicar que cada uno de nosotros tiene cierto nivel de felicidad por defecto, al que tendemos a volver con el tiempo, salvo si nos suceden acontecimientos importantes que cambien las cosas drásticamente. Los *set-points* o puntos fijos de la felicidad deben combinarse con los *set-points* del dolor para calcular nuestra experiencia general de dolor).[25]

Todos conocemos a personas que tienen una gran tolerancia al dolor, algunos que buscan la adversidad y las experiencias dolorosas, como participar en pruebas de resistencia, consumir alimentos exageradamente picantes o incluso quienes se inclinan por practicar actividades sexuales dolorosas. Los experimentos que se remontan a principios de la década de 1980 demuestran que nuestra tendencia a seguir la línea que hay entre el dolor y el placer tiene que ver con la búsqueda de emociones; disfrutamos asumiendo riesgos limitados siempre que no nos causen daños irreversibles ni un dolor intolerable. Quizá forme parte de nuestras herramientas de supervivencia. Pero ¿qué ocurre cuando se desdibujan los límites de esos riesgos? ¿Qué ocurre cuando tu *set-point* para el dolor se reconfigura para lo peor? ¿Puedes cambiarlo para que vuelva a un rango más tolerable? Cuando se está tratando un dolor crónico, ninguna técnica garantiza un alivio completo, pero hay soluciones.

Aparte de recurrir a la medicina para el dolor —o a la cirugía, o a tratamientos alternativos mente-cuerpo, como la acupuntura y la biorretroalimentación, o a terapias novedosas como la estimulación cerebral profunda—, sugiero que un planteamiento radical se añada a cualquier catálogo para el tratamiento del dolor: trabaja tu personalidad, y eso incluye ocuparte de tu entorno y tu sociabilidad. Prescribo esta idea un tanto extraña tras seguir las pistas de cerdos domésticos y ardillas felices, además de unos cuantos albatros estresados que van —o vuelan— en busca del divorcio. Ya hemos hablado de la importancia de tu entorno en el contexto del crecimiento, el desarrollo y la fertilidad, pero esta otra perspectiva muestra hasta qué punto la influencia de nuestro entorno puede ser clave en la experiencia del dolor, mirándolo desde nuestra personalidad.

Cerdos positivos, ardillas audaces y albatros infieles

El 12 de julio de 1998, Francia derrotó a Brasil en la final de la Copa Mundial de Fútbol, consiguiendo su primera victoria mundialista. Este acontecimiento, que siguieron por los medios de comunicación veintiséis millones de entusiastas seguidores (el 40% de la población del país), brindó a los científicos franceses la oportunidad de plantearse la siguiente pregunta: ¿Puede un acontecimiento deportivo excepcional y positivo reducir el número de muertes por infarto de miocardio? Se podría pensar que el estrés emocional que desencadena la hipertensión arterial, más el consumo de alcohol que se da en tales ocasiones, aumentaría la incidencia de infartos mortales. ¿Pero qué hay de los efectos diametralmente opuestos causados por el fervor, la esperanza y la euforia colectiva provocados por la victoria? Aquellas circunstancias motivaron a los investigadores a echar un vistazo a los recuentos de muertes y hacer algunos cálculos. Contaron el número de muertes por todas las causas en junio y julio de 1997 y 1998, y publicaron sus sorprendentes conclusiones en el número de mayo de 2003 de *Heart*.[26]

Descubrieron que el número de muertes en general —por todas las causas— permaneció igual durante los cinco días anteriores y posteriores a la final del Mundial de Fútbol, tanto entre hombres como entre mujeres. Pero, cuando examinaron el número de muertes por infarto de miocardio, detectaron una diferencia significativa. Se registró una media de treinta y tres muertes por infarto de miocardio entre los hombres en cada uno de los cinco días anteriores y posteriores a la final, pero solo se produjeron veintitrés muertes por infarto de miocardio el día de la final, cuando Francia venció a Brasil. Se documentó una tendencia similar entre las mujeres: antes y después de la final, veintiocho mujeres murieron de infarto, pero el mismo día solo dieciocho sufrieron un infarto mortal. Además, el número de infartos mortales también descendió a veintitrés entre los hombres dos días después, el día de la Fiesta Nacional de Francia, que conmemora la Toma de la Bastilla. No se documentaron tales diferencias el año anterior. Los autores del estudio sugirieron que la combinación de una menor actividad física y la satisfacción por la victoria nacional tuvo un efecto tranquilizador que, en última instancia, redujo el riesgo de problemas cardíacos —efecto que luego se trasladó al día festivo—. También señalaron que un estudio anterior demostró que en las salas de urgencias británicas hubo menos pacientes cuando en 1996 se celebró la Eurocopa en Inglaterra, y que hubo menos admisiones psiquiátricas de urgencia en Escocia durante la fase final de la Copa del Mundo. Un resumen de este sorprendente hallazgo detallado en WebMD concluía: «La música tiene encantos para calmar el pecho salvaje (famosa frase de la obra de William Congreve de 1697 *La novia enlutada*), pero hace falta una gran victoria para calmar el corazón de un aficionado al deporte».[27]

Si el optimismo puede protegernos ante resultados de salud adversos, ¿el pesimismo desencadena efectos adversos? El primer estudio digno de mención que desentrañó el rompecabezas optimismo-pesimismo durante un largo período de tiempo se inició en la década de 1960, cuando un equipo de médicos de la Clínica Mayo evaluó a 723 voluntarios a lo largo de treinta años.[28] Después de haber realizado las evaluaciones médicas y de clasificar a cada individuo como optimista, pesimista o mixto, a partir de un test psicológico, treinta años después revisaron cómo estaban los participantes. ¿Quién tenía más probabilidades de haber muerto? Los pesimistas. Por cada aumento de diez puntos de pesimismo en su test de optimismo-pesimismo, la tasa de mortalidad aumentó la friolera de un 19%. Otra forma de interpretarlo es que los optimistas vivieron de media un 19% más que los pesimistas, lo que para las personas que llegaron a los ochenta años supuso seis años más de vida.[29]

Curiosamente, la mayoría de las personas se clasificaron como mixtas en cuanto a su perfil de optimismo-pesimismo, algo que probablemente refleja a la población general. Pero aún más interesante es el hecho de que menos personas se etiquetaron como puramente optimistas en comparación con las pesimistas (124 se clasificaron como optimistas, 518 como mixtas y 197 como pesimistas). Por tanto, es posible que los que nos calificamos como mixtos también seamos bastante pesimistas. Una leyenda urbana dice que no cabe la menor duda de que al día tenemos más pensamientos negativos que positivos, aunque no es tan fácil demostrarlo.

En otro estudio que también se inició a mediados de los años sesenta, los investigadores analizaron a 6.959 estudiantes, que realizaron un exhaustivo test de personalidad al ingresar en la Universidad de Carolina del Norte. Durante los cuarenta años siguientes, 476 de ellos murieron por diversas causas, siendo el cáncer la más común. En general, el pesimismo se pagó muy caro; los individuos más pesimistas tuvieron una tasa de mortalidad un 42% superior a la de los más optimistas.[30] Los mecanismos por los que el optimismo aumenta la longevidad son múltiples, desde los efectos biológicos de la reducción del estrés hasta el hecho de que una buena perspectiva vital motiva a las personas a participar en actividades que promueven la salud y a tener más interacciones sociales —a la gente les agrada estar cerca de ellos—.

En las últimas décadas, se han realizado muchos estudios sobre los efectos favorables que una mentalidad optimista tiene en la salud. Se ha investigado mucho sobre la relación entre un alto nivel de optimismo y la buena salud, que se describe bien en el trabajo de investigación de Goodin y Bull titulado apropiadamente «Optimism and the Experience of Pain: Benefits of Seeing the Glass as Half Full» (en español, «Optimismo y experiencia del dolor: beneficios de ver el vaso medio lleno»). Los autores afirman que el optimismo «está relacionado tanto con una mejor recuperación fisiológica como con la adaptación psicosocial a la cirugía de baipás de las arterias coronarias, al trasplante de médula ósea, a la depresión posparto, a la lesión cerebral traumática, al alzhéimer, al cáncer de pulmón, al cáncer de mama y a la fecundación *in vitro* fallida».[31] Investigaciones más recientes demuestran que los altos niveles de esperanza tienen que ver con niveles más bajos de dolor, de angustia psicológica y de discapacidad funcional en pacientes con enfermedades crónicas.[32]

Me doy cuenta de estas asociaciones a diario cuando veo a los pacientes, por lo que mi forma de actuar como médico consiste en ser optimista. No quiero dar falsas esperanzas, pero creo que una de las principales funciones de un médico es educar a los pacientes sobre las posibilidades de tratar sus enfermedades, tanto las que tienen ahora como las que pueden tener en un futuro próximo. Sé que, como paciente, es desmoralizador sentirse fuera de control, pero si me aseguro de que los pacientes entienden qué les está pasando, espero, por lo menos, reducir algo su estrés e, incluso, conseguir mejores resultados gracias a su nuevo optimismo.

Es importante señalar que la aceptación del dolor no consiste en rendirse, sino en replantearse el dolor y contextualizarlo como una parte más de la vida y —este es el elemento clave— en aprender a vivir de la mejor manera posible a pesar de él. Un estudio de 2011 publicado en el *Journal of Pain* señalaba que esto implica «aceptar lo que no se puede cambiar, reducir los intentos infructuosos de eliminar el dolor y realizar actividades beneficiosas a pesar del dolor». Los estudios han demostrado que las personas con altos niveles de aceptación del dolor presentan niveles significativamente más bajos de dolor y de discapacidad relacionada con el dolor».[33] La parte más difícil es, por supuesto, el proceso de aprendizaje. ¿Cómo aprendes a ser más optimista si no ves el vaso medio lleno de forma natural? Médicos e investigadores están desarrollando programas para entrenar el optimismo, para cambiar las expectativas de negativas a positivas. Estos programas suelen incluir técnicas de pensamiento que requieren visualizar un futuro imaginario en el que todo ha salido de la forma más óptima posible.

Esto lo puedes hacer fácilmente por tu cuenta, para ello no hace falta un cursillo: dedicando tiempo a imaginar que las cosas te salen bien y escribiendo (en un diario) tus deseos y cómo te sientes cuando los logras. Sé realista, pero déjate llevar; sé también detallista, pero deja opciones abiertas. Si surgen problemas o pensamientos ansiosos, escribe cómo puedes resolverlos o superarlos. También puedes incorporar este tipo de procesamiento mental en la meditación o en un ejercicio de visualización guiada, o simplemente dedicando unos minutos a respirar profundamente, dejando que en tu mente solo entren pensamientos positivos. Y, si los pensamientos negativos te invaden, intenta distanciarte, como si no fueran contigo y simplemente pasaran de largo. Uno de los peores enemigos del optimismo es el catastrofismo, que consiste en pensar que ocurrirá lo peor y aumentar la gravedad de una situación, lo que conduce a pensamientos irracionales y a una distorsión de la realidad. El catastrofismo no solo empeora el dolor, sino que hace que persista durante más tiempo. Y las personas que tienden a ser catastrofistas por costumbre son mucho más propensas al dolor crónico.

Esto no quiere decir que la pena y el desánimo no tengan sentido. El optimismo forzado puede ser contraproducente cuando hay demasiado falso positivismo, lo que conduce al negacionismo y a ocultar emociones más oscuras que es necesario procesarlas. No te pido que finjas una sonrisa cuando estás sintiendo un dolor real, pero hay cosas que puedes hacer para cultivar una sonrisa auténtica a pesar del dolor. Y no pasa nada por ser optimista y, a veces, estar de mal humor o irritable. Tu estado de ánimo y tu visión general de la vida no son mutuamente excluyentes, pero ambos aspectos interactúan para determinar tu personalidad general y tu enfoque de la vida en respuesta a acontecimientos positivos o negativos.

Es interesante estudiar a los cerdos (*Sus scrofa domesticus*) y compararlos con los humanos. Los cerdos forman parte de una creciente lista de sujetos de investigación en el relativamente joven campo científico de la personalidad animal. Los cerdos comparten una serie de capacidades cognitivas con los humanos, como la autoconciencia, la experimentación de emociones y la capacidad de jugar.[34] Los estudios sobre el cerdo doméstico nos dicen que el estado de ánimo y la personalidad interactúan para influir en el pensamiento, en cómo entran en juego nuestros prejuicios dentro de nuestro entorno y en la toma de decisiones. Y ahí reside una palabra clave: *entorno*. Resulta que nuestro entorno puede ensalzar o debilitar nuestro estado de ánimo, y el de los cerdos.

En los cerdos, la personalidad suele medirse observando cómo se desenvuelven los animales en distintas circunstancias. No son iguales los cerdos considerados proactivos, caracterizados por un comportamiento más activo y constante, que los reactivos, que se comportan de forma más pasiva y errática. En estudios sobre humanos, la proactividad y la reactividad se han relacionado con la extraversión y el neuroticismo, respectivamente, siendo más optimistas los extrovertidos y más pesimistas los que tienen tendencias neuróticas. En un estudio especialmente esclarecedor realizado en 2016 por un grupo de investigadores del Reino Unido especializados en el comportamiento y el bienestar animal, se colocó a una camada de cerdos, que incluía cerdos proactivos y reactivos, en uno de los dos entornos que se sabe que afectan a su estado de ánimo.[35] Uno de los entornos, diseñado para ser más ameno, era más cómodo, lúdico y espacioso que el otro. Tenía un par de metros cuadrados más por cerdo y se le había añadido paja, con la que a los cerdos les encanta jugar y utilizar como cama. Desde hace tiempo, diversas investigaciones han demostrado que el poner bastante paja en una pocilga mejora el bienestar de los cerdos.

Para realizar el experimento, se adiestró a los cerdos para que asociaran dos cuencos distintos con resultados diferentes. Un cuenco

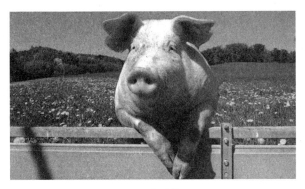

Un cerdo feliz.

contenía golosinas, que representaban un resultado positivo, y el otro, lleno de granos de café, propiciaba un resultado negativo. A continuación, los investigadores introdujeron un tercer cuenco que sería la prueba de fuego para identificar el grado de optimismo o pesimismo de cada cerdo. Los investigadores observaron si los cerdos se acercaban a este cuenco esperando más dulces —y, por tanto, otro resultado positivo— y si eran optimistas. Resultó que los cerdos proactivos eran más propensos a responder de forma optimista independientemente de ello, pero el optimismo de los cerdos reactivos dependía de su estado de ánimo. Los cerdos reactivos que vivían en un entorno más acogedor eran mucho más optimistas respecto al cuenco que contenía algo desconocido en su interior. Los cerdos que vivían en un entorno más pequeño y estéril actuaban con pesimismo. El experimento también reveló lo que los investigadores suponían desde el principio: los humanos no somos los únicos que combinamos rasgos de personalidad a largo plazo, como la tendencia ser desagradables o, por el contrario, simpáticos, con cambios de humor a corto plazo a la hora de emitir juicios. Nuestras personalidades influyen en nuestras decisiones, y nuestros estados de ánimo pueden estar muy marcados por nuestro entorno, lo que significa que tenemos cierto control sobre la protección de nuestros estados de ánimo preferidos.[36]

Si quieres inclinar la balanza a favor de tener esperanza y cosechar beneficios para tu salud, presta atención a tu vivienda, a con qué —y, sobre todo, con quién— te rodeas y a dónde pasas tu tiempo libre —viendo la tele solo en el salón o dando un paseo con un amigo—. Este consejo puede sonar obvio o demasiado trillado, pero hasta hace poco la ciencia no ha profundizado realmente en el significado del fenómeno «personalidad-estado de ánimo-resultado».

Otros científicos han registrado hallazgos en ardillas que señalan una vez más que la personalidad importa. Un estudio que duró tres años publicado en 2021 y realizado por un equipo de investigadores de la Universidad de California en Davis y del Rocky Mountain Biological Laboratory es el primero en documentar la personalidad de las ardillas de manto dorado, que son comunes en el oeste de Estados Unidos y en algunas zonas de Canadá.[37] Los investigadores registraron cuatro rasgos principales: audacia, agresividad, nivel de actividad y sociabilidad.[38] Observaron que las ardillas más audaces y sociables tienen ventaja sobre sus congéneres más tímidas; las gregarias se mueven más deprisa, utilizan más espacio y lugares para posarse y tienen más acceso a los recursos. Estos efectos favorecen en última instancia la supervivencia de las ardillas sociales. Vale la pena ser sociable, y quizá algo atrevido.

Aunque el dolor y su tratamiento en el ámbito de la personalidad no formaban parte de este estudio, podemos extraer algunas conclusiones. Hay muchas cosas que cada uno de nosotros puede controlar; y otras muchas, como la salud, en las que solo tenemos un control parcial, por lo que debemos utilizar lo que tenemos en nuestras manos para inclinar la balanza a nuestro favor. Esto significa examinar detenidamente nuestro estilo de vida, porque si trabajamos en las cosas en las que sí podemos intervenir —nuestro estado de ánimo, nuestro entorno, con quién nos asociamos, dónde elegimos pasar el tiempo—, mejorarán otros aspectos, como el dolor y nuestros sentimientos. Quizá esto no aliviará todos nuestros síntomas, pero influirá mucho.

Nuevas investigaciones sobre personas con trastornos de la personalidad, como el narcisismo y el trastorno límite de la personalidad, revelan que manifiestan niveles más elevados de dolor y que incluso pueden tener un mayor riesgo de deterioro cognitivo (y demencias, como el alzhéimer).[39] Estas investigaciones también ponen de relieve el poder de la personalidad. En concreto, una investigación muestra que las personas organizadas, responsables, orientadas a objetivos, gregarias y con altos niveles de autodisciplina («concienciación») pueden tener menos probabilidades de desarrollar deterioro cognitivo que las malhumoradas o emocionalmente inestables («neuróticas»). Mi corazonada es que la investigación sobre el dolor y la personalidad, así como sobre la cognición y la personalidad, se solaparán cada vez más. Nuestras pautas de pensamiento y comportamiento —nuestros rasgos de personalidad— van de la mano de cómo percibimos el dolor y de cómo funciona nuestro cerebro en general.

Aparte de trabajar tu personalidad a través de tu entorno, también sirve de ayuda el ser consciente de pensamientos propios. Esto remite a lo que he mencionado sobre el catastrofismo. Los ciclos de negatividad pronunciarán y prolongarán el dolor. Mira a ver si, cuando tus pensamientos se vuelvan negativos, puedes hacer una pausa, tomar nota y empezar a replanteártelos diciendo, por ejemplo: «Vale, de acuerdo, sé que tengo dolor. Pero, aun así, puedo salir a dar un paseo y escuchar un podcast estupendo», o «aunque hoy tenga dolor, estoy empezando a aprender nuevas formas de moverme que me ayudarán a mejorar». Empieza poco a poco. Reducir sutilmente la negatividad te ayudará mucho no solo a controlar el dolor, sino también a disipar el miedo y la ansiedad que a menudo acompañan y agravan el dolor.

Añadiré una idea más que no es válida para todo el mundo, pero que has de tener en cuenta: cuando te ataque el dolor, prueba a decir palabrotas. Los científicos han estudiado el poder de pronunciar una palabrota para inducir una analgesia relacionada con el estrés.[40] Algunos lo han calificado como el analgésico más rápido de todos. Aún se desconoce cómo funciona, pero abundan las teorías, desde que decir palabrotas remueve nuestras emociones y, al hacerlo, puede desencadenar una respuesta calmante del sistema nervioso autónomo,

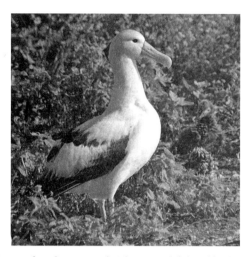

Un albatros de cola corta en la isla oriental del atolón de Midway.

hasta que decir palabrotas nos distrae porque es gracioso. La palabrota por excelencia en inglés que empieza por «F» está clasificada
en el 1% de las palabras más graciosas. En un estudio, científicos de
la Universidad de Keele y de la Universidad de Oxford, en el Reino
Unido, se inventaron palabrotas —«twizpipe» y «fouch», algo así
como «zumbiñuelo» y «tronchimoco»— y las compararon con las clá-
sicas. No se produjeron cambios en el umbral del dolor ni en ninguno
de los correlatos biológicos del dolor con las palabras inventadas, pero
el uso de palabrotas reales aumentó el umbral del dolor y la tolerancia
al dolor en más de un 30%.[41]

Y ahora, los albatros. Estos grandes aviadores marinos tienen algo
en común con nosotros en lo que la mayoría de la gente no piensa: son
animales socialmente monógamos por naturaleza, al igual que más del
90% de las otras aves. Los albatros eligen a una pareja para aparearse
y están con ella generalmente de por vida, pero el divorcio no está
descartado cuando las cosas se ponen difíciles. En un estudio publicado en 2021, que surgió tras analizar los datos de más de quince mil
parejas reproductoras de albatros ceja negra durante quince años en
las islas Malvinas, biólogos conservacionistas de Portugal constataron

algo peculiar: durante los periodos estresantes, sobre todo los años en que el clima fue inusualmente más cálido, aumentaron las tasas de divorcio.[42] Aunque se sabe que los albatros se desacoplan o separan de sus parejas en busca de otras mejores cuando no consiguen reproducirse, este estudio descubrió que las malas parejas no eran la única razón para divorciarse. Las tasas de divorcio de los albatros eran más elevadas en los años en que la temperatura del mar era más alta, *aunque las parejas se hubieran reproducido con éxito ese año.*

La tasa anual de separación de albatros suele ser del 1% al 3%, pero recientemente aumentó aproximadamente un 8%, y es muy probable que esto se deba al aumento de la temperatura de los océanos. Al subir la temperatura de la superficie del mar, algo que afecta negativamente a las fuentes de alimento de estas aves que vuelan en busca de comida, sus calendarios de cría se vieron alterados porque tuvieron que viajar más lejos en busca de alimento antes de regresar a sus lugares de cría habituales. Resulta que los calendarios de cría desincronizados son estresantes para las parejas.

Este es otro ejemplo de cómo el entorno influye en nuestras decisiones, incluso en nuestra capacidad para mantener la fidelidad. Los autores del estudio propusieron una teoría provocadora, la «hipótesis de culpabilización de la pareja». Francesco Ventura, coautor del estudio en la Universidad de Lisboa, declaró a *The Guardian*: «Proponemos la hipótesis de culpabilización de la pareja, según la cual una hembra estresada puede sentir estrés fisiológico y atribuir estos niveles de estrés más elevados a un mal rendimiento del macho», y luego abandonarlo.[43] La hembra confunde el estrés causado por las condiciones ambientales con algún fallo de su pareja. (Entre los albatros, las hembras primero piden el divorcio y declaran su soltería, presentándose el año siguiente a la época de cría con otros machos, y los ex ni siquiera se pelean por ello).

Podemos aprender mucho estudiando a estos amigos emplumados porque, cuando las cosas se ponen difíciles, nuestra tendencia como humanos es culpar al otro: a nuestra pareja, a nuestro espacio de trabajo o al gobierno. Da un paso atrás y, con tu capacidad de razonamiento como persona, examina la situación en su conjunto, muchas veces verás las cosas de otra manera. Tengo una estrategia personal que intento seguir (aunque no siempre lo consigo): no responder nunca el mismo día a una situación estresante. Dejo que pase la noche y reflexiono sobre el panorama general. Muchas veces, mi respuesta del día siguiente es diferente de la que habría sido mi respuesta inmediata y reflexiva.

Los albatros se cuentan entre las aves más longevas. El ave salvaje más vieja conocida del mundo es una hembra de albatros de Laysan llamada Wisdom, que sigue poniendo huevos con una pareja que tiene desde al menos 2012 —si no desde mucho antes—. Tiene setenta años y ha volado millones de kilómetros, pero cada año vuelve a su nido en el atolón de Midway, la mayor colonia de albatros del mundo, situada a unas mil quinientas millas al noroeste del archipiélago de Hawai.[44] Seguro que ella tiene trucos para conseguir que una relación de pareja sea duradera. Si pudiera comunicarme con Wisdom —por cierto, un nombre muy apropiado—, le preguntaría por los secretos del cortejo, la unión y las relaciones duraderas. Pero tenemos otra especie a la que acudir en busca de esas píldoras de sabiduría. Y, aunque sea un animal del que nunca hayas oído hablar, enseguida te enamorarás de los topillos, igual que ellos se enamoran entre sí.

Sinopsis

El dolor es como el juego de la oca: tienes días buenos y días malos, pero con suerte te mantienes en un rango concreto. Para cambiar tu *set-point*, sírvete del poder del altruismo, del pensamiento positivo y del optimismo, socializa y rodéate de un entorno que te haga sentir bien. Trabaja tus actitudes y tu personalidad, y busca ayuda o recurre a un terapeuta profesional cuando sea necesario, para encontrar soluciones a los problemas tanto emocionales como psicológicos, pues podrían ser factores que influyen en tu dolor físico. Una buena práctica es llevar un diario sobre el dolor y anotar tus experiencias y tus esperanzas de un futuro sin dolor. Por ejemplo, se ha demostrado que el hecho de visualizar un futuro en el que todo haya salido de la mejor manera posible aumenta el optimismo en cuanto a esperar resultados favorables. Mejor aún, se ha comprobado que este aumento del optimismo es independiente de los cambios en el estado de ánimo. En otras palabras, un día puedes estar de mal humor y, sin embargo, mantener un nivel saludable de optimismo. Y, cuando necesites algo que te quite todas las penas, prueba con la música. En palabras de Bob Marley: «Lo bueno de la música es que, cuando te golpea, no sientes dolor».

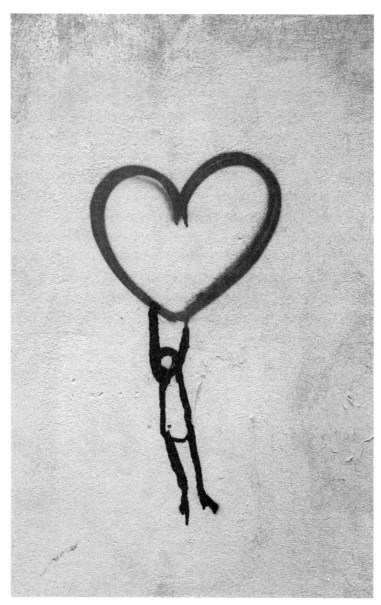

Arte callejero (graffiti) en Florencia, Italia.

12

Vínculos, sexo y la ley del amor

*Por qué nos necesitamos los unos a los otros —y a
la madre naturaleza— ahora y siempre*

> *Una palabra nos libera de todo el peso y el dolor de la vida: esa
> palabra es «amor».*
>
> SÓFOCLES

Ocho abrazos al día. Ocho. Eso es aproximadamente un abrazo por hora laboral. Si puedes comprometerte a ello, quizá vivas más y ames mejor.

Habla con desconocidos.

Sé amable, ten buen corazón y ayuda a los demás.

Acepta las rarezas de todos los que te rodean (también las tuyas).

Y sumérgete en la naturaleza siempre que puedas.

Ya está. Ya está. La condición *sine qua non* de la vida y la longevidad. Acabo de desvelar algunas de las principales lecciones de este último capítulo, que abarca lo que más ansiamos las personas: conexión, vínculos fuertes y enriquecedores con los demás, además de amor.

«Lloro todos los días», me dice Paul J. Zak. Añade que no hace falta mucho para que le salten las lágrimas: una película romántica, un anuncio emotivo, un momento entrañable con un ser querido.

No parece ser alguien de lágrima fácil. Zak es un hombre que impone, de mandíbula prominente y buen aspecto, con una cantidad de pelo envidiable para estar en la séptima década de su vida y con un aire de autoridad; de ojos azules, su agradable y curioso rostro descansa sobre sus anchos hombros, irradiando ese tipo de estoicismo que se ve en muy pocas personas. Zak podría interpretar fácilmente a un senador en alguna película épica sobre la antigua Roma (aunque ya tiene cierta fama en Hollywood: ha creado y puesto voz a algunas escenas científicas de películas, incluida la superproducción *The Amazing Spider-Man*). Pero, en cuanto empieza a hablar, enseguida percibes su lado sensible, que él admite que se va volviendo más tierno a medida que va envejeciendo. «Soy de los que dan abrazos», dice. «Y me he acostumbrado a ser mucho más afectuoso de lo que era en mi juventud» (también le preocupa menos llorar en público). Los medios de comunicación le han apodado Dr. Love.[1]

Zak es el director fundador del Center for Neuroeconomics Studies y profesor de economía, psicología y administración en la Claremont Graduate University del sur de California. Es uno de los pioneros en el campo emergente de la neuroeconomía, que estudia las raíces neurológicas y moleculares del modo en que los seres humanos toman decisiones en ámbitos económicos. Las dos últimas décadas se ha dedicado a investigar la neurociencia que subyace a nuestras relaciones sociales, nuestra felicidad y al trabajo en equipo eficaz en entornos empresariales. Su investigación, que le ha llevado del Pentágono a las salas de reuniones de *Fortune 500* y a las selvas tropicales de Papúa Nueva Guinea, descubre cómo las historias moldean nuestro cerebro, unen a extraños y nos llevan a ser más empáticos y generosos. Y su objetivo —casi obsesivo— es una molécula que todos producimos: la oxitocina. En su libro de 2012, *La molécula de la felicidad: el origen del amor, la confianza y la prosperidad*, Zak relata su insólito descubrimiento de la oxitocina como motor clave de la confianza, el amor y la moralidad; es decir, de las cosas que nos distinguen como humanos. Es la «hormona del abrazo», la sustancia química del cerebro que rezuma cuando nos sentimos cuidados como bebés; cuando de niños nuestros padres nos quieren y cuidan incondicionalmente; cuando hacemos buenos amigos; cuando crecemos y nos convertimos en personas de buen corazón, en adultos productivos; cuando deseamos tener una pareja romántica y conocer a nuestro compañero o compañera de vida; y, finalmente, cuando nos convertimos en padres.[2]

Esta molécula se encuentra en el centro de actividades trascendentales y afirmativas de la vida, como el parto, la lactancia, el vínculo social y el placer sexual —incluidos la excitación y el orgasmo—. Y, aunque tradicionalmente —y de forma estereotipada— se ha atribuido sobre todo a la biología de la mujer —especialmente en lo que se refiere al parto, la lactancia y el apego posparto a los hijos—, desempeña un papel vital en la experiencia de cada ser humano.[3] Las mujeres tienen un 30% más de oxitocina que los hombres, pero los hombres también poseen esta hormona y, mediante una serie de experimentos, Zak y sus colegas han ayudado a establecer el papel clave de la oxitocina en una miríada de comportamientos humanos, como la generosidad, la empatía y la confianza. No consta solo en estas revelaciones, pues un pequeño grupo de científicos de todo el mundo ha estado vinculando cada vez más la oxitocina con una serie de comportamientos humanos, así como con los de otros mamíferos.

La hormona se identificó en 1909, cuando Sir Henry H. Dale descubrió que un extracto de la hipófisis humana provocaba la contracción del útero de una gata preñada. Dale bautizó la sustancia con el nombre de *oxitocina*, que proviene del griego y significa «parto rápido». Ya en 1911 se registró que los médicos habían empezado a utilizar el extracto de la glándula pituitaria para estimular las contracciones uterinas, y la oxitocina sintética moderna (Pitocin) sigue utilizándose en todo el mundo para estimular las contracciones uterinas y promover el parto.[4] Pitocin, por ejemplo, puede administrarse por vía intravenosa para ayudar a desencadenar el parto en un embarazo dos semanas después de la fecha prevista o acelerarlo si la mujer rompe aguas sin que se produzca el parto. Posteriormente, Dale descubrió que la oxitocina también permite la liberación de leche materna en una madre lactante.* La hormona oxitocina contrae las células musculares lisas que rodean los conductos lácteos del pecho de la mujer para que la leche pase al pezón y el niño pueda mamar.

Zak señala que, cuando creemos que alguien confía en nosotros, instintivamente le correspondemos, y esto altera nuestro comportamiento porque la confianza permite aumentar las interacciones positivas con los demás. En última instancia, la oxitocina es, según Zak, «el "pegamento social" que une a familias, comunidades y sociedades, al tiempo que actúa como un "lubricante económico" que nos permite participar en todo tipo de transacciones».[5] Como la ha descrito otro científico, es el «lubricante del cerebro social».[6] La oxitocina se produce principalmente en el hipotálamo, donde se libera a la sangre a través de la hipófisis o a otras partes del cerebro y la médula espinal, donde se une a los receptores de oxitocina. Esta hormona es, en última instancia, lo que facilita los vínculos que establecemos con otras personas o con nuestras mascotas, nos ayuda a ser menos egoístas e incluso nos anima a pensar y actuar en beneficio de un grupo social más amplio. Es una hormona polifacética, a la que ahora se le reconocen diversas funciones en el organismo, desde la función social y sexual hasta la regulación del apetito y el peso corporal, la función inmunitaria y nerviosa y la masa ósea. Las investigaciones más recientes nos indican incluso que la molécula es indispensable para el mantenimiento y la reparación de los músculos sanos a medida que envejecemos. Puede ser la clave para que los músculos funcionen como nuevos, mejorando su regeneración al potenciar la proliferación de células madre musculares envejecidas.[7] También se ha demostrado que previene la osteoporosis. De hecho, la oxitocina podría convertirse en un fármaco antienvejecimiento que las personas mayores utilizarían

---

*Dale también pasó a la historia por ayudar a descubrir la transmisión química de los impulsos nerviosos mediante la acción de la acetilcolina. En 1936 compartió el Premio Nobel de Fisiología y Medicina con el farmacólogo alemán Otto Loewi por sus descubrimientos.

en forma de aerosol nasal para ejercer efectos positivos sobre algunos de los síntomas del envejecimiento. Según un estudio dermatológico reciente, por ejemplo, las personas con niveles elevados de oxitocina tenían puntuaciones de edad cutánea significativamente más bajas de lo esperado —es decir, una piel de aspecto más joven—, incluso entre personas con un largo historial de exposición al sol.

Por desgracia, no es fácil medir los niveles de oxitocina directamente, sobre todo cuando se trata de la oxitocina en el cerebro. En la mayoría de los estudios, los científicos recogen muestras de otros fluidos, como la sangre, la orina y la saliva, para que sirvan como sustitutos de la actividad de la oxitocina en el cerebro. Pero esto dista mucho de ser una ciencia exacta, y los debates se ciernen sobre cómo cuantificar y calificar los niveles de oxitocina en un organismo determinado. Sin embargo, estoy seguro de que el gran interés por estudiar los amplios efectos de la oxitocina en la salud humana conducirá a mejores métodos para medir y determinar el papel de esta hormona en nuestras vidas.

Decir que Paul Zak se ha dedicado a difundir el amor por esta hormona tan importante es quedarse corto. Desde su punto de vista, la oxitocina es la «molécula moral» que está detrás de toda virtud humana y que nos mantiene unidos como sociedad. La moralidad es exclusivamente humana, pero la oxitocina no. Como he insinuado, está en todos los mamíferos y forma parte de un antiguo grupo de sustancias químicas que se encuentran en todo el reino animal. Los pulpos tienen su propia versión bioquímica que funciona con su fisiología, al igual que las aves, los reptiles y los peces. Pero en nosotros la oxitocina cumple unos propósitos particulares y ha ido bañando nuestros cerebros a un ritmo mayor desde hace unos doscientos mil años, cuando una mutación confirió mayor producción de esta. Fue más o menos cuando nuestra especie salió de África y, para entonces, nuestros cerebros habían evolucionado y crecido hasta convertirse en órganos grandes y complejos. Quizá el hecho de contar con más oxitocina nos ayudó a conquistar el planeta y a formar sociedades complejas, ya que nos allanó el camino para forjar el tipo de vínculos sociales que necesitábamos para sobrevivir y «civilizarnos».

Desgraciadamente, no podemos forzar su liberación del cerebro para disfrutar de sus efectos positivos y afectivos como queramos. Tenemos que dar para recibir, por así decirlo. La oxitocina es un don que tienes que otorgar a otra persona o, más concretamente, que tienes que despertar en el otro; es prácticamente imposible conseguirla por cuenta propia. Y, a medida que envejecemos, nuestra producción de oxitocina puede disminuir si no somos proactivos a la hora de provocar su liberación para beneficiarnos de sus efectos.

Quédate con esta idea mientras visitamos algunos laboratorios que han aprendido de los topillos cómo querer y cómo relacionarse con los demás. No somos los únicos animales que se unen y forman alianzas sociales monógamas que duran toda la vida. El 97% de los mamíferos no se emparejan para criar a sus hijos. Pero nosotros sí, y los topillos también. Estas pequeñas criaturas nos dan una idea de la notable influencia de la oxitocina en nuestras relaciones, en la conectividad interpersonal, que es tan significativa para la vida y la longevidad, y en nuestra capacidad de amar.

Los topillos simbolizan el amor

Un topillo podría ser una rata cruzada con un hámster o un topo, o quizá un nuevo tipo de ratón de campo con algunos genes de jerbo y topo. Estos pequeños roedores que caben en una palma de la mano son parientes de los ratones y están estrechamente emparentados con los leminos. Tienen un pelaje áspero de color marrón grisáceo, cola peluda y cabeza y orejas pequeñas. Aunque existen unas 155 especies de topillos, el topillo de la pradera atrae la atención de quienes estudian la ciencia de la monogamia porque son famosos por la naturaleza de sus vínculos; pueden darnos pistas de por qué tenemos el mismo impulso de cuidar a nuestra pareja, mimar a nuestros hijos, consolar a amigos y familiares maltratados y expresar empatía o llorar por nuestros muertos.

Los topillos viven en las praderas de Estados Unidos y Canadá, donde residen en pequeñas madrigueras con nidos hechos de hierba y hojas. Un puñado de ellos residen en los dominios de Larry Young en el Yerkes National Primate Research Center de Atlanta, que forma parte de la Universidad de Emory, donde Young es director del Center for Translational Social Neuroscience. En este lugar, Young, que también dirige la Division of Behavioral Neuroscience and Psychiatric Disorders del Yerkes Center, se centra en la evolución de los circuitos neuronales del cerebro que subyacen a las relaciones sociales. Su objetivo no solo es comprender las causas profundas —y los impulsos— de nuestros vínculos sociales, sino también traducir sus hallazgos en tratamientos para mejorar el comportamiento social de personas con trastornos psiquiátricos como el autismo, el trastorno de ansiedad social, el trastorno bipolar y la esquizofrenia. Los topillos son sus sujetos de estudio preferidos. En cuanto a sus relaciones de pareja, se asemejan notablemente a las personas, que se producen en gran medida gracias a la oxitocina. Al igual que nosotros, sus cerebros albergan receptores de esta hormona. La sensación química placentera resultante es mutua, lo que hace que se forme un vínculo.

La creación del vínculo es sencilla. El macho y la hembra se encuentran; el macho corteja a la hembra mediante señales químicas sexuales en su orina, que ella lame y la incitan a entrar en estro (celo), lo que significa que ella se vuelve sexualmente receptiva y activa al cabo de un día más o menos —las hembras de topillo no entran en la pubertad a una edad concreta; todo depende de la exposición a esta sustancia química—. Se aparean y, poco después, forjan un vínculo inquebrantable que dicta el destino de la pareja, porque desde ese momento prefieren permanecer juntos para siempre. Se abrazan y se acicalan mutuamente, compartiendo las tareas de crianza de hasta cuatro camadas al año. La *revista Smithsonian Magazine* describió experimentos de laboratorio en los que «una hembra de topillo de la pradera que recibe una inyección de oxitocina en el cerebro se acurruca más con su pareja y forma vínculos más fuertes».[8] Si uno de los miembros de la pareja muere, el que sobrevive rehúye de los demás topillos, como si estuviera de luto permanente.

Larry Young es otro científico que irradia entusiasmo por su trabajo cuando nos explica observaciones y descubrimientos que logra investigando a los animales.[9] Carismático y paternal, Young es alguien que deja constancia de sus raíces rurales, esas que le legaron el amor por la naturaleza. En su rostro redondo y angelical, destacan su cuidada barba y sus grandes ojos de color marrón. Creció en un pueblecito situado a un kilómetro y medio de Georgia por un camino de tierra y acabó licenciándose en bioquímica en la Universidad de Georgia antes de continuar con su doctorado en neurociencia en la Universidad de Texas en Austin. Admite que su interés por la química cerebral, y en particular por la ciencia de la conexión, puede deberse en parte a su propia experiencia: un matrimonio joven, hijos, divorcio, un nuevo matrimonio y más hijos. Dice que no sabía nada del ADN hasta que llegó a la universidad y se enamoró de la biología molecular.

La primera vez que vio el comportamiento de los topillos que marcaría el rumbo de su carrera fue durante una estancia de investigación de posgrado en un laboratorio de Texas, donde estudiaba a las lagartijas cola de látigo. No son lagartos normales, ya que pueden cambiar de género entre hembra y macho mediante fluctuaciones hormonales. Young descubrió que si les inyectaba ciertas hormonas relacionadas con el apareamiento también podía cambiar su comportamiento sexual. Y, cuando se trasladó al Yerkes Center, estudió más a fondo los fundamentos genéticos de este comportamiento. Como los topillos de campo, primos cercanos de los topillos de la pradera, no se aparean de por vida, Young quería responder a esta pregunta: ¿Podemos convertir al promiscuo topillo de campo en un fiel topillo de la pradera? Y, efectivamente, lo consiguió. Inyectando un gen de topillo de los prados que codifica un receptor de vasopresina en un virus, que actúa como transportador, y luego inyectando el virus en los centros de recompensa del cerebro de un topillo de campo joven y sexualmente ingenuo, transformó básicamente al topillo de campo en un topillo de la pradera ávido de vínculos.[10] (La vasopresina es otra hormona que se encuentra bajo el mismo paraguas que la oxitocina; favorece el vínculo de pareja en los machos). Young pensó que, si las hormonas responsables del comportamiento maternal en las hembras (oxitocina) y de la territorialidad en los machos (vasopresina) se liberaban durante el acto sexual, esas potentes hormonas aumentarían el vínculo entre el macho y la hembra.[11] Aunque la territorialidad no parezca estar relacionada con el vínculo, es una de las características para establecer esa conexión inexorable. La cantidad de tiempo que una pareja pasa en el mismo territorio es indicativa de la fuerza del vínculo entre la pareja, y parece que Young tenía razón.

La diferencia entre el desleal topillo de campo y el leal topillo de la pradera es que estos tienen los receptores de oxitocina y de vasopresina en zonas específicas de su cerebro, la zona responsable de la recompensa y la adicción, mientras que los topillos de campo no.[12] Este es un punto importante que hay que recordar: las zonas del cerebro que facilitan nuestra capacidad de conexión, vínculo y amor son los mismos núcleos asociados a la adicción a sustancias nocivas, como las drogas psicoactivas y el alcohol.* (Y si te preguntas si la oxitocina y el fármaco altamente adictivo OxyContin están relacionados, la respuesta es no: OxyContin es una forma de oxicodona de acción prolongada, y debe su nombre a la acción continua del fármaco para calmar el dolor). Eso sí, se trata de zonas primitivas del cerebro que durante mucho tiempo han influido en nuestro comportamiento para que sigamos reproduciéndonos y disfrutando de experiencias placenteras,

---

*Parece que no somos los únicos animales que disfrutan con el alcohol. Además de los murciélagos, los pájaros, las abejas y las musarañas, que se emborrachan con néctar fermentado de los árboles, a los topillos también les encanta el alcohol y pueden beber el equivalente a quince botellas de vino en un día. En un experimento realizado por Andre Walcott y Andrey Ryabinin, de la Universidad de Oregón, observaron los efectos del consumo de alcohol en las relaciones de los topillos de la pradera libres y descubrieron que experimentan problemas similares a los de los humanos cuando su pareja se excede: se separan. Según un estudio de 2003, el «consumo de alcohol o drogas» es el tercer motivo más frecuente de divorcio en Estados Unidos.

aunque algunas de esas experiencias pudieran ser dañinas. Tal fenómeno encaja con lo que hemos tratado antes: la línea que separa el placer del dolor es borrosa. Y un fuerte deseo de tener la misma pareja sexual y una adicción sexual genuina no están en los polos opuestos, pues comparten parte de la misma química subyacente.

Young subraya que entre los topillos no está observando necesariamente un amor similar al humano, sino más bien un vínculo especial que se parece al que experimentamos nosotros, especialmente en el contexto de la crianza de los hijos y de sentir el compromiso de cuidar y proteger a nuestra progenie. Sin embargo, cree que deberíamos vernos como parte de una progresión: desde un punto de vista químico, parece que el vínculo neuroquímico entre los topillos y los vínculos románticos que mantenemos en nuestras relaciones —en las que empleamos términos como *amor*— no distan tanto. También dice que los topillos pueden ser monógamos a efectos de la vida familiar, pero que las aventuras sexuales promiscuas no dejan de darse —la monogamia sexual es rara en la naturaleza—. Al igual que ocurre en las relaciones humanas, el emparejamiento de los topillos no impide lo que los investigadores llaman «infidelidad oportunista». Muchos machos se alejan de sus parejas principales para tener una relación con otra hembra cuando sienten una fuerte atracción sexual por ella, y pueden acabar engendrando crías fuera del nido familiar y criando accidentalmente a las crías de otros topillos si la hembra se aleja. Alrededor del 10 % de las crías de topillo son de un padre que no es la pareja principal de su madre.[13]

Y de forma similar a la experiencia de las citas entre humanos, algunos machos no acaban encontrando una pareja con la que emparejarse y reciben el nombre de «trotamundos» (las hembras de topillo no tienen la misma probabilidad de convertirse en «solteronas»). Un examen más detallado de estos solterones nos enseña algo todavía más intrigante, Young ha descubierto una diferencia genética entre ambos: el gen que codifica el receptor de la vasopresina es ligeramente distinto en los leales que en los trotamundos. Y se ha demostrado que los leales tienen más receptores de vasopresina en áreas específicas del cerebro.[14]

Esto plantea otra cuestión importante: ¿Nos ayuda a explicar disparidades humanas en quién es infiel o quién no? ¿Existe un gen de la fidelidad o, por el contrario, de la infidelidad? Esto se encuentra actualmente en debate, pero los estudios han demostrado que las variaciones en los genes que codifican los receptores de oxitocina y vasopresina pueden afectar al modo en que los individuos se comportan y establecen vínculos con los otros. Es más, los estudios también muestran que el adulterio de los machos que tienen crías fuera de una relación comprometida podría deberse a que han heredado variantes de otro gen que afecta a una parte del cerebro implicada en el recuerdo de imágenes y localización, lo que les hace más propensos a vagabundear y conocer a otras parejas potenciales.[15] En otras palabras, están genéticamente programados para tener mala memoria espacial, de modo que no recuerdan las localizaciones exactas de sus encuentros sociales establecidos, por lo que es más probable que deambulen fuera de sus propios territorios y se relacionen con otras hembras.

A esta historia se añade el hecho de que probablemente las primeras experiencias vitales de un topillo, como los traumas o el abandono, afectan a su futuro vínculo. Por ejemplo, los topillos de la pradera machos que han experimentado estrés en sus primeros días se acurrucan indistintamente tanto con su pareja como con otras hembras; no pueden comprometerse con un vínculo monógamo. La investigación ha demostrado que «las crías de topillo aisladas del lamido y acicalamiento de los padres —actividad importante para establecer vínculos que también estimula la producción de oxitocina— tienen problemas para comprometerse con futuras parejas, pero eso sucede si, además, los topillos aislados tienen una densidad relativamente baja de receptores de oxitocina en las áreas de recompensa del cerebro».[16] De nuevo, esto refleja algo que vemos en los humanos: los traumas en las primeras etapas de nuestra vida repercuten a la larga en la capacidad de una persona para conectar con los demás, confiar en los otros y establecer vínculos duraderos. La siguiente pregunta a la que responder es si podemos corregir estos efectos mediante dosis de oxitocina.

Ojalá un chorro de oxitocina pudiera curar un pasado traumático y proporcionarnos una mayor capacidad para interactuar con los demás, establecer vínculos y amar mejor.

Lo que sigue intrigando a los científicos es la devoción de la mayoría de los topillos macho por su progenie y por las madres de su progenie: a diferencia de la inmensa mayoría de los mamíferos macho, los topillos macho se quedan para compartir la crianza sus hijos, y las madres no aceptan un «no» por respuesta. La hembra tirará físicamente de su pareja por el pescuezo si no cumple con su parte. Lo más asombroso de todo, y que ya he mencionado antes, es que cuando muere un topillo la pareja establecida experimenta algo similar al duelo.[17]

Aquí es donde algunos de los ensayos han sido impresionantes.[18] ¿Qué le ocurre a un topillo que acaba de perder a su pareja si lo dejas caer en un cubo de agua? Parece una prueba horrible, pero es así como los investigadores observan el comportamiento de los topillos en circunstancias de estrés, y no les causa ningún daño —los investigadores se aseguran de rescatarlos antes de que corran peligro—. Ese topillo mojado flota pasivamente y no lucha tanto como lo haría un topillo que no haya perdido a su pareja. En otras palabras, el topillo que ha perdido a su pareja actúa como si estuviera deprimido, sin que le importe demasiado vivir o morir. ¿Es tal observación un signo de depresión? Young cree que el comportamiento es similar a la abstinencia de drogas: el topillo ha perdido su fuente de adicción, lo que provoca el «mal de amores». Profundizando en esta investigación, los científicos analizaron los cerebros de los animales que habían perdido a su pareja y encontraron niveles elevados del factor liberador de corticotropina (CRF), una de las hormonas del estrés que en los humanos se ha asociado con la depresión, a los problemas del sueño y a la ansiedad. A continuación, los científicos bloquearon los receptores del CRF en el cerebro y, sorprendentemente, los afligidos topillos lucharon vigorosamente en el agua, igual que los topillos que no habían perdido a su pareja. Como dijo Young en la revista *Smithsonian*: «Nos ayuda a comprender el neurocircuito que puede estar implicado en la depresión en general.[19] Actualmente, se están realizando estudios para buscar formas de utilizar fármacos dirigidos a la vía del CRF para tratar la ansiedad y la depresión».

Otro hallazgo sorprendente que hemos obtenido de los topillos es que muestran empatía. Hasta 2016, el grupo de Larry Young no había descubierto que los topillos de la pradera consuelan a sus amigos y familiares en apuros, lo que revela que los humanos y otros animales con cerebros grandes no son las únicas especies que se percatan de las carencias de los otros y los ayudan.[20] Esto ilustra otra importante lección y argumento a favor de la amistad: nos necesitamos unos a otros para superar los momentos difíciles de la vida. Young ha demostrado que los topillos no solo tocan y acicalan a sus parejas cuando están estresadas, sino también que el cuidador se puede estresar cuidando a su pareja angustiada. Esto lleva a los investigadores a pensar que la empatía es la que fomenta la actividad de consuelo. Y trabajos posteriores demostraron que esta actividad, similar a la nuestra, está controlada por la corteza cingulada anterior del cerebro. Young afirmó en un artículo de *Popular Science:* «Esto no significa que los animales experimenten la empatía del mismo modo que nosotros, pero el fundamento básico de la empatía y el consuelo puede estar presente en muchas más especies de lo que se pensaba». Es posible que algunos comportamientos que antes se consideraban exclusivamente humanos no lo sean; los animales sin capacidades cognitivas complejas equiparables a las nuestras pueden albergar el mismo comportamiento para sobrevivir. Y ni que decir tiene que, si la empatía es un mecanismo de supervivencia conservado por la evolución en muchas especies, haríamos bien en potenciar nuestros comportamientos empáticos, tanto con las personas a las que queremos como con nuestros conocidos.

También debo rendir homenaje a Tom Insel, cuyos primeros trabajos con topillos a finales de los ochenta y sus colaboraciones con Young en los noventa sentaron las bases para comprender la neurobiología de las relaciones sociales y los vínculos monógamos de pareja.[21] Insel, que en su día fue conocido como «el psiquiatra del país», tiene ahora

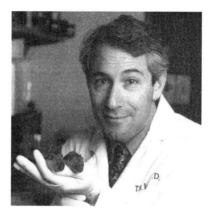

Tom Insel y sus topillos. Los primeros trabajos de Insel con estas simpáticas criaturas condujeron a profundos conocimientos sobre la hormona del amor y la confianza: la oxitocina.

unos setenta años, pero sigue siendo tan ambicioso como siempre, es el antiguo director National Institute of Mental Health (NIMH) y continúa con su misión para cambiar nuestra forma de abordar la salud mental. Su decepción por la falta de avances en nuestra crisis de salud mental es cruda y auténtica, pero Insel se mantiene eternamente optimista.

Antes de ocupar su puesto en el NIMH, en el que trabajó durante trece años, Insel fue el director fundador del Center for Behavioral Neuroscience de la Universidad Emory, donde ayudó a dirigir estudios revolucionarios sobre el comportamiento de los topillos junto con Young y otro científico, Zuoxin Wang, cuya carrera también se ha basado en el trabajo con topillos. Sus revelaciones se produjeron en un momento en el que el campo de la psiquiatría se encontraba en un punto de inflexión: necesitaba desesperadamente nuevas perspectivas con fundamentos biológicos del comportamiento y que estudiaran la interacción entre la biología y el entorno.

Cuando Insel se adentró por primera vez en el mundo de la neurobiología como joven becario del NIH a mediados de los años ochenta, los científicos no sabían tanto como ahora sobre la biología del apego. Recuerda con cariño el día en que Marianne Wamboldt, una investigadora posdoctoral, se incorporó a su laboratorio tras una baja por maternidad de seis meses después de su residencia en psiquiatría.

Pasado su primer día de vuelta al trabajo, donde le encargaron estudiar los llantos de las ratas que habían sido separadas de sus madres, se quedó sollozando, pues acababa de dejar atrás a su propio hijo. En aquel momento, Insel intentaba comprender la neurobiología de la ansiedad. Wamboldt protestó, declarando que ella ahora iba a estudiar el comportamiento materno.

«Pues no creo que haya mucha ciencia en ello», respondió Insel. Ahora se ríe avergonzado de su comentario.

«Dame una semana», le respondió ella, y volvió con una pila de información que se convirtió en el pilar principal del trabajo de Insel. Empezaron a investigar e Insel pronto se vio inmerso en la alquimia de la oxitocina en el comportamiento humano, y acabó formando equipo con Young y Wang para realizar experimentos que cambiaron los libros de texto de medicina y la forma en que apreciamos los lazos que mantenemos en las relaciones de amistad y familiares. «De adolescente era un topillo», bromea. Poco después de cumplir dieciocho años, Insel se casó con su mujer y, cuando nos sentamos a hablar, estaban a punto de celebrar sus bodas de oro. Sus propios hijos, ahora cuarentones, le enseñaron el poder que supone tener hijos en la psicología y la biología de cada uno. Ahora, con los hijos fuera del nido, Insel disfruta de las dosis diarias de oxitocina que le emiten su mujer y su perro Teddy.

El concepto de recibir una dosis diaria de oxitocina tiene aplicaciones en la práctica. Un caso concreto es el de los científicos de la Universidad de Minnesota que realizaron un notable experimento para propiciar los esfuerzos de conservación: administraron oxitocina a los leones de una reserva natural de Dinokeng, en Sudáfrica.[22] Estos leones son animales increíblemente sociables, pero pueden ser ferozmente agresivos con otros leones que no pertenezcan a su círculo social o familiar, hasta el punto de llegar a matarlos. Cuando los investigadores les introdujeron oxitocina por la nariz en ese estudio pionero, convirtieron a un grupo de veintitrés leones cautivos en versiones más afables de sí mismos, comportándose más amablemente con los extraños de su propia especie.

Debería matizar el entusiasmo en torno a la oxitocina con una advertencia: aún no hemos llegado al punto de poder recetar libremente la molécula igual como podemos hacerlo con otros fármacos para tratar un síntoma o un problema biológico en los seres humanos. El contexto parece importar cuando se trata de los beneficios de la oxitocina. Sí, está vinculada a resultados positivos, como el aumento de la confianza, el vínculo social e incluso la tendencia a actuar más comprensivamente; pero, como la mayoría de las hormonas, puede tener consecuencias no deseadas. Algunos estudios sugieren que puede tener un lado oscuro, disminuyendo la confianza y la sociabilidad a determinadas personas, según el contexto.[23] Por ejemplo, las mujeres cuyas relaciones están en peligro pueden albergar altos niveles de esta hormona. Y nuevas investigaciones demuestran que esta hormona puede reforzar los malos recuerdos y provocar un aumento del miedo y la ansiedad en futuras situaciones estresantes.[24]

Está claro que la oxitocina es una hormona complicada, enredada con nuestras emociones cada vez más complejas, que requiere más investigación para encontrar soluciones médicas. El trabajo de personas como Larry Young algún día puede ayudarnos a abordar graves trastornos psiquiátricos aprovechando los beneficios de la oxitocina. También es importante tener en cuenta que la mayoría de las hormonas no influyen directamente en el comportamiento, sino que afectan a nuestro pensamiento y nuestras emociones; y *estos* son los que influyen en nuestro comportamiento. El propio Young rehúye llamar a la oxitocina la hormona del amor. Prefiere utilizar la expresión «grasa del cerebro social»; la cual actúa como lubricante para ayudarnos a fortalecer nuestras conexiones. Así que, aunque no vayamos a añadir oxitocina a nuestra taza de café matutina —de momento—, nos vendría bien potenciarla de forma natural en nuestras vidas para cosechar sus recompensas positivas en nuestras relaciones cotidianas. Y esto me lleva de nuevo a Paul Zak.

Ocho abrazos al día

Cuando le preguntas a Paul Zak sobre la oxitocina, su afinidad por la molécula es palpable. Lo explica de forma sencilla: cuando alguien interactúa contigo de forma positiva, tu cerebro libera oxitocina, que reducirá tu estrés. El impulso de la oxitocina te motiva a devolver el favor y actuar de forma similar con la otra persona; es algo químico.[25] Suena casi bíblico: la ley de oro que te incita a tratar a los demás como quieres que te traten a ti. Y puede que tenga algo de razón. Zak considera que la oxitocina es uno de nuestros mecanismos de supervivencia y explica que entre las realidades infravaloradas de la vida cotidiana está el hecho de que cada día nos encontramos con desconocidos. ¿Cómo sabemos a quién podemos acercarnos y a quién debemos evitar? La oxitocina, afirma Zak con orgullo, es un componente fundamental para entrenar a nuestro cerebro a discernir. Cuando reconocemos a alguien como persona «segura» con la que podemos interactuar, es la oxitocina la que facilita esa conexión.

En un estudio de 2022 dirigido por Zak, él y sus compañeros de Claremont y la USC descubrieron que la liberación de oxitocina puede aumentar con la edad, sobre todo después de la mediana edad, y ello se asocia a una mayor satisfacción vital y a comportamientos prosociales.[26] En otras palabras, no es inevitable que la oxitocina disminuya con la edad, sino que tenemos que trabajar para mantener unos niveles saludables. Se trata de una fuerza positiva y motivadora, porque a medida que envejecemos es más probable que nos encontremos solos, ya que algunos amigos y familiares mueren antes que nosotros o perdemos de forma natural algunas relaciones con la gente al ser menos mañosos, hábiles y ágiles. Muchas cosas pueden alterar nuestras redes sociales a medida que envejecemos, como la enfermedad, la jubilación y la falta de movilidad. Quizá la evolución esté intentando persuadirnos —mediante más oxitocina— de que mantengamos las relaciones sociales, porque son esenciales para una vida más larga.

Esta idea tiene sentido si tenemos en cuenta otros estudios sobre las «mejores prácticas» para envejecer bien y sentirse feliz con el paso de los años. Sorpresa: estudio tras estudio se ha demostrado que el dinero y la fama no dan ni mantienen la felicidad de las personas a lo largo de la vida. Aunque una cierta cantidad de dinero favorece una vida más feliz, se necesita mucho menos de lo que imaginas (al menos 85.000 dólares USD al año para una persona en 2021 en EE. UU.).[27] Y ser rico no es un antídoto contra la infelicidad. Las relaciones y las redes sociales son excelentes predictores de una vida larga y saludable —muchas veces, mejores predictores que incluso la genética o que tus finanzas—. El apoyo que estas relaciones pueden proporcionarnos tiene enormes repercusiones en nuestra salud.[28]

Si eso te parece absurdo, el Estudio sobre Desarrollo Adulto de la Universidad de Harvard ha seguido de cerca cómo influyen en la salud nuestras relaciones sociales. Se trata del estudio sobre salud y felicidad de más larga duración jamás realizado, ya que gran parte de los datos se remontan a más de ochenta años atrás, comenzando con los datos recogidos durante la Gran Depresión. El estudio está dirigido actualmente por Robert Waldinger, psiquiatra del Hospital General de Massachusetts y profesor de psiquiatría de la Facultad de Medicina de Harvard (y sacerdote zen).[29] La charla TED de Waldinger de 2015 sobre el tema, «¿Qué resulta ser una buena vida?», ha sido vista más de 42 millones de veces.[30]

Aparte de seguir a los participantes en el estudio en curso a lo largo de los años mediante historiales médicos y cuestionarios, los investigadores les han realizado análisis de sangre y escáneres cerebrales y han entrevistado a sus familiares. Lo que destacaba una y otra vez era la importancia vital de tener unas buenas conexiones sociales. Como relató Waldinger en su charla TED, «Las personas que están más conectadas socialmente con la familia, los amigos y sus comunidades son más felices y gozan de mejor salud física, y viven más tiempo que las personas que están peor conectadas».[31] Por ejemplo, se ha demostrado que el nivel de satisfacción de las personas con sus relaciones a los cincuenta años hace una mejor predicción de su salud física a los ochenta años que sus niveles de colesterol. Waldinger también dijo: «Y la experiencia de la soledad resulta ser tóxica. Las personas que están más aisladas de los demás de lo que a ellos les gustaría descubren que son menos felices, su salud decrece antes en la mediana edad, su funcionamiento cerebral decrece antes y viven menos que las personas que no están solas».[32] El estudio también ha revelado que lo que cuenta no es el número de amigos que tengas. Como explicó Waldinger en su charla TED, tampoco lo es el que tengas una relación comprometida. Muy al contrario, lo que importa es la calidad de tus relaciones más cercanas.

Cuando experimentas una relación de apego seguro en la vejez, en la que puedes confiar en otra persona, estás mucho más protegido del deterioro cognitivo y tienes más probabilidades de conservar la memoria. Eso no quiere decir que no vayas a discutir nunca, pero si los lazos que os unen están intactos y son inquebrantables, las buenas relaciones te ayudarán a gozar de mejor salud y bienestar. La biología que subyace al poder de nuestros vínculos para favorecer la salud es polifacética y probablemente implica muchas vías químicas más allá de moléculas como la oxitocina. Hay muchos factores en juego, desde los que afectan a nuestros niveles de inflamación hasta las fuerzas epigenéticas que se traducen en una mejor actividad genética y en la renovación celular para reforzar la resistencia del organismo.

Waldinger anima a las personas a que inviertan tiempo en desarrollar sus relaciones con la familia, los amigos y la comunidad, y seguro que Zak estaría de acuerdo en que, cuanto más enriquecedoras sean nuestras relaciones, más beneficios obtendremos, incluso en el funcionamiento de la química de nuestro cuerpo para mantenernos vivos y sanos. Establecer contactos puede ser tan rudimentario como aumentar el tiempo que pasas con tus seres queridos, hasta salir y entablar relaciones nuevas y duraderas en tu entorno, sin que importe la edad que tengas. Habla con desconocidos. Intenta dar ocho abrazos al día —las mascotas también cuentan—, porque el contacto físico es poderoso para liberar oxitocina. Y busca el *movimiento en grupo*, como lo llama Zak: bailad juntos, haced ejercicio en grupo, compartid historias, id al cine, disfrutad de un concierto. Y, por supuesto, el sexo y mirarse a los ojos también fortalecen una relación, pues son actividades que hacen que la oxitocina fluya de forma natural. Incluso el acto de cotillear, a menudo placentero, puede activar la bomba de oxitocina.[33] Chismorrear puede tener connotaciones negativas, pero es uno de nuestros comportamientos sociales más extendidos que puede fomentar la creación de lazos afectivos de forma positiva.

En una entrevista de *Science of People*, Zak llevó sus actividades de bombeo de oxitocina aún más lejos cuando dijo: «Nuestros cerebros utilizan los recuerdos para activar patrones específicos en nuestras interacciones con la gente». Si el Dr. Zak abraza a alguien en persona, y la semana siguiente se despide de esa persona mandándole «abrazos» en un correo electrónico, el cerebro activará el recuerdo del abrazo en persona con solo leer esa palabra. Esto desencadena oxitocina.[34]

Zak ha descubierto algunos hallazgos incidentales en su investigación. Uno de los más importantes, en su opinión, es que nadie es «normal». Cuando observas los datos, dijo, hay rangos normales y promedios, pero todos somos únicos. Y continuó: «Soy muy tolerante con las rarezas de las personas. No espero uniformidad en la gente. Espero variedad. Y eso está bien, porque nos hace más interesantes».[35]

Una de las peculiaridades de Zak es señalar las emociones que ve en los demás con la esperanza de que sus interacciones sean lo más valiosas posible. En lugar de suponer que alguien está «bien», le dirá «se te ve contento» o «parece que estás inquieto». Esto crea un impacto inmediato, ya que la persona con la que está interactuando a menudo le agradecerá que preste atención a su estado emocional, lo que crea un ciclo de empatía y conexión auténtica.[36]

Quizá esta no sea tu forma de interactuar, pero dejando de lado cómo elijas relacionarte auténticamente, el mayor obstáculo que todos debemos superar es el de esforzarnos en crear vínculos de calidad a través de una comunicación más allá de las limitaciones de las impersonales pantallas y de las distracciones digitales. Nosotros, los seres humanos, somos criaturas diseñadas para experimentar el amplio espectro de la belleza de la naturaleza y de las personas en el mundo real, no siempre en el tecnológico. Y esta última lección es la que nos lleva de vuelta al punto de partida, la naturaleza, para lograr una vida larga y saludable.

Sensibleros

No cabe duda de que la tecnología ha cambiado nuestro mundo —incluidas las cuestiones de salud y medicina— para mejor. Pero, como ocurre con tantas cosas en la vida, la tecnología tiene sus inconvenientes cuando se utiliza o se consume demasiado, en el momento equivocado o con malas intenciones. La tecnología moderna ha ido erosionando lentamente nuestras antiguas formas de socializar y comunicarnos. Ahora pasamos casi la mitad de nuestras horas de vigilia pegados a una pantalla, lo que equivale a unos veintidós años a lo largo de una vida normal.

Aunque al principio nos convencieron, por ejemplo, de que las redes sociales nos conectaban, para mucha gente han tenido el efecto contrario: han fomentado más soledad, sentimientos de aislamiento y la sensiblería de «no soy tan especial como otros», que sabotean nuestro bienestar. Las redes sociales también han provocado divisiones más profundas entre las ideas y las ideologías de la gente, lo que nos separa aún más unos de otros y nos impide crear y reforzar esos vínculos que preservan la vida. Y, a medida que nos volvemos más adictos a nuestros dispositivos y a nuestros mundos virtuales, simultáneamente nos adentramos menos en la naturaleza y perdemos la sensibilidad ante su belleza y sus dones. Sin embargo, la naturaleza puede sanarnos, y estamos hechos para disfrutar de sus inagotables poderes curativos.

Por primera vez, estamos viendo cómo los médicos «recetan» paseos por el bosque y tiempo al aire libre —lo que se denomina *terapia a través de la naturaleza*— para ayudar a las personas a tratar trastornos tan diversos como la depresión, la ansiedad, el trastorno por déficit de atención, la hipertensión, la obesidad, la diabetes, el TEPT, los trastornos autoinmunitarios y el dolor crónico. La terapia a través de la naturaleza, centrada en la naturaleza, como dice su nombre, y practicada en ella, tiene muchas denominaciones, como *earthing* (caminar descalzos), *ecoterapia* y *shinrin-yoku* (término japonés para «baño de bosque»). El *shinrin-yoku* es una parte fundamental de la salud y la medicina en Japón y ahora se practica en todo el mundo. En el retiro de bienestar Sensei que ayudé a organizar en la isla hawaiana de Lanai, el *shinrin-yoku* es uno de los elementos más populares en su tabla de actividades.[37]

Actualmente, son muchos los estudios que demuestran el poder de la naturaleza para combatir muchos males, desde problemas de comportamiento y miopía en los jóvenes hasta graves problemas de salud mental y estrés paralizante en los adultos —y sus miopes perspectivas—.[38] Incluso se ha demostrado que ayuda a las personas a recuperarse de intervenciones médicas y quirúrgicas, ya que las investigaciones revelan que los pacientes postoperados se recuperan más rápidamente si en su habitación hay una ventana que da a un espacio verde.[39] A través de muchos acontecimientos biológicos que reclutan, entre otras cosas, los sistemas nervioso y endocrino para ejercer efectos calmantes, la terapia a través de la naturaleza ofrece una larga lista de beneficios. Entre otros documentados en la literatura científica, esta terapia favorece la función inmunitaria; mejora el rendimiento en el trabajo de la memoria, la cognición, el enfoque y la concentración; reduce el estrés y la tensión arterial; aumenta la autoestima, la energía y la motivación; mejora el estado de ánimo; y disminuye el dolor. Estos beneficios, que durante mucho tiempo habían sido anecdóticos, se han medido oficialmente a partir de marcadores psicológicos y fisiológicos en entornos científicos. No conozco otra alternativa que permita marcar todas esas casillas.

Somos las únicas criaturas de la tierra que intencionadamente hemos quitado de nuestros hábitos la terapia a través de la naturaleza. Y lo que me resulta chocante es lo mucho que hemos tardado en apreciar el papel de la naturaleza en nuestra salud y nuestra felicidad. Miles de años después de que Ciro el Grande plantara un jardín en medio de una ciudad de Oriente Medio (ahora parte de Irán) para mejorar la salud humana en el siglo vi a.c., por fin tenemos recetas genuinas a través de la naturaleza. No puedes meter la ecoterapia en una botella, pero puedes salir para disfrutar de su magia y ampliar el sentido de la vida. Y no es necesario que emplees todo el día en ello, aunque pasar un día en la naturaleza sin ningún dispositivo digital es una buena idea de vez en cuando. Cuando un grupo de personas de edades comprendidas entre los dieciocho y los setenta y dos años abandonaron las redes sociales durante una semana completa para un estudio, detectaron mejoras espectaculares en su bienestar y que su grado de depresión y ansiedad había disminuido.[40] Pero para la terapia de exposición diaria en la naturaleza, unos cuantos minutos pueden bastar. Un compromiso ideal, respaldado científicamente, es de 120 minutos a la semana, lo que equivale aproximadamente a diecisiete minutos al día. Puedes dividirlo en tres intervalos de seis minutos: mañana, mediodía y noche. Al igual que con el ejercicio, lo ideal es disfrutar de esos retazos de naturaleza a lo largo del día, en lugar de hacerlo de golpe el fin de semana. Tampoco es imprescindible que busques un bosque frondoso o una playa extensa. Cualquier contacto con la naturaleza te servirá, ya sea un patio trasero, un parque local o un sendero en la ladera de una colina.

La terapia a través de la naturaleza no conlleva tomar ningún fármaco, pero se puede combinar con la toma de medicamentos. Para abordar cuestiones de salud mental, por ejemplo, puedes combinar la terapia en la naturaleza con la terapia tradicional, con determinados medicamentos y con actividades tranquilizantes, como pintar, hacer ejercicio o trabajar en el jardín. Y puedes amplificar los efectos de esta terapia yendo con otra persona —y quizá con un perro o dos— para compartir la experiencia —y hablar de tus problemas—. Se trata de una situación beneficiosa para todos, que estimula la oxitocina y afianza esos vínculos vitales. La clave está en perder el idilio con la tecnología sin sentido —al menos durante periodos de tiempo definidos— y adquirir un idilio consciente con la naturaleza.

330 El libro de los animales y sus secretos

Siempre que puedas, sé creativo, emprendedor y dispar en tus inmersiones en la naturaleza. Algunos datos sugieren que la diversidad de entornos naturales puede ofrecer algunos beneficios, así que elige lugares diferentes para tus excursiones.[41] Dentro de tus posibilidades, ve cambiando de entornos naturales, lo que puede significar simplemente tomar rutas alternativas en tus paseos nocturnos por el barrio. Presta atención a las plantas que te rodean —ten también algunas en el interior en tus espacios vitales y de trabajo—, camina descalzo sobre suelo blando, escucha a los pájaros, siente el viento e intenta visitar una reserva animal para interactuar con una variedad de animales más amplia de la que estás acostumbrado. Otra idea es que te plantee comprar un acuario. Observa lo que hace el mundo natural que te rodea, y enséñaselo a otras personas. Esas dos cosas, la naturaleza y las personas, son las que hacen que el mundo gire.

No hay nada que sustituya a las conexiones auténticas que se establecen en el mundo real con personas reales que están presentes físicamente y, del mismo modo, nada puede sustituir a la naturaleza en ninguna experiencia virtual u online. Debes salir al exterior y utilizar todos tus sentidos: el tacto, la vista, el olfato, el gusto y el oído. Esto no solo desencadena la liberación óptima de hormonas de la felicidad, sino que también responde a nuestras necesidades más profundas como humanos y que han vagado por la naturaleza del planeta durante siglos. La evolución nos ha convertido en criaturas de la naturaleza, y no podemos negar o eludir esta necesidad. Igual que no podemos vivir solo de comida basura procesada, tampoco podemos vivir solo de tecnología. Ninguna aplicación caminará o correrá por ti. Ninguna cuenta de las redes sociales creará amor o amistades por ti. Los latidos del corazón, las manos, las caras, los abrazos y los besos deben experimentarse en el mundo físico. Ve allí: al mundo natural de las maravillas y al mundo humano de las personas maravillosas, y probablemente vivirás mejor y durante mucho tiempo.

Sinopsis

Todos estamos vinculados a través de la naturaleza, del mismo modo que estamos vinculados entre nosotros a través del compañerismo y el amor. Estos vínculos son químicos y reales, y esenciales para nuestra supervivencia. Cuanto más tiempo pasemos con otras personas, queriéndolas, creando vínculos duraderos y disfrutando de las aportaciones de la naturaleza a nuestro bienestar, más y mejores años ganaremos. Y las claves de este reino del bienestar óptimo están al alcance de todos los que se atreven a pasear por la naturaleza; abre tu corazón y entabla conversaciones con desconocidos —aunque seas una persona introvertida—; abraza a tus seres queridos —unos veinte segundos si puede ser— y utiliza formas escritas de oxitocina en correspondencia con ellos; acepta las rarezas de la gente; cotillea en plan bien; sé amable con los otros y haz amigos; crea recuerdos en grupo, como bailar o ir al cine —ir al cine acompañado es mejor que ir solo—; piensa en cómo servir a los demás y actúa en consecuencia; sé tan buen vecino como buen amante; y sintoniza con las llamadas de los grillos por la noche y de los pájaros de día.

Siempre que alguien me pide que le recete algo para sentirse mejor, suelo bromear: «Diecisiete miligramos dos veces al día». Es mi forma de decir que no existe ningún remedio o píldora que te haga sentir mejor o vivir para siempre. El camino hacia la mejora no consiste en encontrar esa única cosa que te falta. Consiste en seguir una serie de reglas, en este libro ya tienes algunas para empezar. A estas alturas, añadiré mi última regla: diecisiete minutos al día. Recuerda, la madre naturaleza es muy sabia. Así que empieza a «asalvajarte» hoy mismo.

Epílogo

Espero que hayas disfrutado de este viaje y que hayas aprendido algunas estrategias nuevas para aplicarlas a tu vida actual en tu búsqueda de una vida larga y feliz. También espero que las increíbles criaturas con las que nos hemos encontrado en estas páginas hayan despertado en ti un deseo renovado de observar, respetar y conservar este asombroso planeta.

La madre naturaleza es la mejor mentora y estará en tu vida mientras recorras este mundo. Aquí tienes su hoja de trucos definitiva para que la lleves dondequiera que vayas:

- Nuestro zoo colectivo está lleno de una maravillosa diversidad de personas, hábitats y oportunidades para jugar. Así que siéntate erguido, respeta a tu pez interior, como ya dije en el capítulo 1, y muévete por el mundo con curiosidad y voluntad de adaptación. Aunque todos somos animales de zoológico protegidos a nuestra manera, tenemos la capacidad exclusivamente humana de optimizar nuestros hábitos para mejorar nuestra salud y, a su vez, nuestra productividad.

- La compañía nos llega de muchas maneras, y nuestros compañeros caninos pueden ser nuestros mejores amigos. Pon un perro, o dos —o cualquier otra mascota—, en tu vida, aunque sean las mascotas de tu vecino o tu amigo. Las mascotas te ayudarán a mantenerte tranquilo y conectado, y a vivir más el momento.

- Presta atención a los patrones de tu mundo, como hace una paloma, para construir recuerdos mejores y más sólidos. Y no tomes siempre las mismas rutas de camino al trabajo, a casa o al supermercado; varía para ejercitar las habilidades de navegación de tu cerebro. Anota los encuentros que quieras recordar y consulta con la almohada las decisiones importantes que has de tomar.

- Como no eres una jirafa, controla tu tensión arterial manteniendo un buen estado cardiovascular y vigilando tu peso, sin fumar, durmiendo bien en posición horizontal, manteniendo una buena higiene dental y moviéndote con frecuencia a lo largo del día. Si no consigues controlar tu tensión arterial, toma una medicación, puede salvarte la vida.

- Protege tu ADN. A diferencia de esos elefantes afortunados, cuyos cuerpos pueden corregir las mutaciones cancerígenas, nosotros debemos ser más proactivos en nuestros hábitos anticáncer. Evita exposiciones peligrosas a sustancias químicas y radiaciones —incluida la luz ultravioleta—, toma vitaminas y suplementos hipotensores y mantén la inflamación bajo control. Algunos medicamentos (como las estatinas y la aspirina) pueden ser útiles si tu estilo de vida no te permite controlar la inflamación.

- Sigue una dieta variada lo más natural posible. Disfruta de las comidas con otros; la comida puede ser moneda de cambio para la conexión, como lo es para nuestros primos los chimpancés. Y, como los padres de los chimpancés, enseña a sus hijos a asumir algunos riesgos, a explorar por su cuenta y a aprender por ensayo y error.

- Trabajar en equipo, formar comunidad y ayudar a otros en apuros, como hacen las hormigas guerreras, siempre es bueno. Pero también lo es elegir trabajar en un entorno seguro y que favorezca tu bienestar: ¿Te ayuda tu trabajo a mantenerte sano y feliz, o ha llegado el momento de explorar nuevas oportunidades? Como una hormiga, el papel que desempeñas tiene un gran efecto en tus comportamientos y en los factores de riesgo.

- Remodela la expresión de tu ADN a través de tus hábitos. Tu entorno y cómo interactúas con él influye mucho en cómo envejeces. Como nos enseñan los rinocerontes, algo tan sencillo y sutil como un solo ingrediente puede tener un efecto que cambie nuestra biología. Y no olvides mantener una rutina de ejercicio que incluya entrenamiento por intervalos y compromiso social.

- Como el pulpo, todos queremos morir rápido. Pero, a diferencia del pulpo con sus nueve cerebros, lo que queremos es vivir mucho tiempo. Una de las formas clave de conseguirlo es cuidando nuestros valores de insulina, sobre todo después de la edad fértil, lo que significa que debemos mantener un equilibrio óptimo de azúcar en sangre, índice de masa y homeostasis corporales general. Y no nos olvidemos de trabajar también nuestra inteligencia emocional y social. Somos criaturas empáticas y sociales.

- Respeta tu polvo de estrellas interior. Somos metaorganismos complejos que comprenden algo más que células humanas. Los microbios y los virus han dado forma a nuestra existencia, evolución y supervivencia durante eones. Cuida a tus camaradas microbianos internos, ellos colaboran con tu fisiología y tienen una gran influencia en tu bienestar, hasta en el cerebro. Protege un microbioma sano con ayuda de alimentos respetuosos con el intestino en forma de prebióticos.

- El dolor es un fastidio, pero los cerdos, las ardillas y los albatros pueden decirnos mucho sobre cómo aguantarlo y evitarlo. Nuestras actitudes, personalidades y recuerdos influyen en nuestra experiencia del dolor. A veces, simples actos de altruismo, una socialización audaz e imaginar un futuro menos doloroso pueden bastar para reducir el sufrimiento.

- El amor hace girar el mundo. Hace unos quinientos millones de años, mucho antes de que los topillos empezaran a formar parejas y los humanos llegaran, la oxitocina hizo su debut terrenal en un grupo de antiguos vertebrados que más tarde se convirtieron en peces sin mandíbula. Es una hormona increíble que nos ayuda a conectar, a confiar, a parecer más jóvenes y a vivir más tiempo. Que siga bombeando: sé amable y buena persona —¡habla con desconocidos!—, mira a la gente —y a los animales— a los ojos, da más abrazos —¡apunta a ocho al día!— y sal a la naturaleza tan a menudo como puedas.

La madre naturaleza vive en todos nosotros y puede ser una fuente de inspiración y sorpresa. Cuando el experto en inteligencia artificial Eric Bonabeau estudió la inteligencia de enjambre hace muchos años, se centró en los límites de la toma de decisiones humana en un mundo impredecible. Cuando hablé con él sobre sus primeras investigaciones, mantuvimos una conversación cautivadora sobre la naturaleza de la creatividad y el poder de la serendipia, o lo que él llamaba «accidentes felices». Podemos planificar nuestras vidas e intentar seguir las normas y recomendaciones de nuestros médicos, pero aun así estar al albur de la imprevisibilidad de la naturaleza. Y eso está bien. Puede que la naturaleza humana anhele la seguridad, pero de vez en cuando también le encanta una pequeña sorpresa —y un susto, pero que no sea peligroso—. Los accidentes felices pueden llevarte a lugares a los que nunca habías pensado ir, pero en los que estás destinado a estar: tal vez las sabanas de África Oriental o las profundidades del Golfo de México, o tu patio trasero.

Lo importante es que te «asalvajes».

Agradecimientos

A principios de 1992 intenté escribir mi primer libro. Acertadamente titulado *MS to MD*, se suponía que el libro iba a tratar sobre la vida como estudiante de medicina (de ahí las iniciales MS, de Medical Student). Para mí, la facultad de Medicina era lo más emocionante, y me entusiasmaba desmitificar la experiencia. Lo más a menudo que podía, me subía al tren desde la Union Station de Washington DC para hacer el trayecto de seis horas y media y visitar a Amy en New Haven, Connecticut, donde cursaba un máster en Arte Dramático, en Yale. Me sentaba en el porche trasero de la casa que había alquilado en Milford y escribía sobre lo que ocurría en la facultad de Medicina, desde ayudar a atender a los pacientes hasta explicar cómo nos enseñaban la profesión. Hacía poco que me habían regalado mi primer ordenador portátil y lo utilizaba en mis viajes de ida y vuelta. Era un Toshiba T3300SL, con la friolera de 2 MB de RAM y un disco duro de 80 MB. Lo último en tecnología. El ordenador monocromo costaba 5.299 dólares USD en el momento de su lanzamiento y pesaba casi dos kilos. Por aquel entonces, yo no tenía tanto dinero para pagarlo, así que agradecí el regalo.

Al final abandoné el proceso de escritura, qué pena. Aún conservo un borrador de la propuesta que envié a un editor, que claramente se tomó su tiempo para indicarme algunos defectos: «Aquí faltan detalles... Esta sección necesita más desarrollo... ¿A esto hay que dedicarle un capítulo entero?». Antes de poder decir algo que justificara el escribir un libro, tendría que aprender muchas lecciones, algunas de ellas duramente ganadas, muchas de ellas inesperadas y todas ellas necesarias.

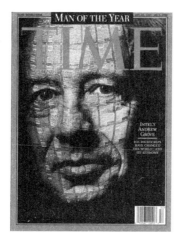

Andy Grove, «persona del año», en la portada de la revista *Time* en 1997.

Uno de los mentores que más han influido en mí, del que he hablado antes, fue Andy Grove, uno de los fundadores y consejeros delegados de Intel, la empresa de microchips con más éxito del mundo. Él cambió mi vida y mi enfoque de la medicina, a partir de un día de 1997 en que llamó a mi puerta en los Rockefeller Research Labs de Nueva York, tras haberle sido diagnóstico un cáncer visitaba la institución en la que yo trabajaba. Yo era un científico independiente recién llegado al Memorial Sloan Kettering, y mi laboratorio era una diminuta habitación en la que apenas podíamos movernos yo y mis dos ayudantes de investigación. En aquellos momentos estudiaba y trataba el linfoma, un cáncer de las células inmunitarias. Pero Andy me abrió nuevas perspectivas.

Vi en él a mi abuelo, Jacob Agus, un rabino de Baltimore. Puede que Andy fuera algo brusco y que careciera de las habilidades sociales para halagar a nadie, aunque estuviera justificado hacerlo, pero dejó una huella imborrable en mí. Le debo las gracias por ayudarme a ser mejor comunicador. «David, ¡eres un orador pésimo!», me regañó en una ocasión, y luego me ayudó a organizar charlas diarias después de mi larga jornada laboral en el Sloan Kettering para practicar.

El Hyatt Rickey's era un punto de referencia en el corazón de Silicon Valley. El hotel alojaba a presidentes, atletas, famosos y a los genios de la tecnología. El *Palo Alto Weekly* informó de que ha acogido «desde jinetes de rodeo homosexuales y músicos de banjo hasta coleccionistas de cuchillos y bibliotecarios jurídicos». Más que un mero lugar de encuentro, el hotel es un espacio de amistades y relaciones que se han formado allí».[1] Cuando entré en el Hugo's Cafe, dentro del Hyatt Rickey's, a las 8:30 h de la mañana en mayo de 1999, Andy ya estaba sentado. Me preguntó qué quería desayunar y pedí un plato de dos huevos fritos y tostadas. Él pidió un vaso de leche. Enseguida le pregunté si eso era todo lo que se iba a tomar, y me miró como si estuviera loco.

«No, voy a pedir cereales», dijo. «Aquí te cobran doce dólares por un tazón de cereales». Sacó ceremoniosamente una bolsa de plástico llena de cereales Chex que se había traído de casa, junto con algunos dátiles, salvado de avena y soja en polvo.

Sentí que estábamos a punto de tener «la conversación», la que cambiaría mi vida. Andy me dijo que en la costa este mi carrera se estancaría. Me dijo que allí a la gente le iba bien, pero que en California la gente se lanzaba a por todas. ¿Y si me iba mal? No habría problema. Me aseguró que podría volver a empezar. Más tarde me ayudó a decidirme por Cedars-Sinai/UCLA, ya que el sistema de universidades de la costa oeste no es tan jerárquico como el de las del este. Mis posibilidades de causar un gran impacto al principio de mi carrera serían mayores en el oeste. Desde entonces, California ha sido mi hogar.

Una de los cambios más profundos en los que Andy cambió mi perspectiva es en la forma en que valoro el cuerpo. Al principio de mi carrera, había considerado la ciencia y la medicina de forma reduccionista. Mi investigación estudiaba cómo la molécula A enviaba señales a la molécula B. Aunque esta ciencia básica es importante, no da un paso atrás para observar el conjunto como un sistema biológico complejo. Siempre he recordado una charla que dio Andy en una reunión sobre la biología del cáncer. Recuerdo que dijo que, cuando era director general, Intel se jugaba toda la empresa en cada nueva generación de chips de procesadores informáticos. Todos los empleados y todos los activos de la empresa se utilizaban para fabricar la siguiente generación; si el chip fallaba, también lo haría Intel. En ciencia y en medicina, dijo, estamos tan centrados en un experimento en concreto —intentar publicar o ganar una nueva subvención— que no nos arriesgamos ni probamos experimentos a lo grande. Una gran apuesta llevaría demasiado tiempo o requeriría demasiados recursos, y si se estancaba en un callejón sin salida, el científico tendría que cerrar el laboratorio porque ya no tendría más apoyo financiero. Los científicos, afirmó Andy, quieren pequeñas ganancias incrementales para poder seguir haciendo lo que hacen.

Andy se burló de la idea de hacer «buena ciencia», señalando lo poco que significaba ese término. En las revisiones de subvenciones para fundaciones, oía a los inspectores decir una y otra vez: «Esto es científicamente excelente», lo que se esgrimía como razón para financiar una subvención. Lo que él quería oír era cómo cambiarían la ciencia o la medicina los resultados del experimento. ¿Cómo afectarían los resultados al tratamiento de un cáncer o a la vida de los pacientes?

Andy también creía en el trabajo conjunto de distintas disciplinas. Recuerdo vívidamente cuando le visité en Intel, en Santa Clara. Mientras me lo enseñaba todo, me señaló cómo estaban representados todos los departamentos en aquella planta: marketing, investigación, desarrollo. Quería que los miembros de todos ellos se reunieran periódicamente en la cafetería para hablar del trabajo que hacía cada departamento. Esta idea me marcó mucho a la hora de diseñar los planos del edificio del Ellison Institute en Los Ángeles.

Hace unos años, cuando otro gigante de la tecnología, el fundador de Oracle Larry Ellison, y yo estábamos desayunando en su casa de Malibú, pensé en Andy. Larry me había preguntado cuál era mi sueño, y yo le dije que quería que la gente colaborara, que no que se amurallaran en diferentes silos. Carecía de sentido tener un edificio para el departamento de física, otro para el de matemáticas y otro para el de biología. Todas las disciplinas debían estar juntas, y yo quería que todas aplicaran sus conocimientos al cáncer. Quería que los pacientes pasaran por un laboratorio y vieran dónde se desarrollaba una ciencia revolucionaria, que vieran dónde trabajaba la gente para curarles y que pudieran interactuar con los investigadores. Para el paciente, los investigadores serían la esperanza personificada, y para los investigadores, el paciente sería su motivación para seguir trabajando toda la noche. La separación entre laboratorio y la clínica no tenía sentido. Esta idea cristalizó para mí el día que presenté a Lorna Luft a la jefa de mi laboratorio, Shannon Mumenthaler. Lorna, actriz e hija de Judy Garland, padecía un cáncer de mama metastásico que respondía bien a la inmunoterapia. La mirada de Lorna cuando conoció a las personas que trabajaban entre bastidores desarrollando tratamientos para salvarle la vida fue indescriptible. Ella y Shannon se hicieron amigas rápidamente. Así que, cuando Larry me preguntó cuánto necesitaría para construir ese sueño, no me anduve con rodeos. Lancé una cifra que había calculado rápidamente en mi cabeza —doscientos millones de dólares— y él dijo: «Hecho»*.

Con la apertura del Larry Ellison Institute for Transformative Medicine en plena pandemia, en 2021, mi esperanza era romper esos silos y avanzar más rápidamente en la investigación para salvar vidas. Tenemos muchos problemas que resolver en el ámbito de la salud. Pero con investigadores médicos y biólogos evolutivos como los que he presentado en este libro explorando juntos el mundo desde diversas

---

*A modo de apunte, Andy me envió un correo electrónico después de que Larry comprara el 98 % de la isla hawaiana de Lanai, diciendo: «He visto que Larry ha comprado Lanai. Por fin se ha dado cuenta de que hay más valor en el hardware que en el software». Las interacciones de Larry con Andy fueron igualmente memorables. Larry me contó una vez la anécdota de ir con Steve Jobs a cenar a casa de Andy. Larry y Steve no eran conocidos por su puntualidad, pero para ir a cenar en casa de Andy, se aseguraron de llegar puntuales. Incluso tuvieron tiempo de pasear antes por el barrio. Cuando se sentaron a la mesa, Larry le dijo triunfalmente a Andy que él y Steve habían decidido que Andy era el único empresario para el que cualquiera de los dos trabajaría en Silicon Valley. Tras una larga pausa, Andy replicó: «Ninguno de vosotros es lo bastante bueno para trabajar para mí».

perspectivas, creo que estamos en camino de lograr avances apasionantes.

Pasemos ahora a las personas concretas que han hecho posible este libro:

Como hice en mis tres primeros libros, doy las gracias a mis pacientes por permitirme perfeccionar mi mensaje a través de ellos y, lo que es más importante, por el privilegio de participar en su cuidado. Me enseñáis cada día. Veo el progreso de la ciencia y la medicina manifestarse como esperanza en vuestros ojos cada vez que hablamos.

Una persona a la que doy las gracias especialmente (de nuevo) es Larry Ellison, ya que nuestra colaboración ha sido uno de los momentos más especiales para mí. Durante las dos últimas décadas, nuestra amistad se ha estrechado, y tu maestría ha influido en todos los aspectos de mi vida. Tengo el privilegio de trabajar en un instituto con tu nombre en la entrada, y me entusiasma la idea de muchas décadas más de trabajo juntos. Cuando durante la pandemia trabajamos codo a codo, valoré aún más tus profundos conocimientos y tu pasión por dejar marca y ayudar al mundo, y comparto tu ferviente creencia de que la tecnología mejorará la condición humana.

Me siento muy afortunado de poder escribir y educar sobre salud y ciencia. Tengo que dar las gracias a muchas personas por hacer posible mi trabajo, por su amor y apoyo a lo largo de los años. Este libro no solo refleja la culminación de mi trabajo de toda la vida en ciencia y medicina, sino también mi colaboración continua con muchas personas y equipos de personas.

A Robert Barnett, que me ha representado, protegido y guiado de forma experta y cuidadosa en todos mis libros y relaciones con los medios de comunicación: su tutoría, sabiduría y amistad han significado mucho para mí. No podría haber hecho nada de esto sin ti.

He publicado todos los libros que he escrito con la misma editorial, y no puedo imaginarme un entorno mejor y más solidario. Doy las gracias al equipo de Simon & Schuster, dirigido por Megan Hogan y Priscilla Painton, cuyo apoyo, fe y habilidad han hecho posible este libro. La exquisita dirección editorial de Megan y Priscilla hizo de este un libro mucho mejor, más claro y concreto. Gracias también a sus fantásticos compañeros, cada uno de los cuales desempeñó un papel destacado desde sus distintos departamentos: Larry Hughes, Elizabeth Venere, Alison Forner, Paul Dippolito, Yvette Grant, Beth Maglione, Amanda Mulholland, Maxwell Smith, Marie Florio y su intrépido líder y amigo mío, Jonathan Karp. Gracias por aguantarme —sé que no es fácil— y por vuestra fe en mi trabajo.

Estoy en deuda con el equipo del Ellison Institute for Transformative Medicine, que me permite desarrollar varios papeles: médico, profesor, defensor de políticas e investigador, y además encontrar tiempo para escribir. Doy las gracias especialmente a mi fantástico equipo de dirección: Anna Barker, Katrina Barron, Olga Castellanos, Jonathan Katz, Jerry Lee, Shannon Mumenthaler, Kelly Santoro, Gabriel Seidman y a la líder de los líderes: mi compañera en el Instituto, Lisa Flashner. Gracias a cada uno de vosotros por el trabajo que hacéis para tener un impacto significativo en la vida de nuestros pacientes. Gracias por vuestra lealtad y amistad y por la atención que prestáis a los pacientes que tenemos el honor de tratar. Gracias también por vuestro trabajo para encontrar mejores formas de comprender y tratar la enfermedad. Al equipo de Reva Basho, Jacqueline Chu, Mary Duong, Mitchell Gross, Caitlin Hastings, Beverly Ikwueme, Jillian Infusino, Jackie López, Melissa Melgoza, Sharon Orrange y Trish McDonnell. A los equipos Project Ronin, Sensei Retreats, Sensei Ag, Global Health Security Consortium, Global Pathogen Analysis Service e Imagene, me entusiasma reunirme con vosotros; el trabajo que hacemos juntos tendrá cada vez más repercusiones significativas en la vida de muchas personas.

Tengo el privilegio de ser testigo de la irrupción de información de la salud y la tecnología a través de mi participación en CBS News. La destacada dirección de CBS News —Shawna Thomas, Neeraj Khelani y Susan Zirinsky— me capacita para educar e informar, y Angelica Fusco y Leigh Ann Winick, que colaboran conmigo en cada reportaje, son excelentes a la hora de destilar la esencia y la verdad de las noticias científicas, ¡una tarea extremadamente difícil! ¡Vuestra pasión colectiva por comprender e iluminar se hace patente cada día. Tengo la suerte de formar parte de un programa así.

A mis amigos que me han ayudado estos últimos años, no solo con el libro, sino también con otros proyectos significativos, Sir John Bell, Marc Benioff, Sir Tony Blair, Rick Caruso, Amy Coleman, John Doerr, Michael Dell, David Ellison, Lord Norman y Lady Elena Foster, Miles Gilburne, Al Gore, Davis Guggenheim, Danny Hillis, Matthew Hiltzik, Arianna Huffington, Peter Jacobs (y el equipo de CAA), Gayle King, Mila Kunis, Ashton Kutcher, Clifton Leaf, Eric Lefkofsky, Jimmy Linn, Dan Loeb, Paul Marinelli, Fabian Oberfeld, Guy Oseary, Robin Quivers, Linda Ramone, Shari Redstone, Haim Saban, Joe Schoendorf, Dov Seidman, Greg Simon, Elle y Paul Stephens, Howard Stern, Meir Teper, David N. Weissman, Sakiko Yamada y Yoshiki: Agradezco infinitamente vuestra tutoría, vuestra amistad y vuestros consejos. A los amigos y mentores que han fallecido en estos últimos años, siempre demasiado pronto: Eli Broad, Bill Campbell, Robert Dole, Bob Evans, Murray Gell-Mann, Ruth Bader Ginsburg, Brad Grey, Mark Hurd, John McCain, Shimon Peres, Colin Powell y Sumner Redstone. A mi gurú del ejercicio personal, Char Kane, gracias por ayudarme a practicar lo que predico.

Doy las gracias profundamente a los increíbles científicos que pasaron tiempo conmigo y me hicieron comprender y apreciar profundamente su trabajo. Su pasión es contagiosa:

- Piero Amodio, PhD, investigador postdoctoral, Department of Biology and Evolution of Marine Organisms, Stazione Zoologica Anton Dohrn
- Eric Bonabeau, PhD, profesor, SFI-ASU Center for Biosocial Complex Systems, profesor, Arizona State University
- Prosanta Chakrabarty, PhD, profesor de of ictiología, evolución y sistemática, conservador de peces, Louisiana State University

- Barbara Durrant, PhD, directora de la Cátedra Henshaw de Ciencias de la Reproducción, San Diego Zoo Wildlife Alliance
- David Allan Feller, PhD, JD, Judge Business School, University of Cambridge
- Erik Thomas Frank, PhD, líder de grupo, Evolution of Social Wound Care, Department of Animal Ecology and Tropical Biology, University of Würzburg
- Alan R. Hargens, PhD, profesor y director de la Orthopaedic Clinical Physiology Lab en la Universidad de California, San Diego
- Tom Insel, MD, cofundador de Mindstrong Health and Vanna Health y antiguo director del National Institute of Mental Health
- Elinor K. Karlsson, PhD, directora de Vertebrate Genomics Group en el Broad Institute of MIT y Harvard, y profesora de bioinformática y biología integrativa en la University of Massachusetts Medical School
- Michael Kent, DVM, catedrático de ciencias quirúrgicas y radiológicas, Universidad de California, Davis School of Veterinary Medicine
- Judith Korb, PhD, profesora de evolución y ecología, Institute of Biology 1, University of Freiburg
- Joshua D. Schiffman, MD, profesor de pediatría (hematología/oncología), investigador, Huntsman Cancer Institute, University of Utah
- Craig Stanford, PhD, profesor de ciencias biológicas y antropología, University of Southern California, y codirector de USC Jane Goodall Research Center
- Larry J. Young, PhD, profesor de psiquiatría, jefe de división, Behavioral Neuroscience and Psychiatric Disorders, Emory National Primate Research Center, y director del Center for Translational Social Neuroscience, Emory University

- Paul Zak, PhD, profesor de ciencias económicas, psicología y gestión, y director del Center for Neuroeconomics Studies, Claremont Graduate University, y miembro del Departamento de Neurología en el Loma Linda University Medical Center

A mi familia, por su apoyo y amor inquebrantables; gracias a mi increíble, bella e inspiradora esposa, Amy, y a nuestros dos fantásticos hijos (ya adultos), Sydney y Miles. A mi madre y mi padre, Sandy y Zalman, que con su ejemplo me motivan e inspiran para ayudar a los demás a través de la ciencia y la medicina. Y al resto de la pandilla de Povich y Agus, liderada por Phyllis Baskin, Maury Povich y Connie Chung, y a mis dos hermanos pequeños, Joel y Michael, os doy las gracias y os quiero.

Y, por último, a la madre naturaleza, gracias por todas las lecciones y el privilegio de estar en este increíble planeta con todas tus criaturas. Espero que podamos ser buenos administradores de tu obra.

Te dejo con una joya más de Andy Grove: «El éxito engendra complacencia. La complacencia engendra fracaso. Solo los paranoicos sobreviven». Lo que yo me llevo de esta última frase es que siempre hay que ser valiente, curioso y adaptable; no te quedes de brazos cruzados ni te muestres complaciente. Exponte al cambio y a los retos que te resulten incómodos, y aguanta el viaje con determinación. Al fin y al cabo, eso es lo que hace la naturaleza. Tú formas parte de ella tanto como ese árbol, esa abeja y ese soplo de viento.

Notas finales

Debido a la cantidad de fuentes y narrativa científica que podría citar, una lista completa de notas para respaldar las afirmaciones hechas en este libro sería tan extensa que constituiría un tomo en sí misma. La mayoría de las frases podrían contener diez referencias. Cuando se trata de encontrar información fiable en internet, confío en que puedas entrar fácilmente en numerosas fuentes y pruebas pulsando solo un par de veces en el teclado. Sin embargo, es importante visitar sitios acreditados que publiquen información verificada y creíble, especialmente en temas de salud y medicina. Afortunadamente, existen buscadores de revistas médicas de alta calidad que no requieren suscripción.

Algunos de los mejores buscadores incluyen PubMed.gov, que es un archivo en línea de artículos de revistas médicas mantenido por la Biblioteca Nacional de Medicina de los Institutos Nacionales de Salud de EE.UU.; ScienceDirect.com y su hermano, SpringerLink; la Biblioteca Cochrane en CochraneLibrary.com; y Google Scholar en Scholar.Google.com, que es un motor de búsqueda secundario muy útil para complementar tu búsqueda inicial. Las bases de datos a las que acceden estos motores de búsqueda incluyen Embase (propiedad de Elsevier), Medline y MedlinePlus. Es importante tener en cuenta que muchos estudios se publican primero en internet antes de ser formalmente publicados en revistas arbitradas. He hecho todo lo posible por incluir los estudios más relevantes y he agregado notas adicionales en algunos casos para brindar información más completa. Además, he trasladado notas más extensas y memorandos adicionales al final en lugar de abarrotar las páginas principales con notas a pie de página que puedan distraer. Utiliza estas fuentes como punto de partida para continuar con tu investigación y no te olvides de visitar mi página web en www.davidagus.com si quieres estar al día de mis últimas novedades.

INTRODUCCIÓN

1. En *Zoonomía, o las leyes de la vida orgánica*, Erasmus Darwin escribió: «Me pregunto si sería demasiado atrevido imaginar que, en el largo transcurso del tiempo desde que la Tierra comenzó a existir, quizás millones de eras antes del inicio de la historia de la humanidad, si también sería demasiado atrevido imaginar que todos los animales de sangre caliente han surgido de un solo filamento vivo, al cual la gran Primera Causa dotó de animosidad, con el poder de adquirir nuevas partes acompañadas de nuevas propensiones, dirigidas por irritaciones, sensaciones, voluntades y asociaciones; y así poseer la facultad de seguir mejorando mediante su propia actividad inherente, y de transmitir esas mejoras por generación a su descendencia, ¡por los siglos de los siglos!»

CAPÍTULO 1: Vivir en la jaula del zoológico

1. R. M. Sapolsky, *Why Zebras Don't Get Ulcers: The Acclaimed Guide to Stress, Stress-Related Diseases, and Coping* (New York: Freeman, 1994).

2. Michael S. Kent, «Association of Cancer-Related Mortality, Age and Gonadectomy in Golden Retriever Dogs at a Veterinary Academic Center (1989-2016)», *PloS One*, 6 de febrero, 2018: acortar.link/2A20Bl.

3. N. E. Klepeis *et al.*, «The National Human Activity Pattern Survey (NHAPS): A Resource for Assessing Exposure to Environmental Pollutants», *Journal of Exposure Science and Environmental Epidemiology*, 2001, 231-252.

4. Naciones Unidas, *2018 Revision of World Urbanization Prospects: The 2018 Revision*: acortar.link/nBEuk1.

5. Firdaus S. Dhabhar *et al.*, «Stress-Induced Redistribution of Immune Cells—from Barracks to Boulevards to Battlefields: A Tale of Three Hormones—Curt Richter Award Winner», *Psychoneuroendocrinology*, 2012, 1345-1346.

6. Margee Kerr, Greg J. Siegle, y Jahala Orsini, «Voluntary Arousing Negative Experiences (VANE): Why We Like to Be Scared», *Emotion* 19, n.º 4 (2019): 682-698. Ver también Kerr's book *Scream: Chilling Adventures in the Science of Fear* (New York: Public Affairs, 2015), y Margee Kerr, «Why Is It Fun to Be Frightened?», *Conversation*, 12 de octubre, 2018: acortar. link/wOxB7K.

7. Kerr, «Why Is It Fun to Be Frightened?».

8. George Fink, «Stress: The Health Epidemic of the 21st Century», *SciTech Connect*, 2016: acortar.link/30FAeZ.

9. Quinton Wheeler y Mary Liz Jameson, «Scientists List Top 10 Ne Species», *ASU News*, 23 de mayo, 2011: acortar.link/cogBMV.
10. Ver Prosanta Chakrabarty's TED Talks: acortar.link/iqt1s8.
11. Carsten Niemitz, «The Evolution of the Upright Posture and Gai: A Review and a New Synthesis», *Die Naturwissenschaften*, 2010, 241-263: acortar.link/gQ9VRU.
12. Elisabeth Stephanie Smith y Herbert Riechelmann, «Cumulative Life-long Alcohol Consumption Alters Auditory Brainstem Potentials», *Alcoholism: Clinical and Experimental Research*, marzo 2004: acortar.link/KvIKyu.
13. Michael Fetter *et al.*, «New Insights into Positional Alcohol Nystagmus Using Three-Dimensional Eye-Movement Analysis», *Annals of Neurology*, 1999: acortar.link/MXDr9O.
14. Carissa Wilkes *et al.*, «Upright Posture Improves Affect and Fatigue in People with Depressive Symptoms», *Journal of Behavior Therapy and Experimental Psychiatry*, marzo 2017: acortar.link/22xqhZ.
15. Kim Acosta, «How Your Posture Affects Your Health». *Forbes Health*, 4 de agosto, 2021: acortar.link/K6qhBc.
16. Daniel E. Lieberman, *The Story of the Human Body: Evolution, Health and Disease* (New York: Pantheon, 2013).
17. GBD 2017 Diet Collaborators, «Health Effects of Dietary Risks in 195 Countries, 1990-2017: A Systematic Analysis for the Global Burden of Disease Study 2017», *Lancet*, mayo 2019, 1958-1972.
18. Kevin D. Hall *et al.*, «Ultra-Processed Diets Cause Excess Calorie Intake and Weight Gain: An Inpatient Randomized Controlled Trial of Ad Libitum Food Intake», *Cell Metabolism*, julio 2019, 67-77.
19. Ibíd.
20. «Research News in Brief», InSight+, 3 de junio, 2019: acortar.link/LRSDMw. Y G. Calixto Andrade *et al.*, «Consumption of Ultra-Processed Food and Its Association with Sociodemographic Characteristics and Diet Quality in a Representative Sample of French Adults», *Nutrients*, 2021, 682. Ver también Anaïs Rico-Campà *et al.*, «Association between Consumption of Ultra-Processed Foods and All-Cause Mortality: SUN Prospective Cohort Study», *BMJ*, mayo 2019, l1949.
21. Rico-Campà *et al.*, «Association between Consumption of Ultra Processed Foods and All-Cause Mortality».
22. M. Bonaccio *et al.*, «Joint Association of Food Nutritional Profile by Nutri-Score Front-of-pack Label and Ultra-processed Food Intake with

Mortality: Moli-sani Prospective Cohort Study», *BMJ*, 2022, e070688. Ver también L. Wang *et al*., «Association of Ultra-Processed Food Consumption with Colorectal Cancer Risk Among Men and Women: Results from Three Prospective US Cohort Studies», *BMJ*, 2022, e068921.

23. Joana Araújo, Jianwen Cai, y June Stevens, «Prevalence of Optimal Metabolic Health in American Adults: National Health and Nutrition Examination Survey 2009-2016», *Metabolic Syndrome and Related Disorders*, febrero 2019, 46-52.

24. Meghan O'Hearn *et al*., «Trends and Disparities in Cardiometabolic Health among U.S. Adults, 1999-2018», *Journal of the American College of Cardiology*, julio 2022, 138-151.

25. Daniel E. Lieberman, *The Story of the Human Body: Evolution, Health, and Disease* (New York: Pantheon Books, 2013).

CAPÍTULO 2: Mi perro y yo

1. David Allan Feller, «Heir of the Dog: Canine Influences on Charles Darwin's Theories of Natural Selection», MA thesis, University of Hawaii, 2005: acortar.link/oW3WkM.

2. Maria Lahtinen *et al*., «Excess Protein Enabled Dog Domestication during Severe Ice Age Winters», *Scientific Reports*, enero 2021, 7.

3. Brian Hare y Vanessa Woods, *The Genius of Dogs: How Dogs Are Smarter Than You Think* (New York: Dutton, 2013).

4. Lee Alan Dugatkin, «Jump-Starting Evolution», *Cerebrum*, abril 2020, cer-03-20.

5. Bridgett M. von Holdt *et al*., «Structural Variants in Genes Associated with Human Williams-Beuren Syndrome Underlie Stereotypical Hypersociability in Domestic Dogs», *Science Advances*, julio 2017, e1700398.

6. Juliane Kaminski *et al*., «Evolution of Facial Muscle Anatomy in Dogs», *Proceedings of the National Academy of Sciences*, junio 2019, 14677-14681.

7. Brian Hare y Vanessa Woods, «Humans Evolved to Be Friendly», *Scientific American*, 1 de agosto, 2020: acortar.link/1wQJsz.

8. Usha Lee McFarling, «How Beagles and Goldens Could Help Researchers Find the Next Cancer Therapy for Humans», *STAT*, 29 de agosto, 2022: acortar.link/NoJsm2. Y «One Health Basics», Centers for Disease Control and Prevention, 5 de noviembre, 2018: acortar.link/evepBI.

9. Aryana M. Razmara *et al*., «Natural Killer and T Cell Infiltration in Canine Osteosarcoma: Clinical Implications and Translational Relevance», *Frontiers in Veterinary Science*, 16 de noviembre, 2021: acortar.link/B5HYYn.

10. W. C. Kisseberth y D. A. Lee, «Adoptive Natural Killer Cell Immunotherapy for Canine Osteosarcoma», *Frontiers in Veterinary Science*, junio 2021, 672361.

11. «Dog Genome Project», Broad Institute, 4 de octubre, 2016: acortar.link/r9d9tm.

12. Ver los trabajos de Karlsson's en su web: acortar.link/MGnNxb.

13. Jeff Akst, «OCD-Linked Canine Genes», *Scientist*, 19 de febrero, 2014: acortar.link/ReDK5L.

14. Ibíd.

15. Cross-Disorder Group of the Psychiatric Genomics Consortium, «Genomic Relationships, Novel Loci, and Pleiotropic Mechanisms across Eight Psychiatric Disorders», *Cell*, diciembre 2019, 1469-1482.

16. Bru Cormand y Raquel Rabionet, «International Study Completes the Largest Genetic Map of Psychiatric Disorders So Far», *Actualitat*, 3 de septiembre, 2020: acortar.link/v7OqZi.

17. Daphne Miller, «A New Meaning for "Sick as a Dog"? Your Pet's Health May Tell You Something about Your Own», *Washington Post*, 1 de julio, 2019.

18. C. R. Bjørnvad *et al.*, «Neutering Increases the Risk of Obesity in Male Dogs But Not in Bitches -A Cross-Sectional Study of Dogand Owner-Related Risk Factors for Obesity in Danish Companion Dogs», *Preventive Veterinary Medicine*, octubre 2019, 104730. Ver también «Obesity in Children and Teens», *American Academy of Child and Adolescent Psychiatry, Facts for Families*, abril 2017: acortar.link/OPGZmt.

19. Jenni Lehtimäki *et al.*, «Skin Microbiota and Allergic Symptoms Associate with Exposure to Environmental Microbes», *Proceedings of the National Academy of Science USA*, mayo 2018, 4897-4902.

20. Clara Wilson *et al.*, «Dogs Can Discriminate between Human Baseline and Psychological Stress Condition Odors», *PLoS One*, septiembre 2022, e0274143.

21. Molly K. Crossman *et al.*, «The Influence of Interactions with Dogs on Affect, Anxiety, and Arousal in Children», *Journal of Clinical Child and Adolescent Psychology*, 2020, 535-548.

22. Mwenya Mubanga *et al.*, «Dog Ownership and the Risk of Cardiovascular Disease and Death: A Nationwide Cohort Study», *Scientific Report*, November 17, 2017: acortar.link/AQJAfi.

23. «Get Healthy, Get a Dog», Harvard Health Publishing, enero 2015: acortar.link/PBjcYz.

24. Robert DiGiacomo, «Should I Let My Dog Sleep Late Every Day?», American Kennel Club, 23 de agosto, 2016: acortar.link/2wvtoC.

25. E. Sanchez *et al.*, «Sleep Spindles Are Resilient to Extensive White Matter Deterioration», *Brain Communications*, junio 2020, fcaa071. Ver también Z. Fang *et al.*, «Brain Activation Time-Locked to Sleep Spindles Associated with Human Cognitive Abilities», *Frontiers in Neuroscience*, febrero 2019, 46.

CAPÍTULO 3: Ir a casa por el camino más largo

1. Society for Personality and Social Psychology, «How We Form Habits, Change Existing Ones», *ScienceDaily*, 8 de agosto, 2014, acortar.link/trpD36. Ver también D. T. Neal *et al.*, «The Pull of the Past: When Do Habits Persist Despite Conflict with Motives?», *Personality and Social Psychology Bulletin*, noviembre 2011, 1428. Sarah Stark Casagrande *et al.*, «Have Americans Increased Their Fruit and Vegetable Intake? The Trends between 1988 and 2002», *American Journal of Preventive Medicine*, abril 2007, 257.

2. Adam Gazzaley *et al.*, «Video Game Training Enhances Cognitive Control in Older Adults», *Nature*, septiembre 2013, 97-101.

3. T. L. Harrison *et al.*, «Working Memory Training May Increase Working Memory Capacity But Not Fluid Intelligence», *Psychological Science*, December 2013, 2409–2419. Ver también Anne Cecilie Sjøli Bråthen *et al.*, «Cognitive and Hippocampal Changes Weeks and Years after Memory Training», *Scientific Reports*, mayo 2022, 7877.

4. Richard M. Levenson *et al.*, «Pigeons (*Columba livia*) as Trainable Observers of Pathology and Radiology Breast Cancer Images», *PLoS One*, noviembre 2015, e0141357.

5. Los loros han sido admirados durante mucho tiempo por su longevidad e inteligencia, esta última les otorga habilidades cognitivas altamente desarrolladas y un talento impresionante para hablar. Pero no sabíamos cuál era su secreto hasta 2018, cuando neurocientíficos de la Universidad Carnegie Mellon y la Universidad de Ciencias de la Salud de Oregón publicaron hallazgos que indicaban que el genoma del loro contiene un conjunto de 344 genes que probablemente están involucrados en varios procesos que afectan la esperanza de vida, incluyendo la capacidad del loro para reparar el ADN defectuoso y controlar el crecimiento celular (y prevenir el cáncer). Los autores señalan cómo dos especies diferentes, loros y humanos, pueden encontrar soluciones similares a problemas

a través de la evolución. Lo más notable es que los científicos encontraron cambios en partes del genoma del loro que son sorprendentemente similares a aquellos que nos distinguen de otros primates. Y esta parte del genoma controla la expresión de genes cercanos que desempeñan un papel en el desarrollo del cerebro y la cognición. Es decir, el conjunto de genes relacionados con la inteligencia también está físicamente cerca de los genes relacionados con la longevidad en el ADN tanto de los humanos como de los loros, un fenómeno llamado evolución convergente, donde diferentes organismos evolucionan de forma independiente rasgos similares. Las personas y los loros han desarrollado métodos similares para desarrollar habilidades cognitivas superiores.

Los loros podrían ser modelos útiles para estudiar ciertos trastornos relacionados con el cerebro, como el autismo y la esquizofrenia. Si bien esta área de investigación sigue siendo controvertida, se piensa que debido a que los genomas de los loros comparten cambios genéticos que tienen que ver con genes críticos para la función cerebral, cuando esos genes presentan mutaciones, pueden producirse déficits cognitivos. Si podemos aprender más sobre esos genes, tal vez las futuras terapias génicas puedan llevar a mejores tratamientos y curas para estos complejos desafíos neurocognitivos.

6. Mark Mancini, «15 Incredible Facts about Pigeons», *Mental Floss*, 13 de marzo, 2023: acortar.link/WdmSVc.

7. Donnie Zehr, «Homing Pigeons in the Military», ClayHaven Farms, 8 de enero, 2021: acortar.link/znLnxP.

8. Ibíd.

9. Robert W. de Gille *et al.*, «Quantum Magnetic Imaging of Iron Organelles within the Pigeon Cochlea», *Proceedings of the National Academy of Sciences USA*, noviembre 2021, e2112749118.

10. David Simpson, «How Do Pigeons Find Their Way Home? We Looked in Their Ears with a Diamond-Based Quantum Microscope to Find Out», *Conversation*, 17 de noviembre, 2022: acortar.link/ZJWABP.

11. C. X. Wang *et al.*, «Transduction of the Geomagnetic Field as Evidenced from Alpha-Band Activity in the Human Brain», *eNeuro*, marzo 2019. Ver también Eric Hand, «Maverick Scientist Thinks He Has Discovered a Magnetic Sixth Sense in Humans», *Science*, 23 de junio, 2016: acortar.link/9L2kzj.

12. Kelly Servick, «Humans - Like Other Animals - May Sense Earth's Magnetic Field», *Science*, 18 de marzo, 2019: acortar.link/VnHz6C.

13. Ver: Climate.nasa.gov.
14. Servick, «Humans - Like Other Animals».
15. Connie X. Wang *et al.*, «Transduction of the Geomagnetic Field as Evidenced from Alpha-Band Activity in the Human Brain», *eNeuro*, 18 de marzo, 2019: acortar.link/s5dYrL.
16. Ibíd.
17. Sergio Vicencio-Jimenez *et al.*, «The Strength of the Medial Olivocochlear Reflex in Chinchillas Is Associated with Delayed Response Performance in a Visual Discrimination Task with Vocalizations as Distractors», *Frontiers in Neuroscience*, diciembre 2021, 759219.
18. Ed Yong, «Pigeons Outperform Humans at the Monty Hall Dilemma», *Discover Magazine*, 2 de abril, 2010.
19. Walter Herbranson y Julia Schroeder, «Are Birds Smarter Than Mathematicians? Pigeons (*Columba livia*) Perform Optimally on a Version of the Monty Hall Dilemma», *Journal of Comparative Psychology*, febrero 2010.
20. Ibíd.
21. Herbranson y Schroeder, «Are Birds Smarter Than Mathematicians?».
22. Louisa Dahmani y Véronique D. Bohbot, «Habitual Use of GPS Negatively Impacts Spatial Memory during Self-Guided Navigation», *Scientific Reports*, abril 2020, 6310.

CAPÍTULO 4: La paradoja de la jirafa

1. Walter Isaacson, «Anatomy, Round Two», *Medium*, 31 de octubre, 2017: acortar.link/EMTzR7.
2. Ibíd.
3. Ibíd.
4. Philippa Roxby, «What Leonardo Taught Us about the Heart», *BBC News*, 28 de junio, 2014: acortar.link/tHe56C.
5. Malenka M. Bissell, Erica Dall'Armellina, and Robin P. Choudhury, «Flow Vortices in the Aortic Root: In Vivo 4D-MRI Confirms Predictions of Leonardo da Vinci», *European Heart Journal,* mayo 2014, 1344.
6. Hannah V. Meyer *et al.*, «Genetic and Functional Insights into the Fractal Structure of the Heart», *Nature*, agosto 2020, 589-594.
7. Marco Cambiaghi y Heidi Hausse, «Leonardo da Vinci and His Study of the Heart», *European Heart Journal*, 19 de junio, 2019, 1823-1826: acortar.link/e5rvm9.
8. Cold Springs Harbor Laboratory, «Understanding the Inner Workings of the Human Heart», *ScienceDaily*, 19 de agosto, 2020: acortar.link/OTgIi7.

9. Hannah V. Meyer, «Genetic and Functional Insights into the Fractal Structure of the Heart», *Nature*, 19 de agosto, 2020, 589-594: acortar. link/3L6jCe.

10. «Critical Reasons for Crashes Investigated in the National Motor Vehicle Crash Causation Survey», National Highway Traffic Safety Administration, febrero 2015: acortar.link/3YWNQR.

11. Randall C. Thompson *et al.*, «Atherosclerosis across 4000 Years of Human History: The Horus Study of Four Ancient Populations», *Lancet*, abril 2013, 1211-1222.

12. James E. Dalen, «The Epidemic of the 20th Century: Coronary Heart Disease», *American Journal of Medicine*, 5 de mayo, 2014, 807-812: acortar. link/8428y3.

13. Para más información sobre el tabaquismo y sus efectos sobre los factores de riesgo de enfermedad y muerte, consultar la página de la Food and Drug Administration: www.fda.gov. Y la de Centers for Disease Control and Prevention: www.cdc.gov.

14. J. Fay y N. A. Sonwalkar, *Fluid Mechanics Hypercourse CD-ROM* (Cambridge, MA: MIT Press, 1996).

15. «Gravity Hurts (So Good)», NASA, 2 de agosto, 2001: acortar.link/ 4T2OTm.

16. Karl Gruber, «Giraffes Spend Their Evenings Humming to Each Other», *New Scientist*, 17 de septiembre, 2015: acortar.link/1krW33.

17. H. Kasozi y R. A. Montgomery, «How Do Giraffes Locate One Another? A Review of Visual, Auditory, and Olfactory Communication among Giraffes», *Journal of Zoology*, 139-146: acortar.link/BqpIjB.

18. «Looking Forward to the Space Station», NASA, agosto 2000: acortar. link/soZTI7.

19. «Space Travel Can Affect Astronauts' Sense of Taste and Smell», *Physics Today*, 24 de febrero, 2012: acortar.link/3mmI7L.

20. Kelly Young, «Noisy ISS May Have Damaged Astronauts' Hearing», *New Scientist*, 21 de junio, 2006: acortar.link/Y2Wobs.

21. Charles Spence and Heston Blumenthal, *Gastrophysics: The New Science of Eating* (New York: Penguin Books, 2018).

22. «Looking Forward to the Space Station».

23. Bob Holmes, «The Cardiovascular Secrets of Giraffes», *Smithsonian Magazine*, 21 de mayo, 2021: acortar.link/f3jFOy.

24. Bob Holmes, «How Giraffes Deal with Sky-High Blood Pressure», BBC, 4 de agosto, 2021, acortar.link/34gmD1.

25. Morris Agaba *et al.*, «Giraffe Genome Sequence Reveals Clues to Its Unique Morphology and Physiology», *Nature Communications*, mayo 2016, 11519. Y Chang Liu *et al.*, «A Towering Genome: Experimentally Validated Adaptations to High Blood Pressure and Extreme Stature in the Giraffe», *Science Advances*, marzo 2021.

26. Barbara N. Horowitz *et al.*, «The Giraffe as a Natural Animal Model for Resistance to Heart Failure with Preserved Ejection Fraction», octubre 2020: acortar.link/HhcT2F.

27. Holmes, «The Cardiovascular Secrets of Giraffes».

28. Christian Aalkjær y Tobias Wang, «The Remarkable Cardiovascular System of Giraffes», *Annual Review of Physiology*, febrero 2021, 1-15.

29. Q. G. Zhang, «Hypertension and Counter-Hypertension Mechanisms in Giraffes», *Cardiovascular & Hematological Disorders-Drug Targets*, marzo 2006, 63-67.

30. Alan R. Hargens, «Gravitational Haemodynamics and Oedema Prevention in the Giraffe», *Nature*, 3 de septiembre, 1987, 59-60: acortar.link/775xof.

31. Anna Lena Burger, «Nightly Selection of Resting Sites and Group Behavior Reveal Antipredator Strategies in Giraffe», *Ecology and Evolution*, 14 de febrero, 2020, 2917-2927: acortar.link/NMKq4O.

CAPÍTULO 5: «¡Eh, hombre elefante!»

1. «Animals Affected by Humans», *BBC Earth*, 11 de agosto, 2021: acortar.link/ue2EE6.

2. James Ritchie, «Fact or Fiction?: Elephants Never Forget», *Scientific American*, 12 de enero, 2009: acortar.link/xO7ZXK.

3. Andrew C. Halley, «Brain at Birth», *Encyclopedia of Evolutionary Psychological Science*, 7 de agosto, 2018, 1-8: acortar.link/vgxAVT.

4. Joshua M. Plotnik, Frans B. M. de Waal, y Diana Reiss, «Self-Recognition in an Asian Elephant», *Proceedings of the National Academy of Sciences USA*, noviembre 2006, 17053-17057.

5. Karin Brulliard, «Watch Female Elephants Stage a Dramatic Rescue of a Drowning Baby Elephant», *Washington Post*, 28 de octubre, 2021: acortar.link/CKsjgQ.

6. Joshua M. Plotnik y Frans B. M. de Waal, «Asian Elephants (*Elephas maximus*) Reassure Others in Distress», *PeerJ*, febrero 2014.

7. Laura Parker, «Rare Video Shows Elephants "Mourning" Matriarch's Death», NationalGeographic.com, 31 de agosto, 2016: acortar.link/DypKtU.

8. Gordon L. Flett y Marnin J. Heisel, «Aging and Feeling Valued Versus Expendable during the COVID-19 Pandemic and Beyond: A Review and Commentary of Why Mattering Is Fundamental to the Health and Well-Being of Older Adults», *International Journal of Mental Health and Addiction*, 2021, 2443-2469.

9. Charles Foley, Nathalie Pettorelli, y Lara Foley, «Severe Drought and Calf Survival in Elephants», *Biology Letters*, octubre 2008, 541-544.

10. «Elephant Elders Know Better», Wildlife Conservation Network Newsroom, 21 de agosto, 2008: acortar.link/dLddl3.

11. Leonard Nunney, «Size Matters: Height, Cell Number and a Person's Risk of Cancer», *Proceedings of the Royal Society B: Biological Sciences*, 2018, 20181743: acortar.link/eYfwN1.

12. R. Peto *et al.*, «Cancer and Ageing in Mice and Men», *British Journal of Cancer*, octubre 1975, 411-426.

13. Daniel E. Koshland, «Molecule of the Year», *Science*, 24 de diciembre, 1993, 1953, acortar.link/kBkScg.

14. M. Oren, «p. 53: Not Just a Tumor Suppressor», *Journal of Molecular and Cell Biology*, julio 2019, 539-543.

15. Alexander Nazaryan, «Why Elephants Don't Get Cancer —and What That Means for Humans», *Newsweek*, 8 de octubre, 2015: acortar.link/d2uYZe.

16. Carrie Simonelli, «Their Biggest Role Yet», *Providence Journal*, 25 de abril, 2016: acortar.link/i1I1sw.

17. Phoebe Hall, «Think Big», *Medicine @ Brown*, 18 de octubre, 2016: acortar.link/XM3lVZ.

18. Ibíd.

19. Nazaryan, «Why Elephants Don't Get Cancer».

20. «Why Care?», Worldelephantday.org, 2019: acortar.link/Ip23iDs.

21. Iñigo Martincorena *et al.*, «Somatic Mutant Clones Colonize the Human Esophagus with Age», *Science*, 18 de octubre, 2018: acortar.link/3eep3l.

22. Wellcome Trust Sanger Institute, «Mutated Cells Drive out Early Tumors from the Esophagus», *ScienceDaily*, 13 de octubre, 2021: acortar.link/OEF4uN.

23. L. M. Abegglen *et al.*, «Potential Mechanisms for Cancer Resistance in Elephants and Comparative Cellular Response to DNA Damage in Humans», *JAMA*, 2015, 1850-1860. Acceso al trabajo y los artículos de Joshua Schiffman en el centro de investigación en línea de su laboratorio: acortar.link/e9HgKN.

24. Nazaryan, «Why Elephants Don't Get Cancer».
25. Ibíd.
26. Leo Polansky, Werner Kilian, y George Wittemyer, «Elucidating the Significance of Spatial Memory on Movement Decisions by African Savannah Elephants Using State-space Models», *Proceedings of the Royal Society B: Biological Sciences*, abril 2015.
27. Shuntaro Izawa *et al.*, «REM Sleep-Active MCH Neurons Are Involved in Forgetting Hippocampus-Dependent Memories», *Science*, septiembre 2019, 1308-1313.

CAPÍTULO 6: Machos carnívoros y madres permisivas

1. Amy Hatkoff, *The Inner World of Farm Animals: Their Amazing Social, Emotional, and Intellectuals Capacities* (New York: Stewart, Tabori & Chang, 2019).
2. Craig B. Stanford, *The New Chimpanzee: A Twenty-First-Century Portrait of Our Closest Kin* (Cambridge, MA: Harvard University Press, 2018).
3. David R. Braun *et al.*, «Earliest Known Oldowan Artifacts at >2.58 Ma from Ledi-Geraru, Ethiopia, Highlight Early Technological Diversity», *Proceedings of the National Academy of Sciences USA*, junio 2019, 11712-11717.
4. Katherine D. Zink y Daniel E. Lieberman, «Impact of Meat and Lower Paleolithic Food Processing Techniques on Chewing in Humans», *Nature* 531, n.º 7595, March 2016, 500-503. Ver también Ambrosio Bermejo-Fenoll, Alfonso Panchón-Ruíz, y Francisco Sánchez Del Campo, «*Homo sapiens*, Chimpanzees and the Enigma of Language», *Frontiers in Neuroscience*, mayo 2019, 558.
5. Katherine D. Zink y Daniel E. Lieberman, «Impact of Meat and Lower Palaeolithic Food Processing Techniques on Chewing in Humans», *Nature*, 9 de marzo, 2016, 500-503: acortar.link/ZdfjzS. Y Lizzie Wade, «How Sliced Meat Drove Human Evolution», *Science*, 9 de marzo, 2016: acortar.link/LXwUaq.
6. Zink y Lieberman, «Impact of Meat».
7. Nichols Wadhams, «Chimps Trade Meat for Sex—And It Works», *National Geographic*, 7 de abril, 2009: acortar.link/T3RvUl.
8. University of Southern California, «Evolution's Twist: USC Study Finds Meat-Tolerant Genes Offset High Cholesterol and Disease», *ScienceDaily*, 22 de marzo, 2004: acortar.link/HWy61k.
9. Ibíd.

10. Kunio Kawanishi *et al.*, «Human Species-Specific Loss of CMP-N-Acetylneuraminic Acid Hydroxylase Enhances Atherosclerosis via Intrinsic and Extrinsic Mechanisms», *Proceedings of the National Academy of Sciences USA*, agosto 2019, 16036-16045.
11. Kunio Kawanishi *et al.*, «Human Species-Specific Loss of CMP-N-Acetylneuraminic Acid Hydroxylase Enhances Atherosclerosis via Intrinsic and Extrinsic Mechanisms», *Proceedings of the National Academy of Sciences*, 2019, 16036-16045: acortar.link/DEmVr8.
12. Ibíd.
13. Harriëtte M. Snoek *et al.*, «Sensory-Specific Satiety in Obese and NormalWeight Women», *American Journal of Clinical Nutrition*, octubre 2004, 823-831.
14. Anahad O'Connor, «Is There an Optimal Diet for Humans?», *New York Times*, 18 de diciembre, 2018: acortar.link/X18PA5.
14. M. L. Kringelbach, «Activation of the Human Orbitofrontal Cortex to a Liquid Food Stimulus Is Correlated with Its Subjective Pleasantness», *Cerebral Cortex*, octubre 2013, 1064-1071: acortar.link/G1aoYP.
16. Tera L. Fazzino, Kaitlyn Rohde, y Debra K. Sullivan, «Hyper-Palatable Foods: Development of a Quantitative Definition and Application to the US Food System Database», *Obesity*, noviembre 2019, 1761-1768.
17. Herman Pontzer *et al.*, «Metabolic Acceleration and the Evolution of Human Brain Size and Life History», *Nature*, May 2016, 390-392. Ver también Ann Gibbons, «Why Humans Are the High-Energy Apes», *Science*, mayo 2016, 639.
18. Leslie C. Aiello, «Brains and Guts in Human Evolution: The Expensive Tissue Hypothesis», *Brazilian Journal of Genetics* 20, n.º 1, marzo 1997.
19. Gibbons, «Why Humans Are the High-Energy Apes».
20. M. Arain *et al.*, «Maturation of the Adolescent Brain», *Neuropsychiatry Disease Treatment*, 2013, 449-461.
21. Zhengguang Liu *et al.*, «Leader Development Begins at Home: OverParenting Harms Adolescent Leader Emergence», *Journal of Applied Psychology*, octubre 2019, 1226-1242. Ver también Christian Jarrett, «What Leader Are You? It Depends on Your Parents», BBC, 5 de abril, 2020: acortar.link/PzNhjc.
22. Shanta Barley, «Respect for Elders "May Be Universal" in Primates», *New Scientist*, 6 de enero, 2010: acortar.link/X3EqT6.
23. Janneke Nachtegaal *et al.*, «The Association between Hearing Status and Psychosocial Health before the Age of 70 Years: Results from an

Internet-Based National Survey on Hearing», *Ear and Hearing*, junio 2009, 302-312.

24. National Institute on Aging's Research Highlights, «Social Isolation, Loneliness in Older People Pose Health Risks», 23 de abril, 2019: acortar.link/QfoPoh.

25. Frank R. Lin *et al.*, «Hearing Loss and Cognitive Decline in Older Adults», *JAMA Internal Medicine*, 25 de febrero, 2013: acortar.link/UP68xG.

26. Ibíd. Ver también Rochelle Sharpe, «Untreated Hearing Loss Linked to Loneliness and Isolation for Seniors», NPR, 12 de septiembre, 2019: acortar.link/AWJXNf.

CAPÍTULO 7: Trabajo en equipo e inmunidad social

1. Edward N. Lorenz, *The Essence of Chaos* (Seattle: University of Washington Press, 1993).

2. Kenneth J. Locey y Jay T. Lennon, «Scaling Laws Predict Global Microbial Diversity», *Proceedings of the National Academy of Sciences*, 2 de mayo, 2016: acortar.link/hxYorp.

3. Alan Burdick, «Monster or Machine? A Profile of the Coronavirus at 6 Months», *New York Times*, 2 de junio, 2020: acortar.link/a8TSsV.

4. Ann C. Gregory *et al.*, «Marine DNA Viral Macroand Microdiversity from Pole to Pole», *Cell*, mayo 2019, 1109-1123.

5. David M. Morens, Peter Daszak, y Jeffery K. Taubenberger, «Escaping Pandora's Box: Another Novel Coronavirus», *New England Journal of Medicine*, 2 de abril, 2020: acortar.link/Q8cqE9.

6. Ahmed A. Zayed *et al.*, «Science Cryptic and Abundant Marine Viruses at the Evolutionary Origins of Earth's RNA Virome», *Science*, abril 2022, 156-162.

7. Ver Organización Mundial de la Salud: www.who.int.

8. Ver Naciones Unidas: unep.org.

9. Victor M. Corman *et al.*, «Link of a Ubiquitous Human Coronavirus to Dromedary Camels», *Proceedings of the National Academy of Sciences*, 15 de agosto, 2016, 9864-9869: acortar.link/1yoOgl. Y Stacey L. Knobler, Alison Mack, Adel Mahmoud, y Stanley M. Lemon, «The Story of Influenza» (Washington, DC: National Academies Press, 2019): acortar.link/oFW5pn.

10. A. A. Naqvi *et al.*, «Insights into SARS-CoV-2 Genome, Structure, Evolution, Pathogenesis and Therapies: Structural Genomics Approach»,

Biochimica et Biophysica Acta (Molecular Basis of Disease), 1 de octubre, 2010, 165878: acortar.link/HCv7Im.

10. CSIRO Australia, «Bats May Hold Clues to Long Life and Disease Resistance», *ScienceDaily*, 21 de diciembre, 2012: acortar.link/m2C2Ba.

12. James Gorman, «How Do Bats Live with So Many Viruses?», *New York Times*, 28 de enero, 2020: acortar.link/NPkoqi.

13. Giorgia G. Auteri y L. Lacey Knowles, «Decimated Little Brown Bats Show Potential for Adaptive Change», *Scientific Reports*, febrero 2020, 3023.

14. Javier Koh *et al.*, «ABCB1 Protects Bat Cells from DNA Damage Induced by Genotoxic Compounds», *Nature Communications*, 27 de junio, 2019: acortar.link/4q1Hyc.

15. A. Banerjee *et al.*, «Novel Insights into Immune Systems of Bats», *Frontiers in Immunology*, 2020, 26. Ver también Aaron T. Irving *et al.*, «Lessons from the Host Defenses of Bats, a Unique Viral Reservoir», *Nature*, enero 2021, 363-370.

16. «Chiropteran Flight», University of California Museum of Paleontology: acortar.link/jfEREV.

17. Ibíd.

18. Rachael Rettner, «Why Bats Carrying Deadly Diseases Don't Get Sick», *LiveScience*, 16 de abril, 2014: acortar.link/lOzR5F.

19. James Gorman, «How Do Bats Live with So Many Viruses?», *New York Times*, 28 de enero, 2020: acortar.link/NPkoqi.

20. Ibíd.

21. G. Zhang *et al.*, «Comparative Analysis of Bat Genomes Provides Insight into the Evolution of Flight and Immunity», *Science*, enero 2013, 456-460.

22. Jennifer C. Felger, «Role of Inflammation in Depression and Treatment Implications», in *Handbook of Experimental Pharmacology: Antidepressants*, 28 de octubre, 2018, ed. Martin Michel (Berlin: Springer-Verlag), 255-286: acortar.link/nkhcJ1.

23. Patrick Schultheiss *et al.*, «The Abundance, Biomass, and Distribution of Ants on Earth», *Proceedings of the National Academy of Sciences*, 19 de septiembre, 2022: acortar.link/irAlZr.

24. David Attenborough, *Life on Earth: The Greatest Story Ever Told* (London: William Collins, 2018). Esta cita se publicó originalmente en la primera edición de 1979 y se basó en una serie de televisión de la BBC.

25 Erik T. Frank, Marten Wehrhahn, y K. Eduard Linsenmair, «Wound Treatment and Selective Help in a Termite-Hunting Ant», *Proceedings of the Royal Society B: Biological Sciences*, febrero 2018, 2017-2457.

26 Alessandra Potenza, «These Termite-Hunting Ants Lick the Severed Legs of Their Friends to Treat Them», *Verge*, 14 de febrero, 2018: acortar. link/hxy4EX.

27 Ibíd.

28 Ibíd.

29 M. Shibata *et al.*, «Real-Space and Real-Time Dynamics of CRISPR-Cas9 Visualized by High-Speed Atomic Force Microscopy», *Nature Communications*, 2017.

30 Giedrius Gasiunas *et al.*, «Cas9-crRNA Ribonucleoprotein Complex Mediates Specific DNA Cleavage for Adaptive Immunity in Bacteria», *Proceedings of the National Academy of Sciences USA*, septiembre 2012, E2579-E2586. Ver también Martin Jinek *et al.*, «A Programmable Dual-RNA-Guided DNA Endonuclease in Adaptive Bacterial Immunity», *Science*, agosto 2012, 816-821.

31 Jinek *et al.*, «A Programmable Dual-RNA-Guided DNA Endonuclease in Adaptive Bacterial Immunity».

32 Brad Plumer *et al.*, «CRISPR, One of the Biggest Science Stories of the Decade, Explained», *Vox*, 23 de julio, 2018: acortar.link/Y7E8Bz.

33 Ibíd.

34 Matteo Antoine Negroni, Susanne Foitzik, y Barbara Feldmeyer, «Long-Lived Temnothorax Ant Queens Switch from Investment in Immunity to Antioxidant Production with Age», *Scientific Reports*, mayo 2019, 7270.

35 «What Can Ants, Bees, and Other Social Insects Teach Us about Aging?», *Science*, 25 de marzo, 2021: acortar.link/3ZCulg.

36 Janko Gospocic *et al.*, «Kr-h1 Maintains Distinct Caste-Specific Neuro Transcriptomes in Response to Socially Regulated Hormones», *Cell*, noviembre 2021, 5807-5823.

37 Clarence Collison, «A Closer Look: Social Immunity», *Bee Culture*, 25 de mayo, 2015: acortar.link/KrBsVH.

38 Nathalie Stroeymeyt *et al.*, «Social Network Plasticity Decreases Disease Transmission in a Eusocial Insect», *Science*, 22 de noviembre, 2018, 941-945.

39 ScienMag Staff, «When Working Ants Take a Sick Day, the Whole Colony Benefits», *ScienMag*, 22 de noviembre, 2018: acortar.link/ugILv9.

40 Mark C. Harrison *et al.*, «Hemimetabolous Genomes Reveal Molecular Basis of Termite Eusociality», *Nature and Ecology Evolution*, marzo 2018, 557-566. Ver también Daegan Inward, George Beccaloni, y Paul Eggleton, «Death of an Order: A Comprehensive Molecular Phylogenetic Study

Confirms That Termites Are Eusocial Cockroaches», *Biology Letters*, junio 2007, 331-335.

41 Daniel Elsner, Karen Meusemann, y Judith Korb, «Longevity and Transposon Defense: The Case of Termite Reproductives», *Proceedings of the National Academy of Sciences USA*, mayo 2018, 5504-5509.

42 Yella Hewings-Martin, «Jumping Genes Made Us Human, But Can They Cause Disease?», 17 de agosto, 2017: medicalnewstoday.com.

43 Joel Goh, Jeffrey Pfeffer, y Stefanos Zenios, «Exposure to Harmful Workplace Practices Could Account for Inequality in Life Spans across Different Demographic Groups», *Health Affairs*, octubre 2015, 1761-1768.

CAPÍTULO 8: Rinocerontes, reproducción y carreras

1. Donald R. Prothero, *Rhinoceros Giants: The Paleobiology of Indricotheres* (Bloomington: Indiana University Press, 2013).

2. Kendra Meyer, «Andrews, Roy Chapman: Biographical or Historical Note», *American Museum of Natural History*, 19 de enero, 2022: acortar. link/voFM5z.

3. Shanna Swan, *Countdown: How Our Modern World Is Threatening Sperm Counts, Altering Male and Female Reproductive Development, and Imperiling the Future of the Human Race* (New York: Simon & Schuster, 2020).

4. Paolo Capogrosso *et al.*, «One Patient Out of Four with Newly Diagnosed Erectile Dysfunction Is a Young Man - Worrisome Picture from the Every-day Clinical Practice», *Journal of Sexual Medicine*, julio 2013, 1833-1841.

5. Parker M. Pennington *et al.*, «Ovulation Induction in Anovulatory Southern White Rhinoceros (*Ceratotherium simum simum*) without Altrenogest», *Conservation Physiology*, junio 2019. Ver también Cyrillus Ververs *et al.*, «Reproductive Performance Parameters in a Large Population of Game Ranched White Rhinoceroses (*Ceratotherium simum simum*)», *PLoS One*, diciembre 2017, e0187751.

6. Herman Pontzer *et al.*, «Daily Energy Expenditure through the Human Life Course». *Science*, agosto 2021, 808-812.

7. «Endocrine Disruptors», National Institute of Environmental Health Sciences, 2018: acortar.link/Fzs04F.

8. EPA Press Office, «EPA Announces New Drinking Water Health Advisories for PFAS Chemicals, $1 Billion in Bipartisan Infrastructure Law Funding to Strengthen Health Protections», 15 de junio, 2022: acortar. link/RLxICm.

9. D. J. Barker *et al.*, «Weight in Infancy and Death from Ischaemic Heart Disease», *Lancet*, septiembre 1989, 577-580.

10. A. Forsdahl, «Are Poor Living Conditions in Childhood and Adolescence an Important Risk Factor for Arteriosclerotic Heart Disease?», *British Journal of Preventive and Social Medicine*, junio 1977, 91-95.

11. Cyrus Cooper, «David Barker Obituary», *Guardian*, 11 de septiembre, 2013: acortar.link/UGgxXx.

12. Para acceder a una biblioteca de datos e investigaciones publicadas sobre los orígenes evolutivos de las enfermedades, ver la página de la International Society for Developmental Origins of Health and Disease: dohadsoc.org/. Ver también J. J. Heindel y L. N. Vandenberg, «Developmental Origins of Health and Disease: A Paradigm for Understanding Disease Cause and Prevention», *Current Opinion in Pediatrics*, abril 2015, 248-253.

13. Victor Gabriel Clatici *et al.*, «Diseases of Civilization - Cancer, Diabetes, Obesity and Acne - the Implication of Milk, IGF-1 and mTORC1», *Maedica*, diciembre 2018, 273-281.

14. Heather B. Patisaul y Wendy Jefferson, «The Pros and Cons of Phytoestrogens», *Frontiers in Neuroendocrinology*, octubre 2010, 400-419: acortar.link/u334hd.

15. Ibíd.

16. Marieke Veurink, Marlies Koster, y Lolkje T. W. de Jong-van den Berg, «The History of DES, Lessons to Be Learned», *Pharmacy World and Science*, junio 2005, 139-143: acortar.link/kXVmwG.

17. Laura S. Bleker *et al.*, «Cohort Profile: The Dutch Famine Birth Cohort (DFBC): A Prospective Birth Cohort Study in the Netherlands», *BMJ Open*, marzo 2021, e042078.

18. Carl Zimmer, «The Famine Ended 70 Years Ago, But Dutch Genes Still Bear Scars», *New York Times*, 31 de enero, 2018: acortar.link/UeMako.

19. P. Ekamper *et al.*, «Independent and Additive Association of Prenatal Famine Exposure and Intermediary Life Conditions with Adult Mortality between Age 18-63 Years», *Social Science and Medicine*, octubre 2014, 232-239.

20. Zimmer, «The Famine Ended 70 Years Ago».

21. Elmar W. Tobi *et al.*, «DNA Methylation as a Mediator of the Association between Prenatal Adversity and Risk Factors for Metabolic Disease in Adulthood», *Science Advances*, enero 2018, eaao4364.

22. «White Rhinoceros», *National Geographic*, November 11, 2010: acortar.link/vkTTkc.

23. Christopher Tubbs, Barbara Durrant, y Matthew Milnes, «Reconsidering the Use of Soy and Alfalfa in Southern White Rhinoceros Diets», *Pachyderm*, julio 2016 - junio 2017: acortar.link/mtOCRO.

24. Ver Center for Food Safety: centerforfoodsafety.org.

25. Patisaul y Jefferson, «The Pros and Cons of Phytoestrogens».

26. Kristina S. Petersen, «The Dilemma with the Soy Protein Health Claim», *Journal of the American Heart Association*, 27 de junio, 2019: acortar.link/gkJkas.

27. Patisaul y Jefferson, «The Pros and Cons of Phytoestrogens».

28. Wendy N. Jefferson, Heather B. Patisaul, y Carmen J. Williams, «Reproductive Consequences of Developmental Phytoestrogen Exposure», *Reproduction*, marzo 2012, 247-260: acortar.link/oxYKV3.

29. Candace L. Williams *et al.*, «Gut Microbiota and Phytoestrogen Associated Infertility in Southern White Rhinoceros», *mBio*, abril 2019, e00311-319.

30. Ibíd.

31. Wendy N. Jefferson, «Adult Ovarian Function Can Be Affected by High Levels of Soy», *Journal of Nutrition*, diciembre 2010: acortar.link/NhaFpA.

32. Margaret A. Adgent *et al.*, «A Longitudinal Study of Estrogen-Responsive Tissues and Hormone Concentrations in Infants Fed Soy Formula», *Journal of Clinical Endocrinology and Metabolism*, mayo 2018, 1899-1909.

33. «Babies Fed Soy-Based Formula Have Changes in Reproductive System Tissues», *Children's Hospital of Philadelphia News*, 12 de marzo, 2018: acortar.link/5TNalz.

34. Nina R. O'Connor, «Infant Formula», *American Family Physician*, abril 2009, 565-570.

35. K. S. D. Kothapalli *et al.*, «Positive Selection on a Regulatory Insertion-Deletion Polymorphism in FADS2 Influences Apparent Endogenous Synthesis of Arachidonic Acid», *Molecular Biology and Evolution*, julio 2016, 1726-1739.

36. Srinivasan Beddhu *et al.*, «Light-Intensity Physical Activities and Mortality in the United States General Population and CKD Subpopulation», *Clinical Journal of the American Society of Nephrology*, julio 2015, 1145-1153. Ver también Shigeru Sato *et al.*, «Effect of Daily 3-s Maximum Voluntary Isometric, Concentric, or Eccentric Contraction on Elbow Flexor Strength», *Scandinavian Journal of Medicine and Science in Sports*, mayo 2022, 833-843.

37. Peter Schnohr *et al.*, «Various Leisure-Time Physical Activities Associated with Widely Divergent Life Expectancies: The Copenhagen City Heart Study», *Mayo Clinic Proceedings*, diciembre 2018, 1775-1785. Ver también Pekka Oja *et al.*, «Associations of Specific Types of Sports and Exercise with All-Cause and Cardiovascular-Disease Mortality: A Cohort Study of 80,306 British Adults», *British Journal of Sports Medicine*, mayo 2017, 812-817.

38. J. Graham *et al.*, «Estimates of the Heritability of Human Longevity Are Substantially Inflated due to Assortative Mating», *Genetics*, 3 de octubre, 2018, 1109-1124: acortar.link/GWclOb.

39. Ibíd.

CAPÍTULO 9: Ventosas inteligentes y delfines dementes

1. Lewis Thomas, *The Lives of a Cell: Notes of a Biology Watcher* (New York: Viking, 1974).

2. Carl Zimmer, «Yes, the Octopus Is Smart as Heck. But Why?», *New York Times*, 30 de noviembre, 2018: acortar.link/CXdHPv.

3. Tamar Gutnick *et al.*, «Octopus Vulgaris Uses Visual Information to Determine the Location of Its Arm», *Current Biology*, marzo 2011, 460-462.

4. Lisa Hendry, «Octopuses Keep Surprising Us - Here Are Eight Examples How», Natural History Museum: acortar.link/7JJUiG.

5. Martin I. Sereno *et al.*, «The Human Cerebellum Has Almost 80% of the Surface Area of the Neocortex», *Proceedings of the National Academy of Sciences USA*, agosto 2020, 19538-19543.

6. Peter Godfrey-Smith, *MetaZoa: Animal Life and the Birth of the Mind* (London: Williams Collins, 2020). Ver también sus trabajos anteriores: *Other Minds: The Octopus, the Sea, and the Deep Origins of Consciousness* (New York: Farrar, Straus and Giroux, 2016). Y Elle Hunt, «Alien Intelligence: The Extraordinary Minds of Octopuses and Other Cephalopods», *Guardian*, 29 de marzo, 2017: acortar.link/P4RJXH.

7. Peter Godfrey-Smith, «The Mind of an Octopus», *Scientific American*, 12 de agosto, 2015: acortar.link/aGCVz3.

8. Roland C. Anderson *et al.*, «Octopuses (*Enteroctopus dofleini*) Recognize Individual Humans», *Journal of Applied Animal Welfare Science*, 2010, 261-272. Ver también Sy Montgomery, *The Soul of an Octopus: A Surprising Exploration into the Wonder of Consciousness* (New York: Atria, 2015).

9. P. B. Dews, «Some Observations on an Operant in the Octopus», *Journal of the Experimental Analysis of Behavior*, enero 1959, 57-63. Ver también his obituary: J. L. Katz y J. Bergman, «Obituary: Peter B. Dews (1922-2012)», *Psychopharmacology*, 2013, 193-194.

10. Jennifer Levine, «Why Octopuses Are Awesome», *Cell Mentor*, 10 de febrero, 2016: acortar.link/fTH8S7.

11. Para conocer la historia de las ideas de Lloyd Morgan, consulta el artículo de R. J. Richards, «Lloyd Morgan's Theory of Instinct: From Darwinism to Neo-Darwinism», *Journal of the History of Behavioral Sciences*, enero 1977, 12-32.

12. Piero Amodio *et al.*, «Grow Smart and Die Young: Why Did Cephalopods Evolve Intelligence?», *Trends in Ecology and Evolution*, enero 2019, 45-56.

13. Katherine Harmon Courage, «How the Freaky Octopus Can Help Us Understand the Human Brain», *Wired*, 1 de octubre, 2013: acortar.link/SMWCh7.

14. Zimmer, «Yes, the Octopus Is Smart as Heck».

15. Z. Yan Wang *et al.*, «Steroid Hormones of the Octopus Self-Destruct System», *Current Biology*, 12 de mayo, 2022, 2572-2579.e4: acortar.link/GOLyig.

16. «Changes in Cholesterol Production Lead to Tragic Octopus Death Spiral», Press release, University of Chicago, 12 de mayo, 2022: acortar.link/ciD8hn.

17. Wang *et al.*, «Steroid Hormones of the Octopus Self-Destruct System».

18. «Changes in Cholesterol Production Lead to Tragic Octopus Death Spiral».

19. S. Piraino *et al.*, «Reversing the Life Cycle: Medusae Transforming into Polyps and Cell Transdifferentiation in *Turritopsis nutricula* (Cnidaria, Hydrozoa)», *Biological Bulletin*, junio 1996, 302-312.

20. «The Jellyfish That Never Dies», *BBC Earth*: acortar.link/nNu5me.

21. Ibíd.

22. Maria Pascual-Torner *et al.*, «Comparative Genomics of Mortal and Immortal Cnidarians Unveils Novel Keys behind Rejuvenation», *Proceedings of the National Academy of Sciences*, septiembre 2022, e2118763119.

23. Margaret Osborne, «"Immortal Jellyfish" Could Spur Discoveries about Human Aging», *Smithsonian Magazine*, 6 de septiembre, 2022: acortar.link/sgBaly.

24. «Dolphin Brains Show Signs of Alzheimer's Disease», University of Oxford, 22 de octubre, 2017: acortar.link/baXnUQ.
25. Danièlle Gunn-Moore *et al.*, «Alzheimer's Disease in Humans and Other Animals: A Consequence of Postreproductive Life Span and Longevity Rather Than Aging», *Alzheimer's and Dementia*, febrero 2018, 195-204.
26. Owen Dyer, «Is Alzheimer's Really Just Type III Diabetes?», *National Review of Medicine*, diciembre 2005: acortar.link/LE7MhO. Ver también S. M. de la Monte y J. R. Wands, «Alzheimer's Disease Is Type 3 Diabetes: Evidence Reviewed», *Journal of Diabetes Science and Technology*, noviembre 2008, 1101-1113.
27. Saeid Safiri *et al.*, «Prevalence, Deaths and Disability-Adjusted-Life-Years (DALYs) due to Type 2 Diabetes and Its Attributable Risk Factors in 204 Countries and Territories, 1990-2019: Results from the Global Burden of Disease Study 2019», *Frontiers in Endocrinology*, febrero 2022: acortar.link/nd39eY.
28. Stephanie Venn-Watson *et al.*, «Blood-Based Indicators of Insulin Resistance and Metabolic Syndrome in Bottlenose Dolphins (*Tursiops truncatus*)», *Frontiers in Endocrinology*, octubre 2013, 136.
29. Victoria Gill, «Dolphins Have Diabetes Off Switch», *BBC News*, 19 de febrero, 2010: acortar.link/ZwI895.
30. Sarah Yarborough *et al.*, «Evaluation of Cognitive Function in the Dog Aging Project: Associations with Baseline Canine Characteristics», *Scientific Reports*, agosto 2022, 13316.

CAPÍTULO 10: Autoestopistas
1. Mary Bagley, «Cambrian Period: Facts & Information», *LiveScience*, 27 de mayo, 2016: acortar.link/juxRSi
2. Ibíd.
3. Emma Hammarlund, «Cancer Tumours Could Help Unravel the Mystery of the Cambrian Explosion», *Conversation*, 23 de enero, 2018: acortar.link/p405Pk.
4. Jochen J. Brocks *et al.*, «The Rise of Algae in Cryogenian Oceans and the Emergence of Animals», *Nature*, 16 de agosto, 2017, 578-581: acortar.link/pBvoA8.
5. Hammarlund, «Cancer Tumours Could Help Unravel the Mystery».
6. Ibíd.
7. Ibíd.

8. Emma U. Hammarlund, Kristoffer von Stedingk, y Sven Påhlman, «Refined Control of Cell Stemness Allowed Animal Evolution in the Oxic Realm», *Nature Ecology and Evolution*, febrero 2018, 220-228. Para acceder a los trabajos e investigaciones publicados por Emma Hammarlund: acortar.link/orl6Hx.

9. Jordana Cepelewicz, «Oxygen and Stem Cells May Have Reshaped Early Complex Animals», *Quanta Magazine*, 7 de marzo, 2018: acortar.link/5Rh9Pf.

10. «Cancer Stem Cells —an Overview», *ScienceDirect*: acortar.link/vmF9ub.

11. Hammarlund, «Cancer Tumours Could Help Unravel the Mystery».

12. Ibíd.

13. Ibíd.

14. «Japan Team Proves iPS-Based Cornea Transplant Safe in World-1st Trial», *Kyodo News*, 4 de abril, 2022: acortar.link/6Bz9P4.

15. Edward J. Steele *et al.*, «Cause of Cambrian Explosion: Terrestrial or Cosmic?», *Progress in Biophysics and Molecular Biology*, agosto 2018, 3-23: acortar.link/1goNF7.

16. Hammarlund, «Cancer Tumours Could Help Unravel the Mystery».

17. Steele, «Cause of Cambrian Explosion».

18. Laurette Piani *et al.*, «Earth's Water May Have Been Inherited from Material Similar to Enstatite Chondrite Meteorites», *Science*, agosto 2020, 1110-1113.

19. Douglas Preston, «The Day the Dinosaurs Died», *New Yorker*, 8 de abril, 2019: acortar.link/fRoDSC.

20. R. J. Worth, Steinn Sigurdsson, y Christopher H. House, «Seeding Life on the Moons of the Outer Planets via Lithopanspermia», *Astrobiology*, diciembre 2013, 1155-1165.

21. Preston, «The Day the Dinosaurs Died».

22. A. Abbott, «Scientists Bust Myth That Our Bodies Have More Bacteria Than Human Cells», *Nature News*, enero 2016. Para saber más sobre el microbioma, ver el trabajo de Rob Knight en la UC San Diego: knightlab.ucsd.edu.

23. «Stress and the Sensitive Gut-Harvard Health», *Harvard Health Publishing*, 21 de agosto, 2019: acortar.link/gZhMQV.

24. Mark Kowarsky *et al.*, «Numerous Uncharacterized and Highly Divergent Microbes Which Colonize Humans Are Revealed by Circulating Cell Free DNA», *Proceedings of the National Academy of Sciences*, septiembre 2017, 9623-9628.

25. Kenneth J. Locey y Jay T. Lennon, «Scaling Laws Predict Global Microbial Diversity», *Proceedings of the National Academy of Sciences*, 24 de mayo, 2016, 5970-5975: acortar.link/hxYorp.
26. Brian R. C. Kennedy *et al.*, «The Unknown and the Unexplored: Insights into the Pacific Deep-Sea following NOAA CAPSTONE Expeditions», *Frontiers in Marine Science*, agosto 2019, 480.
27. T. Cavalier-Smith, «Origin of Mitochondria by Intracellular Enslavement of a Photosynthetic Purple Bacterium», *Proceedings of the Royal Society B: Biological Sciences*, 11 de abril, 2006, 1943-1952.
28. Tim Newman, «Mitochondria: Form, Function, and Disease», *Medical News Today*, 8 de febrero, 2018: acortar.link/gRS2lG.
29. Ibíd.
30. Mitch Leslie, «Cholera Is Altering the Human Genome», *Science*, 3 de julio, 2013: acortar.link/13cgB6.
31. Emilio Depetris-Chauvin y David N. Weil, «Malaria and Early African Development: Evidence from the Sickle Cell Trait», *Economic Journal*, mayo 2018, 1207-1234: acortar.link/M3VVqb.
32. Leslie, «Cholera Is Altering the Human Genome».
33. Ibíd.
34. Elinor K. Karlsson *et al.*, «Natural Selection in a Bangladeshi Population from the Cholera-Endemic Ganges River Delta», *Science Translational Medicine*, julio 2013, 192ra86. Ver también Leslie, «Cholera Is Altering the Human Genome».

CAPÍTULO 11: Positividad, personalidad y dolor

1. Zaria Gorvett, «Why Pain Feels Good», *BBC Future*, 1 de octubre, 2015: acortar.link/m8QXyh.
2. Sarah E. Mills, Karen P. Nicolson, y Blair H. Smith, «Chronic Pain: A Review of Its Epidemiology and Associated Factors in Population-Based Studies», *British Journal of Anesthesia*, agosto 2019, e273-e283.
3. Patrick Skerrett, «Another Fight for Covid Long-Haulers: Having Their Pain Acknowledged», *STAT*, 2 de diciembre, 2021: acortar.link/15pmSq.
4. Ver la tabla de National Institutes of Health, «Estimates of Funding for Various Research, Condition, and Disease Categories», 31 de marzo, 2023: acortar.link/UqypkZ.
5. Robert Jason Yong, Peter M. Mullins, y Neil Bhattacharyya, «The Prevalence of Chronic Pain among Adults in the United States», *Pain: The Journal of the International Association for the Study of Pain*, febrero 2022, acortar.link/NXDy3x.

6. Yezhe Lin *et al.*, «Chronic Pain Precedes Disrupted Eating Behavior in Low-Back Pain Patients», *PLoS One*, febrero 2022, e0263527.

7. Barbara L. Finlay and Supriya Syal, «The Pain of Altruism», *Trends in Cognitive Science*, diciembre 2014, 615-617.

8. Yilu Wang *et al.*, «Altruistic Behaviors Relieve Physical Pain», *Proceedings of the National Academy of Sciences USA*, enero 2020, 950-958.

9. Eva Kahana *et al.*, «Altruism, Helping, and Volunteering: Pathways to Well-Being in Late Life», *Journal of Aging and Health*, febrero 2013, 159-187.

10. Yilu Wang *et al.*, «Altruistic Behaviors Relieve Physical Pain», *Proceedings of the National Academy of Sciences*, 30 de diciembre, 2019, 950-958: acortar.link/jj79KX.

11. Ibíd.

12. Ver Bear.org.

13. Janet Bultitide, «Does the Brain Really Feel No Pain?», *Conversation*, 5 de septiembre, 2018: acortar.link/RjTV2C.

14. Ibíd.

15. Ibíd.

16. Yudhijit Bhatacharjee, «Scientists Are Unraveling the Mysteries of Pain», *National Geographic*, 17 de diciembre, 2019: acortar.link/IPIqKy.

17. Acceso a los trabajos y publicaciones de Irene Tracey en la Universidad de Oxford: acortar.link/T3zD1A.

18. Bhatacharjee, «Scientists Are Unraveling the Mysteries of Pain».

19. Dale Purves *et al.*, *Neuroglial Cells* (Sunderland, MA: Sinauer Associates, 2001): acortar.link/HlvnWW.

20. Christof Koch, «Does Brain Size Matter?», *Scientific American*, 1 de enero, 2016, 22-25: acortar.link/0v601J.

21. Ferris Jabr, «How Humans Evolved Supersize Brains», *Quanta Magazine*, 10 de noviembre, 2015: acortar.link/048XiY.

22. Christopher R. Donnelly *et al.*, «Central Nervous System Targets: Glial Cell Mechanisms in Chronic Pain», *Neurotherapeutics*, julio 2020, 846-860. Ver también Parisa Gazerani, «Satellite Glial Cells in Pain Research: A Targeted Viewpoint of Potential and Future Directions», *Frontiers in Pain Research*, marzo 2021, 646068.

23. Yu Mu *et al.*, «Glia Accumulate Evidence That Actions Are Futile and Suppress Unsuccessful Behavior», *Cell*, 20 de julio, 2019: acortar.link/bUWECt.

24. Ibíd.

25. Robert Puff, «Your Set Point for Happiness», *Psychology Today*, 8 de septiembre, 2017: acortar.link/HOcWq5.

26. F. Berthier y F. Boulay, «Lower Myocardial Infarction Mortality in French Men the Day France Won the 1998 World Cup of Football», *Heart*, mayo 2003, 555-556. Ver también «Sports Victories Soothe Men's Hearts», *WebMD*, 16 de abril, 2003: acortar.link/tNwTBQ (lamentablemente, este artículo ya no está disponible en internet. Versión archivada: acortar.link/lOc7Cx).

27. «Fewer Heart Attack Deaths Reported during World Cup Win», *WebMD*, 16 de abril, 2003: acortar.link/tNwTBQ (lamentablemente, este artículo ya no está disponible en internet. Versión archivada: acortar.link/lOc7Cx).

28. T. Maruta *et al.*, «Optimists vs. Pessimists: Survival Rate among Medical Patients over a 30-Year Period», *Mayo Clinic Proceedings*, febrero 2000, 140-143.

29. «Fewer Heart Attack Deaths Reported».

30. «Optimism and Your Health», *Harvard Health*, May 1, 2008: acortar.link/No8SiS; y para una visión general sobre el tema del optimismo y el dolor, ver Burel R. Goodin y Hailey W. Bulls, «Optimism and the Experience of Pain: Benefits of Seeing the Glass as Half Full», *Current Pain and Headache Reports*, 22 de marzo, 2013: 329, acortar.link/sgjndc.

31. Goodin and Bulls, «Optimism and the Experience of Pain: Benefits of Seeing the Glass as Half Full».

32. Ibíd, para una visión general sobre el tema del optimismo y el dolor.

33. Melissa A. Wright *et al.*, «Pain Acceptance, Hope, and Optimism: Relationships to Pain and Adjustment in Patients with Chronic Musculoskeletal Pain», *Journal of Pain*, agosto 2011: acortar.link/NMswPD.

34. Mark Bekoff, «Pigs Are Intelligent, Emotional, and Cognitively Complex», *Psychology Today*, 16 de junio, 2015: acortar.link/LcOGLF.

35. Lucy Asher *et al.*, «Mood and Personality Interact to Determine Cognitive Biases in Pigs», *Biology Letters*, noviembre 2016, 20160402.

36. University of Lincoln, «A Pig's Life: How Mood and Personality Affect the Decisions of Domestic Pigs», *ScienceDaily*, 16 de noviembre, 2016: acortar.link/Vj9GEI.

37. Jaclyn R. Aliperti *et al.*, «Bridging Animal Personality with Space Use and Resource Use in a Free-Ranging Population of an Asocial Ground Squirrel», *Animal Behavior*, octubre 2021, 291-306.

38. Kat Kerlin, «Personality Matters, Even for Squirrels», UC Davis, 10 de septiembre, 2021: acortar.link/oZfyH4.

39. Mario Incayawar, *Overlapping Pain and Psychiatric Syndromes: Global Perspectives* (London: Oxford University Press, 2020). Ver también Tomiko

Yoneda *et al.*, «Personality Traits, Cognitive States, and Mortality in Older Adulthood», *Journal of Personality and Social Psychology*, abril 2022.

40. Richard Stephens and Olly Robertson, «Swearing as a Response to Pain: Assessing Hypoalgesic Effects of Novel "Swear" Words», *Frontiers in Psychology*, abril 2020, 723.

41. Ibíd.

42. Francesco Ventura *et al.*, «Environmental Variability Directly Affects the Prevalence of Divorce in Monogamous Albatrosses», *Proceedings of the Royal Society B: Biological Sciences*, noviembre 2021, 20212112.

43. Tess McClure, «Climate Crisis Pushes Albatross "Divorce" Rates Higher— Study», *Guardian*, 24 de noviembre, 2021: acortar.link/6wlzFF.

44. Bill Chappell, «Wisdom the Albatross, Now 70, Hatches Yet Another Chick», NPR, 5 de marzo, 2021: acortar.link/6eUjno.

CAPÍTULO 12: Vínculos, sexo y la ley del amor

1. Para seguir el trabajo y las investigaciones de Paul Zak: pauljzak.com.

2. Paul J. Zak, *The Moral Molecule: The Source of Love and Prosperity* (New York: Dutton, 2012).

3. Tori De Angelis, «The Two Faces of Oxytocin», *American Psychological Association*, febrero 2008: acortar.link/8OuXy9.

4. H. H. Dale, «The Action of Extracts of the Pituitary Body», *Biochemical Journal*, enero 1909, 427-447: acortar.link/XjG5Cu.

5. Adam L. Penenberg, «Social Networking Affects Brains like Falling in Love», *Fast Company*, 1 de julio, 2010: acortar.link/eodeAG.

6. Hasse Walum y Larry J. Young, «The Neural Mechanisms and Circuitry of the Pair Bond», *Nature Reviews Neuroscience*, 9 de octubre, 2018, 643-654: acortar.link/eSgPxj.

7. Christian Elabd *et al.*, «Oxytocin Is an Age-specific Circulating Hormone That Is Necessary for Muscle Maintenance and Regeneration», *Nature Communications*, junio 2014, 4082.

8. Abigail Tucker, «What Can Rodents Tell Us about Why Humans Love?», *Smithsonian Magazine*, febrero 2014: acortar.link/66GqWU

9. Para seguir el trabajo y las investigaciones de Larry Young: larryjyoung. com. Los trabajos más destacados de sus estudios son los siguientes: Robert C. Froemke y Larry J. Young, «Oxytocin, Neural Plasticity, and Social Behavior», *Annual Review of Neuroscience*, julio 2021, 359-381; Hasse Walum y Larry J. Young, «The Neural Mechanisms and Circuitry of the Pair Bond», *Nature Reviews Neuroscience*, noviembre 2018, 643-654.

10. Tucker, «What Can Rodents Tell Us about Why Humans Love?».
11. Ibíd.
12. Ibíd.
13. Tobias T. Pohl, Larry J. Young, y Oliver J. Bosch, «Lost Connections: Oxytocin and the Neural, Physiological, and Behavioral Consequences of Disrupted Relationships», *International Journal of Psychophysiology*, febrero 2019, 54-63. Ver también Mariam Okhovat *et al.*, «Sexual Fidelity Trade-Offs Promote Regulatory Variation in the Prairie Vole Brain», *Science*, diciembre 2015, 1371-1374. Y Tucker, «What Can Rodents Tell Us about Why Humans Love?».
14. Tucker, «What Can Rodents Tell Us about Why Humans Love?».
15. Ed Yong, «A Study of Unfaithful Voles Links Genes to Brains to Behaviour», *Science*, 10 de diciembre, 2015: acortar.link/8KBX43.
16. Tucker, «What Can Rodents Tell Us about Why Humans Love?».
17. Ibíd.
18. Larry Young y Brian Alexander, *The Chemistry Between Us: Love, Sex, and the Science of Attraction* (New York: Current, 2012).
19. Tucker, «What Can Rodents Tell Us about Why Humans Love?».
20. J. P. Burkett, «Oxytocin-Dependent Consolation Behavior in Rodents», *Science*, enero 2016, 375.
21. Para seguir el trabajo y las investigaciones de Tom Insel: thomasinselmd.com.
22. Jessica C. Burkhart *et al.*, «Oxytocin Promotes Social Proximity and Decreases Vigilance in Groups of African Lions», *Science*, marzo 2022, 104049.
23. Beth Azar, «Oxytocin's Other Side», *Monitor on Psychology*, marzo 2011, 40.
24. Nicholas M. Grebe *et al.*, «Oxytocin and Vulnerable Romantic Relationships», *Hormones and Behavior*, abril 2017, 64-74.
25. Vanessa Van Edwards, «How to Bond with Anyone with Dr. Paul Zak», *Science of People*: acortar.link/FzltoO.
26. Paul J. Zak *et al.*, «Oxytocin Release Increases with Age and Is Associated with Life Satisfaction and Prosocial Behaviors», *Frontiers in Behavioral Neuroscience*, abril 2022, 846234.
27. Matthew A. Killingsworth, «Experienced Well-Being Rises with Income, Even above $75,000 per Year», *Proceedings of the National Academy of Sciences USA*, enero 2021, e2016976118.

28. Claire Yang *et al.*, «Social Relationships and Physiological Determinants of Longevity across the Human Life Span», *Proceedings of the National Academy of Sciences*, 4 de enero, 2016, 578-583: acortar.link/LNxKPy.

29. Para seguir el trabajo y las investigaciones de Robert Waldinger: robert waldinger.com. También puedes seguir el estudio de Harvard sobre el desarrollo de los adultos en: adultdevelopmentstudy.org.

30. Robert Waldinger, «What Makes a Good Life? Lessons from the Longest Study on Happiness», TED Talk, 23 de diciembre, 2015: acortar.link/sGDBG1.

31. Ibíd.

32. Ibíd.

33. Natascia Brondino *et al.*, «Something to Talk About: Gossip Increases Oxytocin Levels in a Near Real-Life Situation», *Psychoneuroendocrinology*, marzo 2017, 218-224.

34. Van Edwards, «How to Bond with Anyone with Dr. Paul Zak».

35. Ibíd.

36. Ibíd.

37. «Experiences Menu-Sensei Lāna'i», n.d., Sensei: acortar.link/J3Oflv.

38. Margaret M. Hansen, Reo Jones, y Kirsten Tocchini, «Shinrin-Yoku (Forest Bathing) and Nature Therapy: A State-of-the-Art Review», *International Journal of Environmental Research and Public Health*, julio 2017, 851.

39. Roger S. Ulrich, «View through a Window May Influence Recovery from Surgery», *Science*, mayo 1984: acortar.link/V5drX3.

40. Jeffrey Lambert *et al.*, «Taking a One-Week Break from Social Media Improves Well-Being, Depression, and Anxiety: A Randomized Controlled Trial», *Cyberpsychology, Behavior, and Social Networking*, mayo 2022, 287-293.

41. Marcia P. Jimenez *et al.*, «Associations between Nature Exposure and Health: A Review of the Evidence», *International Journal of Environmental Research*, mayo 2021.

AGRADECIMIENTOS

1. Jocelyn Dong, «Close of Hyatt Rickey's Sends Groups to New Locations», *Palo Alto Weekly*, 8 de junio, 2005: acortar.link/fnIlJ8.

Créditos de las imágenes

83 *El Hombre de Vitruvio* de Leonardo da Vinci (c. 1490) es una obra de arte de dominio público. El dibujo original se conserva en la Galería de la Academia de Venecia, Italia. Se puede descargar en Wikimedia Commons.

83 Logotipo proporcionado por el autor. Ellison Institute, LLC.

108 Foto del autor.

116 Imagen creada por el autor. Adaptado de: «Peto's Paradox: How Has Evolution Solved the Problem of Cancer Prevention?», *BMC Biology* 15, n.º 1 (julio 2017): 60.

121 Portada de la revista *Science* 262, n.º 5142 (24 de diciembre de 1993). Ilustración de K. Sutliff y C. Faber Smith. Reimpreso con permiso de la AAAS.

134 Crédito de la foto de un chimpancé por Rishi Ragunathan en Unsplash. Publicado el 18 de diciembre de 2018.

162 Crédito de la foto de un murciélago tomada por Paramanu Sarkar. Wikimedia Commons. Con licencia de Creative Commons. Compartir bajo la misma licencia 4.0 Internacional. Creada el 25 de julio de 2020: acortar.link/ot9y35.

162 Fotografía de hormigas rojas tomada por Stephen Ausmus para el Departamento de Agricultura de EEUU. Dominio público.

167 Ilustración de una cabeza de murciélago de Ernst Haeckel. Detalle de la sexagésima séptima lámina de la obra de Ernst Haeckel *Kunstformen der Natur* (1904). Dominio público.

176 Fotografía de las hormigas matabele, por Erik T. Frank. Reimpresión con permiso.

179 Portada de la revista *Science* 350, n.º 6267 (18 de diciembre de 2015). Reimpreso con permiso de la AAAS y Davide Bonaazi (ilustrador).

192 Crédito de la foto de rinoceronte blanco por Keith Markilie en Unsplash. Publicado el 12 de mayo de 2019.

194 Ilustración de Tim Bertelink. Wikimedia Commons. Bajo licencia de Creative Commons. Compartir bajo la misma licencia 4.0 Internacional. Creada el 25 de mayo de 2016: acortar.link/d2IXNk.

197 Portada de la revista *Time* con Roy Chapman Andrews (29 de octubre de 1923). Utilizada con permiso: acortar.link/8EoBqh.

199 Alianza para la Vida Silvestre del Zoo de San Diego. Reimpreso con permiso.

204 Imagen del autor, adaptada de archivos de dominio público de Wikimedia Commons. Estructura química del equol: Por Edgar181, subida el 11 de

febrero, 2008. Estructura química del estradiol: Por NEUROtiker, subida el 29 de junio de 2007. Imagen basada en la Figura 1 de: K. D. Setchell y A. Cassidy, «Isoflavonas dietarias: Efectos biológicos y relevancia para la salud humana», *Journal of Nutrition* 129, n.º 3 (1999): 758S-767S.

228 Crédito de la foto del pulpo por Aquarium de Québec en Unsplash. Publicado el 24 de marzo de 2021.

245 Portada de la revista *Time* (23 de febrero de 2004). Utilizada con permiso.

254 Fotografía del cometa 67P/Churyumov-Gerasimenko tomada el 31 de enero de 2015. Crédito de la imagen: Agencia Espacial Europea (ESA)/ Rosetta/NAVCAM-CC BY-SA IGO 3.0. (Esta obra está bajo la licencia de Creative Commons. Compartir bajo 3.0 IGO.) Para más información: www.esa.int.

258 Tabla cronológica de la Tierra creada por el autor.

259 Foto del cangrejo herradura. Esta obra está bajo licencia de Creative Commons. Compartir bajo 2.0 Genérica (CC BY-SA 2.0). Creada el 24 de mayo de 2016. Esta imagen fue publicada originalmente en Flickr por Plant Image Biblioteca: acortar.link/viadhv.

276 Ardilla gris bostezando de Getty Images (iStock Photo). Crédito: Dgwild life (dgwildlife.com). Foto de archivo ID:473012660. Fecha de subida: 9 de mayo de 2015. Licencia estándar.

289 Tabla del tamaño del cerebro creada por el autor. Adaptado de: F. Jabr, «How Humans Evolved Supersized Brains», *Quanta Magazine*, 10 de noviembre de 2015.

299 Foto de un cerdo. Esta obra está bajo la licencia de Creative Commons Compartir bajo 4.0. Creada el 27 de abril de 2020: acortar.link/gUwxcw.

302 Crédito de la foto de albatros de cola corta tomada por James Lloyd Place. Con licencia de Creative Commons Reconocimiento 2.5 Genérico (CC BY 2.5). Creada el 25 de agosto de 2007.

306 Fotografía de Nick Fewings en Unsplash. Publicada el 26 de enero de 2018.

320 Foto cortesía de Tom Insel.

338 Portada de la revista *Time* con Andy Grove (29 de diciembre de 1997). Utilizada con permiso.

Índice

Los números de página seguidos de la letra «n» indican notas al pie de página.

Sobre el autor

DAVID B. AGUS es catedrático de Medicina e Ingeniería en la Keck School of Medicine de la USC y la USC Viterbi School of Engineering. Es director fundador y consejero delegado del Lawrence J. Ellison Institute for Transformative Medicine, con sede en Los Ángeles y en el campus de la Universidad de Oxford. Médico oncólogo, el Dr. Agus dirige un equipo multidisciplinar de investigadores dedicados al desarrollo y uso de tecnologías que guían a médicos en la toma de decisiones sanitarias adaptadas a necesidades individuales. Líder internacional en nuevas tecnologías y enfoques para la atención sanitaria personalizada, el Dr. Agus desempeña funciones de liderazgo en el Foro Económico Mundial y en el Global Health Security Consortium. También es colaborador de CBS News. Los tres libros del Dr. Agus, *El fin de la enfermedad*, *A Short Guide to a Long Life, and The Lucky Years: How to Thrive in the Brave New World of Health*, son bestsellers internacionales y del *New York Times*. En 2017 recibió Ellis Island Medal of Honor. Vive en Santa Mónica, California, con su familia y su perrita, Georgie.

En **REM***life* imprimimos todos nuestros libros con papeles ecológicos certificados CPFC que contribuyen al uso responsable y conservación de los bosques.

100% sostenible / 100% responsable / 100% comprometidos